「水俣」の言説と表象

小林直毅 編

伊藤守・大石裕・烏谷昌幸・小林義寛・藤田真文・別府三奈子・山口仁・山腰修三

藤原書店

「水俣」の言説と表象

目次

I　「水俣」をめぐるポリティクスとイデオロギー

II　「水俣」の漁民・労働者・市民

III 「水俣」の映像表象

「水俣」の言説と表象

凡例

一、新聞記事の引用元となる紙名は、書名の表記に準ずることとして、『　』で括った。

一、引用によって頻出する新聞紙名は、次のように略記した。

『熊本日日新聞』→『熊日』

『西日本新聞』→『西日本』

『朝日新聞』→『朝日』

『毎日新聞』→『毎日』

『読売新聞』→『読売』

一、新聞記事の引用に際しては、誤字なども含めてそのまま表記し、表現が不適切な箇所とともに、「ママ」とルビを付した。

一、テレビ番組の標題は、書名の表記に準ずることとして、『　』で括った。

一、テレビ番組内の語りは、記録媒体に収録した音声から各執筆者の責任で書き起こしている。

編者まえがき

なぜ「水俣」の言説は顧みられなかったのか

驚きと愕然とする思いの連続、それが、われわれにとっての「水俣」の経験であったといってもけっして過言ではない。

本書の執筆者たちは、メディア研究、マスコミュニケーション研究、ジャーナリズム研究を自らの専門領域としている。そのようなわれわれの「水俣」との出会いは、「水俣病事件が、なぜ、あのような報道のされ方をしたのか」という問いを出発点としていた。

一九五六年、『西日本新聞』が水俣病の「公式確認」を最初に報道した。その後、患者の発生と死亡者が増加し、患者の発生地域も拡大する。にもかかわらず、当時の有力なマスメディアであった新聞による水俣病事件の報道は、三年以上もの間、全国規模に展開することがなかった。われわれの研究領域では、こうした問題が教科書的に指摘されている。また、いくつかの報道機関でも、ジャーナリストたちの間でも、水俣病事件報道にかんする「検証」がなされてきた。そこでは、報道機関の組織上の問題、中央偏重、地方軽視の報道の視点、公式発表に依拠した取材の態勢、未曾有の出来事に直面したときの混乱や判断ミスなど、現場に軸足を置いた問題が明らかにされている。

しかし、われわれを驚かせたのは、全国報道が始まる以前に、地元の熊本や九州に向けて、この事件の膨大な新聞報道がなされていたことである。たとえ限られた地域に向けた報道であったにせよ、水俣病事件はたしかに語られていた。限られた地域に暮らす人びとだけであったにせよ、この事件はたしかに読まれ、経験されていたのだ。

一方では、人びとがつぎつぎに病に倒れ、亡くなっていく事件が、膨大な言説となって語られ、描き出される。他方では、そうした事件などなかったかのように、まったく語られない。一九五八年にはチッソ水俣工場の操業停止にまで言及した水俣病対策が国会で論議されていたが、それさえも地域向けに報道されただけであった。このような事態は、はたして新聞社の組織上の問題や、報道の視点の在り方、報道現場の問題だけで説明できるものなのだろうか。「ニュース価値を認識できなかった」、「一地方の出来事というとらえ方をしてしまった」といった指摘は、問題の一面を言い当て、それなりの弁明になるかもしれない。しかし、「なぜ、ニュース価値を認識できなかったのか」、「なぜ、一地方の出来事とみなしたのか」という問いを向けると、それでは何も説明されていないことが分かる。

これほどまでに重大な出来事と、それを語る膨大な言説が、「なぜ」長期にわたって顧みられなかったのか。全国報道以前の、地域向けの膨大な水俣病事件報道に接したことで、われわれは、この「なぜ」という問いこそが追究されなければならないと考えた。そして、このような問いからは、「水俣」を語らない、あるいは、たんに語らないというだけではなく、語ろうとしない別の言説が垣間見えてきたのである。それは、水俣病事件にニュース価値を見出すことを阻み、一地方の出来事として封じ込めた力ともいえるだろう。ある種の言説の力が、「水俣」を語り、描き出すことを潜在化させていたのではないか。これが、われわれの驚きを端緒とする問題の一つである。そこでは、出発点にあった、「水俣病事件が、なぜ、あのような報道のされ方をしたのか」という問いも、ジャーナリズムやマスコミュニケーションの問題だけに向けられるものではなくなる。むしろ、われわれは、マスメディアの報道が、意識的であれ、無意識的であれ従属している支配的な言説の力の解明へと向かうことになった。

「水俣」の表象可能性と不可能性

とはいえ、報道によって語られ、描き出される「水俣」は、それらを読み、見ることで、多くの人びとが知り、経験する「水俣」でもある。限定的な言説が語る「水俣」も、遅れてきた広範な言説が語る「水俣」も、人びとがそれを読むことで知り、経験する「水俣」といえる。それゆえに、われわれも、いくつもの新聞報道の言説が語る「水俣」を読み、数々のテレビニュースやドキュメンタリーの描く「水俣」を見た。愕然とさせられたのは、この読むこと、見ることとしての「水俣」の経験であった。

水俣病事件研究の長い蓄積からすれば、われわれはレイト・カマーである。しかし、これまでにも、新聞や書物や資料を読み、テレビや映画を見ることで「水俣」を知り、経験してきた。その意味では、われわれの「水俣」の経験も、多くの人びとにとっての「水俣」の経験と同様である。だからこそ、レイト・カマーたちは、人びとが経験してきたはずの「水俣」を、これまで以上に読み、見ようとした。ところが、語られ/読まれ、描かれ/見られてきた「水俣」には、水俣病事件のさまざまな相貌が仄見えながら、つぎつぎに消え去っていたのだ。

水俣病の原因も、とりえた有効な対策も、地域社会としての「水俣」の特徴も、水俣病事件の初期段階から表象されようとしていた。そうした地域社会のなかで抑圧されてきた漁民の姿も、何一つ救済の手を差し伸べられずにいた水俣病の患者とその家族の生活も、あるときには表象されようとしていた。しかし同時に、「原因不明の水俣病」と声高に語ったり、「補償問題は円満解決」と無批判に語ったりする言説が、仄見えていたいくつもの水俣病事件の相貌を抑圧し、排除していく。まさに、語られ/読まれ、描かれ/見られることとしての「水俣」の経験とは、他でありえた「水俣」の可能性でありながら、同時に、それらを抑圧、排除し、ある一定の意味としての出来事へと方向づけ、収斂させていく経験であったのだ。これが、われわれも含めた多くの人びとの「水俣」の経験の陥穽なのである。

一九五九年の「見舞金契約」、一九九五年のいわゆる「政治決着」、一九九六年に相次いだ「和解」と、いったい何度水俣病事件の「解決」が語られてきただろう。そのたびに、水俣病事件は「解決済み」の過去の出来事へと遠ざけられてきた。二〇〇四年の関西訴訟最高裁判決に際しては、「未解決」であったことが、戸惑いすら交えて語られている。今日では、「公害、環境問題の原点」としての「水俣」を、世界の人びとが知っている。しかし、そのような「水俣」でさえ、水俣病事件の様相のいくつかを一定の意味へと方向づけ、収斂させ、回顧的に表象しているともいえる。

われわれも含めた多くの人びとは、たしかに「水俣」を知っている。しかしそれは、水俣病事件のありえたいくつもの相貌を抑圧、排除し、方向づけ、収斂させ、さらに過去の出来事として遠ざけた「水俣」なのである。人びとは、他でありえながら、そうはならなかった「水俣」をあまりにも知らない。「水俣」の何が、表象可能でありながら表象不可能になったのか、そして何が、表象可能な「水俣」を表象不可能にしたのか、これが、われわれの愕然とした思いを端緒とする、もう一つの問題である。

本書の三つのねらい

本書は、これまでの水俣病事件研究の成果からすれば、とくに新たな歴史的事実の発見を付け加えたり、「水俣」が直面している現実的な課題に新たな展望を開いたりするものではない。また、われわれの専門とする研究領域では、水俣病事件報道における「事実」と「表象」との透明性という問題を検証する試みとみなされるかもしれない。しかし、直接的な当事者も含めて、人びとが程度の差こそあれ逃れられない、何かしらのかたちで語られ／読まれ、描かれ／見られる「水俣」の経験がどのようなものなのかということを、本書では明らかにしたかった。

おそらく、これまでも、今日も、そして今後も、人びとは、さまざまなメディアによって語られ、描かれる「水俣」を読み、見ることで「水俣」を知り、経験するだろう。だからこそ、そうした「水俣」では、何が語られ／読まれるのか、描かれ／見られるのか、逆に、何が語られず／読まれないのか、描かれず／見られないのかを明らかにしていかなければならない。そしてまた、そうした「水俣」が、なぜ、どのようにして語られ／読まれ、描かれ／見られるのかを解明していく必要がある。かつて漁民の抗議行動が繰り広げられるなかで「補償問題が解決」した「水俣」が、あるいは大規模な労働争議が闘われた「水俣」が、さらには、「市民」が患者たちの闘いを激しく攻撃した「水俣」が語られ／読まれ、描かれ／見られてきた。遅れてきて「水俣」と出会ったからこそ、われわれには、語られ、描かれる「水俣」を読み、見る者の当事者性をもって、このような「水俣」の経験を解明する必要があるのだ。これが、本書の試みの一つである。

漁民が漁業補償を要求し、その抗議行動によって「暴徒」とよばれるまでにいたった「水俣」が読まれるとき、そのような漁民を語り、構築する「主体」が産出され、誘導される。「見舞金契約」によって患者補償が「解決」したといわれる「水俣」が読まれるとき、「見舞金」によって「補償」される患者とその家族を語り、構築する「主体」が産出、誘導される。労働争議をつうじて「水俣」が読まれるとき、そこには、高度経済成長が緒についた時代の「労働者」の姿が構築され、変革運動の「主体」となって産出、誘導される。一九七〇年代初頭にあって、「水俣」の闘いに揺れる地域として「水俣」が読まれるとき、患者や家族とはまったく逆の立ち位置で、自らを「市民」と名乗る住民が構築され、地域社会の「主体」となって産出、誘導される。こうして、それぞれの時代に特徴的な「水俣」を語る「主体」が、あるいは「水俣」をめぐる社会的状況に従属した「主体」が産み出されている。本書のもう一つの試みは、それぞれの時代の「水俣」が映し出す「主体」の姿を明らかにすることである。

水俣病事件を直接経験していない多くの人びとの間でも、「水俣」の記憶は形成され、共有されている。多くの場合、それは身体が激しく痙攣する急性劇症型の患者や、胎児性患者の映像を見ることによって形成され、共有されている。水俣病事件の歴史が、わが国のテレビの歴史とほぼ重なりあっているがために、このきわめて日常的なメディアでは、何度なくこうした映像によって「水俣」が描かれ／見られてきた。また、新聞報道でも、雑誌でも、水俣病事件が記述されるとき、「水俣」は患者の写真によって描かれ／見られてきた。こうして、一九五〇年代、六〇年代に撮影された映像によって「水俣」の記憶が形成されてきたのである。

「水俣」の記憶は、過去の出来事として遠ざけられ、断片化された映像によって描かれ／見られた水俣病事件によって形成され、共有されている。たしかにこうした映像は、水俣病の悲惨さを表象してきた。しかし、そこでは、急性劇症型の患者や胎児性患者の身体と生が、今日もなお告発しつづける「水俣」の記憶が、はたして表象され、形成され、共有されているのだろうか。描かれ／見られることとしての「水俣」の鮮烈な記憶が広範に共有されているからこそ、その成り立ちを解明する必要がある。これが、本書の三つ目の試みである。

以上のような経緯と問題構成、ねらいによって編まれ、著されたのが本書である。たんに未着手の課題への取り組みとしてではなく、人びとにとっての「水俣」の姿と、「水俣」が映し出す人びとの姿とを解き明かす試みとしてこの本が読まれれば、執筆者たちにとって、これに勝る喜びはない。

二〇〇七年二月

執筆者を代表して

小林直毅

総説　「水俣」の言説的構築

小林直毅

一　水俣病事件の起源への問い

水俣病事件を読む者の戸惑い

まず、一つの戸惑いを告白することから、この章を始めよう。それは、水俣病事件の起源はどこにあるのかと考え始めると、いくつもの出来事が発端のように思えてしまうという戸惑いである。

出来事の起源を、歴史のなかに見つけ出すことは難しい。人間が引き起こす出来事は、単純そうに見えても、さまざまな要因が潜んでいる。水俣病事件も、いくつかの事件史年表を遡っていくと、そこに書き記された、かなり古い出来事も、水俣病事件の起源のように思えてくる。また、何十年もの経過をたどるこの事件には、さまざまな出来事が要因となって複雑に絡み合っている。そうした出来事のそれぞれの発端を遡ってしまうと、結局、水俣病事件の起源を、容易に特定することができなくなる。

通俗的な警句は、「歴史に、『こうしていたら』、『こうなっていれば』はない」という。だからといって、生じた出来事の記述だけを、時間の経過に沿って配列していけば、ただ一つの歴史が描かれるのかといえば、けっしてそうではない。いくつもの、記述された意味としての出来事が、歴史的時間の流れのなかで、相互に、さまざまに関連し合い、重なり合っていく。また、ある特定の歴史的時点で生じた、いくつもの出来事が記述され、相互に関連しながら重なり合う。こうして、記述された意味としての出来事の多層的な重なり合いのなかに、出来事の起源は見失われてしまう。

おそらく、年表や資料、あるいは書物が、いくつもの出来事を表象しているから、それらの過剰なまでの関連性によって起源を見失い、戸惑うのだろう。また、出来事を直接的に生きる当事者としてではなく、読者として資料や書物を読むから、出来事の起源が見失われるのだろう。出来事それ自体ではなく、表象された出来事が、また、実際に生きられたのではなく、読まれた出来事が、いくつもの意味としての出来事の織物となる。これが、テクストとしての歴史である。

水俣病事件の起源を容易に見出せないのも、人びとが、事件史のなかのさまざまな出来事それ自体ではなく、資料や書物、映画やテレビのようなメディアによって表象された出来事をたどるからなのである。また、多くの人びとの生命が奪われ、身体が傷つけられ、生活が破壊されるという出来事を、自らの身体をもって生きるのではなく、資料や書物の読者として、あるいはメディアのオーディエンスとして経験するからでもある。水俣病事件史そのものを生きるのではなく、メディアによって表象された、さまざまな水俣病事件を経験する者は、テクストとしての歴史にその起源を見失い、戸惑う。

事件史をとらえるために、筆者がもっとも頻繁に参照してきた文献の一つは、宮澤信雄『水俣病事件四十年』である。その巻末の「水俣病事件主要事項年表」は、今日のチッソの前身となった電力会社、曽木電気株式会社を、野口遵が現在の鹿児島県大口市に設立した一九〇六年から始まる(宮澤 1997)。この曽木電気の余剰電力を利用した電気化学工業会社として創業したのが日本窒素肥料株式会社で、一九五〇年に新日本窒素肥料株式会社、一九六五年にチッソ株式会社に社名を変更して、今日に至っている。原田正純編著『水俣学講義』の巻末の「水俣病年表」では、曽木電気設立の二年後の一九〇八年八月に、日本窒素肥料株式会社が水俣で発足したところから事件史が始められる(原田 2004,2005a.)。

二つの事件史年表は、それぞれに異なる出来事を、水俣病事件の起点として記述している。一方では、電力供給の拡大によって推進されるこの地域の近代化をその意味とする出来事が表象されている。もう一方では、水俣病事件の加害企業チッソの創業が端的に記述されているが、同時に、この地域の産業化の始まりをその意味とする出来事が表象されている。たしかに、わずか二年の隔たりしかない、出自の同じ企業の発足とはいえ、二つの出来事の記述は、いずれを水俣病事件の起源とすべきなのか、読む者を戸惑わせる。

しかし、これらの出来事を重ね合わせてみると、水俣病事件の起源となりうる、重要な意味としての出来事が表象されることになる。そこでは、水俣こそが、チッソ創業の地にほかならないことが明らかにされている。チッソ創業以前の水俣の主な産業は、製塩と、近くの山林のハゼを原料にしたロウソクの生産であった。また、水俣は漁村であると同時に、大口にある金山に石炭を運ぶための港でもあった。ところが、塩の専売化によって、自由な製塩ができなくなり、塩田が不要になる。また、電灯の普及がロウソク製造を衰退させる。曽木電気から大口金山への電力供給によって石炭需要がなくなり、港も要らなくなる。地域産業の衰退に直面した水俣の有志たちは、石炭輸送からの失業者を工場の労働力として、また、塩田の土地を工場用地として提供できることを水俣の有利な条件にして、日本窒素肥料の化学工場を積極的に誘致した（宇井　2004：57）。

たしかに、チッソは、戦後になってから水俣に立地した企業でもなければ、地域の経済振興をねらって地元が誘致した企業でもない。水俣という地域では、二〇世紀初頭以来、戦争と敗戦の歴史を挟みながらも、チッソを中核にして、日本の近代化にともなう産業化が連綿とつづけられてきたのだ。むしろ、戦前のチッソ創業による水俣の産業化も、戦後の日本の各地で見られた工場誘致による地域の産業化も、ほぼ同様の経緯で進展してきたといえるだろう。二つの事件史年表に記述された二つの出来事を重ね合わせた、テクストとしての水俣病事件史は、戦前から戦後へといたる日本の近代化の最初期の段階で、産業化を推進する企業が、この水俣にいちはやく創業したという出来事を水俣病事件の起源として表象している。そこには、地域社会を舞台にした日本の近代化、産業化の、戦前、戦後と変わることのない姿もまた表象されている。

いくつもの意味としての出来事の織物となった水俣病事件史は、読む者を戸惑わせながら、一世紀もの歴史を隔て、読む者によって実際には生きられなかった出来事を水俣病事件の起源として表象する。しかし、書物で水俣病事件を読む者は、表象された意味としての事件史を経験するからこそ、戦後、日本の各地で、地域の資源を投げ売るようにして進められた産業化が、すでに戦前の水俣で始まっていたことを、水俣病事件の起源として経験できるのである。

テクストとしての水俣病事件史

別の文献は、もう少し時代が下ったところで生じた出来事を、水俣病事件の起点として記述する。膨大な資料を水俣病研究会が編纂した『水俣病事件資料集』は、その副題が示すとおり、一九二六年の資料から起こされている。「事件前史」として、最初に収録されているのは、一九二六年四月三〇日付で、水俣町漁業協同組合が日本窒素肥料株式会社へ宛てた、漁業被害の見舞金一五〇〇円の証書である。馴染みのないカタカナ表記の文語体で書かれた資料だが、後に、水俣病事件の「解決」、「終息」を語る言説の基本的な図式がすでに現れているので、あえてそのまま紹介しておこう。

貴社水俣工場ニ於テ流出スル排水貯蔵残滓及埋立等カ水俣町沿岸ニ於ケル漁獲上ニ及ホス影響ニ就キテハ当組合ヨリ数年来時々貴社水俣工場ニ対シ相等ノ補償ヲ申出来リ居候処其ノ影響ノ有無及ヒ若シ損害アリトシテモ損害ノ程度ノ調査モ致難ク良案ヲ考慮ノ儘時日ノ変遷ヲ来シ居リシカ当今漁業組合ハ其ノ基本モ真ニ困窮ニ到リ候（中略）組合側ハ常ニ損害ノ有無及損害額ノ算定ハ困難ニツキ法廷ニ於テ争フ等ノ意志ハ全然表ハサス誠意ヲ以テ和解ニ進マンコトヲ望ミ会社側ニ於テモ常ニヨク和議セラレ大正十五年四月六日会社ハ漁業組合ニ好意的ニ見舞金トシテ一金壱千五百円也ヲ支出シ漁業組合ハ此ノ問題ニ対シテ永久ニ苦情ヲ申出サル事トシテ多年ノ物議ヲ解決シタリ

（水俣病研究会　1996：17）

チッソは、創業後二〇年を経ないうちに、工場排水による漁業被害を引き起こした。漁民は補償を求めるが、排水の「影響ノ有無」もはっきりしなければ、かりに被害が排水に起因するものだったとしても、その「損害ノ程度」もはっきりしないという理由で、事態は改善されない。困窮する漁民に、チッソは、「好意的ニ見舞金」一五〇〇円を支払って「物議ヲ解決」させたのである。この証書によれば、工場排水に起因する被害なのかという点と、被害の程度を明確にしないまま、ただたんに、チッソは漁民に金銭を支払っている。つまり、チッソは、金銭を支払っても、加害責任を認めてはいないのだ。しかも、「見舞金」の支払いは、漁協が「法廷ニ於テ争フ等ノ意志ハ全然表ハサス」、すなわち、損害賠償請求訴訟を起こさないこと、そして、今後、漁業被害について「永久ニ苦情ヲ申出サル事」を条件としている。

証書の記述には、地域住民の生活被害にたいして、チッソが講じた措置の基本的図式が現れている。チッソは、自らの生産が地域住民に被害を与えても、加害責任は認めない。住民が補償を要求するなら、あくまでも好意による「見舞金」の支払いで問題を「解決」させ、事態の「終息」を図る。ただ、その場合も、問題を訴訟沙汰にしないこと、今後一切新たな要求をしないことを条件とする。一旦「見舞金」を支払ったら、それをもって問題の「解決」、「終息」とする。

これこそ、チッソが水俣病事件の「解決」、「終息」を図った、一九五九年一二月末の「見舞金契約」と、まったく同じ図式である。一九二六年以来、戦後の高度経済成長期にいたるまで、チッソはこのようにして、自らが引き起こした地域住民の生活上の問題を「解決」、「終息」させながら、変わることなく生産を継続し、拡大させてきた。だからこそ、『水俣病事件資料集』は、この証書を水俣病事件の起点をなすべき資料とするのだろう。

水俣病事件の起点の一つとされたこの出来事に、さらに、他の文献によって記述されたチッソ創業の経緯を重ね合わせると、より多層的な意味としての出来事が表象される。チッソの創業は、一方では、日本の近代化の最初期の段階で、水俣に化学工業という新しい産業を振興し、不知火海沿岸の一漁村であったこの地域の産業化を促進した。しかし、水俣では、早くもこの時期から、産業化の進展が地域住民の生活に漁業被害のような深刻な影響を与えていた。ところが、当の近代化、産業化の担い手は、負うべき加害責任を認めず、また補償にも応じず、地域住民の困窮にたいして、「好意」による「見舞金」を支払うだけで問題を「解決」させ、「終息」させたのだった。

複数の文献が水俣病事件の起点として記述するいくつかの出来事は、八〇年、一〇〇年という歴史を遡らせ、さらに、それらを重ね合わせたテクストとしての水俣病事件史が多層的な意味を表象する。そこには、産業化が引き起こす地域住民の生活上の被害は、その加害責任を不問にしたまま、適当な金銭の支払で処理するという、戦前の近代化の在り様が表象される。そして、このような紛争処理の仕方は、戦後も一貫して維持され、一九五九年の「見舞金契約」をもって、水俣病患者、家族にたいする「補償」が「解決」し、水俣病事件そのものも「終息」したと語られるまでに至っている。まさに、これこそが、テクストとしての水俣病事件史が表象する、多層的な意味としての水俣病事件の起源の一つにほかならない。

文献や資料などの、数多くのメディアが記述する出来事を重ね合わせた水俣病事件史は、日本と、そして水俣における、戦前から戦後へと至る近代化、産業化の歴史が、変わることなく孕んでいた重大な問題に、この事件の起源を求めようとする。にもかかわらず、二〇〇六年五月一日には、「水俣病事件五〇年」という事件史を語る、これもまた、数多くのメディアの言説によって、もっぱら戦後の出来事としての水俣病事件が構築される。一方で、さまざまなメディアによって表象された、いくつもの出来事が重ね合わされたテクストとしての事件史が、その多層的な意味の可能性として水俣病事件を表象する。しかし他方では、一九五六年五月一日の、いわゆる水俣病「公式確認」から起算して事件史を語る、さまざまなメディア言説によって水俣病事件が構築される。この落差が、これまで多くの人びとが経験してきた、また、今後、これまで以上に多くの人びとが経験せざるをえない、メディア環境における水俣病事件の解明されるべき様相なのである。

二　漁村なき「水俣」を構築した戦後日本

茂道の異変の意味

水俣病「公式確認」という言い方が示唆するように、一九五六年五月一日の、「原因不明の奇病患者四名発生」というチッソ附属病院から水俣保健所への報告を、最初の水俣病患者発生を意味する出来事とみなすわけにはいかない。後に確認された患者は、すでに一九五三年一二月に発病していたからである。水俣病事件の新聞による「第一報」は、この「公式確認」を、「死者や発狂者出る、水俣に伝染性の奇病」と語る、同年五月八日の『西日本』の報道とされる。しかし、この「第一報」も、ただちに、水俣病事件報道の起点とみなすわけにはいかない。マスメディアが描き出してきた水俣病事件は、けっして「第一報」以降のものだけではないからである。

水俣市の茂道という小さな集落は、不知火海に向かって北西に口を開いた小さな入り江の奥にある、ひっそりとした漁村である。ここは、水俣病患者が大量に発生したことから「水俣病激震地」といわれ、今日では「爆心地」とまでいわれている。じつは、後者のようなセンセーショナルな言表には理由がある。一九五四年の夏、茂道では、飼い猫のほとんどが狂死するという不気味な出来事が起こった。かつて漁村では、魚網や漁具をネズミに齧られるのを防ぐために猫を多く飼っていた。漁村の猫は、餌となる魚には不自由しない。しかし、その魚が、チッソの工場排水によって汚染されていたために、猫が狂死したのである。これは、水俣病事件の直接の発端となる出来事の一つといえる。茂道の異変を、『熊日』は、「猫テンカンで全滅、水俣市茂道部落、ねずみの激増に悲鳴」の見出しで、次のように報道している。

三一日、水俣市茂道漁業石本寅重さんは市衛生課を訪れ、ねずみが急増して漁村を荒し回り、手がつけられないと駆除方を申し込んだ。

同部落は百二十戸の漁村だが、不思議なことに六月初めごろから急に猫が狂い死し始め（部落ではねこテンカンといっている）百余匹いた猫がほとんど全滅してしまい、反対にねずみが急増。大威張りで部落中を荒し回り、被害はますます急増する一方、あわてた人々は各方面から猫を貰ってきたが、これもまた気が狂ったようにキリキリ舞して死んでしまうので市に泣きついてきたものと判った。

なお同地区は水田はなく農薬の関係なども見られず、不思議がるやら気味悪がるやら衛生課でもねずみ退治にのり出すことになった。

（『熊日』一九五四年八月一日）

漁村で飼われていた猫だけではなく、よそから貰ってきた猫までもが同じようになってしまうことから、この地域の海も、魚も、ただならぬ状態になっていたと十分に推測される。さらに、今日までに、さまざまに記述された、さまざまな出来事を重ね合わせていくと、茂道で起こった出来事は、水俣病事件の予兆として表象されるようになる。今、振り返ってみると、「いろいろな水俣病のヒントというものがこの記事には隠され」ているし、「水俣病問題のいろいろな要素が示唆されて」（高峰 2004：130）いる。そこには、長年にわたって海を汚染し、漁業被害をもたらしてきたチッソの工場排水が、魚も汚染し、それを摂取する身体と生命に重大な影響を及ぼすに至ったという、水俣病の原因さえも示唆されているといえるだろう。

では、一九五四年当時にあって、この記事が表象する出来事は、どのようなものでありえただろう。たしかに、当時は、それまでの漁業被害の報道を重ね合わせてみることなど、容易に思いつかなかったかもしれない。しかし、チッソの創業以来、水俣の海は汚染され、漁獲も減少しつづけ、漁民のチッソにたいする漁業補償の要求が繰り返され、一九二六年以降も、チッソが漁民に金銭的支払いや、無利子融資を行ってきたことは、地元では周知の出来事だった[1]。茂道の異変とまったく同じ時期にも、チッソは、水俣工場の排水流出の補償として、水俣漁協にたいして毎年五〇万円の支払いを約束している。これにたいして水俣漁協は、今後一切の補償要求を行わないとしただけでなく、漁業権を保有していた海面を、チッソが埋め立てることを認めている。海の汚染も、漁業被害も、チッソの工場排水に原因があることは、地元では当然とされていたのである。それゆえ、当時にあっても、茂道の異変は、この地域で偶然に起こった不可解な出来事としてではなく、工場排水に汚染された海の、汚染された魚が、猫を狂死させるまでに至った事件として表象される可能性が十分にあったはずなのだ。

ごく普通の漁村の風景を想起することも、今日より、一九五四年当時の方が容易だったにちがいない。朝の早い漁村は、昼下がりともなればひっそりと静まり、船を繋ぐもやい綱のきしむ音や、岸壁を洗う波の音が聞こえ、物陰から猫が、ひょっこりと顔を出したりする。ところが、「猫テンカン」と形容される状態で「キリキリ舞して死んでしまう」猫の叫び声や、普段は俊敏な猫があちらこちらにぶつかる鈍い音が、そうした風景を切り裂く。その異様さ、不気味さは、事件当時の方が想像しやすかったことだろう。茂道の異変の新聞報道は、底知れぬ不気味さを当時でも表象していた。

ところが、この異変の続報はない。ただならぬ事態を意味するこの出来事も、新聞報道においては、小さな漁村で起こった「珍事」として、単発の報道で片付けられている。猫の狂死にニュースバリューはあっても、茂道で暮らす人びとの生活には関心が向けられず、「ねずみ急増」のその後は、ニュースにならなかったのである。当時の新聞報道では、猫が全滅してしまうような漁村で暮らす人びとの生活も、海の汚染がつづく漁村の状況も、けっして十分に語られることはなかった。

その結果、茂道の異変についての新聞報道は、この出来事を、水俣病事件の予兆はおろか、「前史」にも程遠い、一漁村の異変として語ったにすぎなかった。それは同時に、一九五六年五月の「第一報」が、水俣病の発生を、茂道の異変からも、漁村の生活からも、漁業の置かれた状況からも分断された出来事として語ることへとつながっていく。分断され、断片化された出来事を報道した「第一報」は、水俣に突然発生した、原因の予想もつかない「奇病」として水俣病を表象し、水俣病事件を、原因不明の「奇病」事件として構築する端緒となったのである。

それでは、いったいなぜ、ねずみの急増にあわてた漁村の人びととの、その後の生活には関心が向けられず、茂道の異変が単発の報道で終わってしまったのだろうか。また、その結果、なぜ、新聞報道では、この茂道の異変と原因不明の「奇病」の発生とが無縁な出来事として、放置されてしまったのだろうか。この問いに答えるためには、一九五〇年代半ばの新聞では、水俣を舞台にした、どのような出来事が、どのように語られていたのかを検証する必要がある。

漁村なき「水俣」

漁村の生活には関心の薄かった当時の新聞報道では、猫の狂死のほかに、水俣のどのような出来事が取り上げられていたのだろうか。工場排水が流されつづけ、漁業被害の拡大と、それにたいする「補償」が繰り返される舞台となった水俣の海の変貌について、この時期には、きわめて特徴的な報道がなされていた。「猫テンカン」の見出しで、水俣の海の異変を語った『熊日』が、同じ年の暮れには、「百間港を貿易港に、近く開港認可の請願書」の見出しで、水俣の海の果たすべき役割を、次のように語っている。

水俣市では百間港を貿易港とする計画を進めていたが、近く長崎税関に開港認可の請願書を提出する。同港は一昨年三ヵ年計画で港内浚渫を終りこの夏は桟橋を新たにもうけ、現在月ノ浦側の砂防提の建設中など着々港内整備を進めているもの。(中略)昨年度からの新日窒工場(現在のチッソ水俣工場)の燐鉱石などの輸入で外国船の入港は急激に増加するものとみられており、市では是非県南部の重要開港場としての実現を切望している。

(『熊日』一九五四年一二月二二日)

先に述べたように、同じ年に、チッソは漁業被害にたいする補償を行ったが、一九二六年から数えて四度目の「漁業補償」となるためか、新聞報道では、それほど強い関心が示されていない。漁業も、漁獲の減少が著しく、一九五二年には、水俣漁協組合長が、熊本県水産課に実情調査を要望しているが、その後の経過も含めた継続的な報道はない。しかし、茂道の異変と同じ年の新聞報道では、水俣の港湾整備を、当時の水俣にとって、重要で中心的な地域の課題として語る言説が編制されていたのである。その後も、水俣港の貿易開港を、水俣の発展を左右する重要課題として語る新聞報道の言説は、繰り返し編制される。水俣病が「公式確認」される一九五六年には、『熊日』の一月七日の紙面で、いわば「水俣の今年の課題と展望」が、次のように語られた。

新日窒工場の硫リン安および硫加リン安などの本格的生産開始とともに韓国、台湾その他への輸出が増加するいっぽう米国、エジプト、モロッコなどからのリン鉱石、東西ドイツからのカリ、韓国からの黒鉛などの輸入も年とともに増加の勢いにあって開港問題がクローズ・アップされてきたわけだが、市の将来はいつにこの開港問題にかかっているだけに異常な力コブの入れようだ。(中略) 一万トン級の船舶が入港出来るようにして新日窒工場を背景とした近代貿易港とする計画案が立てられた。その正式計画案は近く完成、運輸省発行の雑誌「港湾」に発表される予定である。同港の修築に最も有利と見られているのは湾口に横たわる周囲四キロの恋路島が自然の防波堤をなしていることで、約五億円の工費が節減されるもようだが、全国を通じて防波堤を必要としない港は清水港と百間港の二港だけといわれる。

『西日本』も、同じ年の一月二一日には、「大型船舶が横づけ、七年計画で修築、移出入直接行う十年後の水俣港」の見出しで、水俣港の貿易開港を、水俣の経済発展を進めるための地域的課題として報道している。そして、期待どおりに水俣港が貿易開港したのは、いみじくも「公式確認」と同じ五月一日であった。『熊日』の報道では、この日を、「全市をあげて開港祝いを行う」日としている。

水俣市水俣港（梅戸、百間両港）は五月一日を期して貿易港として開港されることに決定、二十五日長崎税関から水俣市あて正式通知があった。（中略）水俣市ではさらに総力を結集して重要港湾指定の実現に努力することを申合せるとともに五月一日全市をあげて開港祝いを行うことになった。

（『熊日』一九五六年四月二六日）

戦前からチッソを中心に産業化を推進してきた水俣が、戦後も、港湾を整備してチッソの生産を拡大させ、さらなる産業化、近代化を遂げていこうとする姿を語る言説が、一九五〇年代の新聞報道では明示的に編制されていた。一九五六年には、『経済白書』が「もはや『戦後』ではない」と脱戦後宣言をし、戦後復興期とは異なる経済発展の段階である高度経済成長期が到来しようとしていた。そうした時代にあって、水俣港の貿易開港への期待を語る言説は、原材料を海外から調達し、高度な技術で製品化し、その輸出によって可能となる経済発展が、チッソを中核にしたこの地域で展開されつつあることを語っている。一九五〇年代半ばの水俣をめぐる言説は、自らが語る対象である「水俣」を、貿易開港を果たし、今後もチッソとともに地域経済を発展させ、日本の経済成長の一翼を担う地域として構築していたのである。

新聞報道の言説は、チッソの生産拡大によって、より一層の産業化を遂げる水俣という地域を、語るべき対象として構築していただけではない。この言説では、水俣の海が、チッソのための天然の良港として語られている。貿易開港を歓迎し、経済発展を志向する言説が、水俣の海を、チッソのための貿易港へと変態させるとき、水俣の海は、そこに暮らす人びとの生活の場として語られることはなくなる。いうまでもなく、海を生活の場とする人びとの暮らす空間が漁村であり、そうした人びとの生業が漁業であり、海を生活の場とする人びとが漁民とよばれる。水俣港の貿易開港に期待を寄せるメディアの言説は、それが語ることでメディア環境に構築される対象としての地域社会「水俣」において、漁村という空間、漁業という生業、漁民という地域住民を潜在化させているのだ。

茂道の猫の狂死を語る言説が、不気味な出来事を表象しても、当時のメディア言説の語る「水俣」からは、漁村も、漁業も、漁民も潜在化されていた。漁村とよばれる空間や、漁業のような産業、漁民のような住民とその生活が象徴する出来事を、一九五〇年代半ばの水俣をめぐる新聞報道の言説が十分に表象することはなかった。逆に、当時のメディア言説が顕在的に表象したのは、貿易港とよばれる空間や、化学工業のような産業、そしてチッソのような産業化、近代化の担い手が象徴する出来事だったのだ。

だからこそ、茂道の異変は、漁村で経験された海の汚染とも、長年の漁業被害とも、あるいは漁民の生活実感とも関連づけて表象されることがなかった。いわば漁村なき「水俣」を、自らの語るべき対象として構築する新聞報道の言説が、茂道の異変を、水俣病事件の予兆となる出来事として表象する可能性を抑圧していたのだ。同時に、こうした言説が、水俣病「公式確認」の「第一報」を、茂道の異変はもとより、海の汚染とも、漁業被害とも、漁民が生活のなかで感じ取ってきたさまざまな出来事の意味とも分断する。その結果、水俣病は原因不明の「奇病」として表象され、さらに、不明の原因の究明こそが肝要と語る言説が編制され、水俣病事件のその後の歴史が構築されていくことになったのである。

「水俣」を語るレジーム

メディア環境において、水俣病事件は、いくつもの文献や資料によって記述された出来事を重ね合わせたテクストの、多層的な意味としての出来事となって表象される。マスメディアが報道する水俣病事件も、そのさまざまな局面や、他のさまざまな出来事と関連づけられ、重ね合わせられて、テクスト的に多層的な意味としての出来事となって表象される。しかし、こうして表象される水俣病事件のほかに、新聞のようなマスメディアの報道が明示的に語ることで、一定の意味に方向づけられ、収斂された水俣病事件もメディア環境には表象される。すなわち、実際に語られることで編制された言説によって、メディア環境における水俣病事件は構築されてもいる。

テクストとしての水俣病事件史には、戦前も戦後も変わらない、この国の近代化、産業化の在り様を、水俣病事件の起源として表象する可能性がある。しかし、二〇〇六年五月一日をもって「水俣病事件五〇年」と語る言説が編制されるとき、戦後復興から高度経済成長への転換期を起点とする水俣病事件史が構築される。そこでは、一九〇六年の曽木電気創業以来、「水俣病事件一〇〇年」の歴史を織り成すテクストの表象する、この国の近代化が一貫して内包する問題は潜在化され、表象不可能になる。

新聞が報道した茂道の異変も、漁民たちが目の当たりにしつづけてきた海の汚染や、漁民たちを苦しめてきた漁業被害と関連づけられることで、海の汚染が猫を狂死させた事件として、テクスト的に表象される可能性があった。しかし、当時の新聞報道では、「チッソを中心にして産業化を遂げる水俣」という言説が編制され、そこで語られる「水俣」は、チッソによって発展する地域として語られていた。こうした言説が構築する「水俣」では、漁村、漁業、漁民が潜在化されてしまう。その結果、海を汚染された漁村に起こった、海に生きる身体と生命を襲った出来事として、茂道の異変が表象される可能性は不可能性となる。

表象可能な意味としての出来事を方向づけ、収斂させ、あるいは、潜在化させ、表象不可能にする言説とは、「社会的実践の一形式としての、書かれ、話された言語である」。とくに注目すべきなのは、「特定の言説実践と、それが埋め込まれている、行為の（状況、制度的枠組、そして社会構造などを含む）ある特別な領域との間での対話的関係が想定されている」（Wodak 2001:65-66）ことである。言説は、あくまでも制度的実践、社会的実践としての言説実践をつうじて編制されている。そして、こうした実践が展開される状況的特性や、社会的諸領域の特性との相互の関連性がつねに想定されている。これが、言説の重要な特性なのだ。水俣病事件報道の言説も、水俣病事件のなかのある出来事を実際に語るという実践――記事を書く実践であれ、記事を読む実践であれ――と、それが展開された社会的諸領域の特性との関連を明らかにしている。

M・フーコーは、言説が、自らの語る対象を構成、変形し、言表の配分を支配し、さまざまなテーマを活性化させ、いくつかの概念の働きによって、さまざまな部分を働かせていると指摘する(Foucault 1969 : 46-51)。一九五〇年代半ばの新聞報道の言説も、自らの語るべき対象としての水俣を、漁村なき地域社会へと変形し、構成しているといえるだろう。「水俣に伝染性の奇病」と語った「第一報」や、その直後の報道は、「伝染病」という概念を作用させ、「隔離」や「収容」といった、患者の差別につながる概念を働かせている。[2] さらに、その後の報道の言説は、水俣病を「原因不明の奇病」とする言表を配分しながら、「原因究明」というテーマを活性化させるようにもなる。

しかも、対象の構成、言表の配分、テーマの活性化、概念の発動をめぐっては、一定の規則、すなわち言説編制の規則が成立している。言説が対象を構成する規則について、フーコーは、「語るべき対象を提供し」、「それについて、しかるべく語るために、その対象を取り扱ったり、命名したり、分析したり、分類したり、説明したりするための関連性の束を決定する」(Foucault 1969:63)と述べている。「第一報」当時の新聞報道では、貿易港として開発される水俣の海が、語るべき対象として提供されている。そして、この海の開発によってチッソの生産が拡大し、地域も経済的発展を遂げようとしていると説明される。これこそが、語るべき対象としての「水俣」を構成する言説編制の規則である。それはまた、新聞報道によって語られる、水俣という「対象への支配体制(régime)を決定する規則」(Foucault 1969 : 66)でもあるのだ。

言説編制の規則を生起するのは、制度的実践、社会的実践としての言説実践にほかならない。新聞報道における言説編制の規則の一つである、「水俣」という対象への支配体制も、港湾開発を進め、チッソの生産拡大を図り、さらなる経済発展をめざす地域社会として「水俣」を語る実践において生起する。記事を実際に書くことであれ、書かれた記事を実際に読むことであれ、こうした言説実践は、一九五〇年代半ばという時代の状況的特性や、制度的、社会的背景のもとで展開されている。もちろん、そこに生起する言説編制の規則、すなわち、語られる対象にたいするレジーム（régime）も、当時の状況的特性や、制度的、社会的背景を表明する。だからこそ、言説も、それを編制する規則も、そのような規則を生起する制度的、社会的実践としての言説実践も、「イデオロギーの再生産において、特別な地位を占めている」（van Dijk 1998 : 192）のである。つまり、この当時の水俣にかんする報道に現れる「語りのさまざまな特性が、抽象的なイデオロギー的信念や、そうしたイデオロギーに関連した何か別の主張を、社会成員が実際に表明し、明確に系統化して述べることを可能にする」（van Dijk 1998 : 192）。

原材料を輸入し、高度な技術で優れた製品に加工し、その輸出によって経済発展を遂げようとするのが、一九五〇年代のわが国の基本的な経済政策であった。そこには、こうした方法による経済発展こそが、戦後日本の独立を可能にするという「生産力ナショナリズム」のイデオロギーも現れていた。[3]水俣港の貿易開港によって、チッソの生産を拡大させ、経済発展を推進する地域として「水俣」を語る、当時の一連の新聞報道の言説は、この戦後日本の国策ともいえる経済政策とそのイデオロギーの実践的表明であり、それを再生産している。そう考えると、言説実践としての報道も、そこに生起する言説編制の規則も、「水俣」から漁村、漁業、漁民を潜在化させる言説も、戦後日本の経済政策のイデオロギーを表明しているといえるだろう。

貿易開港を果たした水俣では、一九五六年七月に、四日間にわたって開港祝賀行事が行われた。その模様は、「ミナト・カーニバル、空と海、五色の彩り」、「紙吹雪あびて旗行列、港まつりに沸く水俣」の見出しで、次のように報道された。

市をあげて祝賀にわく港まつりの第二日、（中略）十数隻の客船、貨物船がそれぞれ装いをこらしてミナトの新しい門出に祝福をおくったが、海上自衛隊の船は一般に公開されて鈴なりの見物人、浴衣がけの市民や孫の手を引いたおばあさんの姿もみられた。また午後五時には米国の大型駆逐艦（二、九五〇トン）二隻が入港、ミス港の山形浅子さんから艦長に花束を贈って和気あいあいの開港風景を描いた。（『熊日』一九五六年七月二一日）

「ミナトの新しい門出」となる風景に、自衛隊の護衛艦やアメリカの駆逐艦、「ミス港」や「浴衣がけの市民」は描かれても、漁船の姿、漁業の光景、漁民とよばれる市民は描かれない。これが、漁村も、漁業も、漁民も潜在化させて「港まつりに沸く水俣」を語る言説実践と、語られる対象としての「水俣」にたいするレジームの特徴にほかならない。そして、このような言説実践と言説編制の規則こそが、当時の経済政策と「生産力ナショナリズム」のもとで、貿易開港によってチッソの生産を拡大させる「水俣」の姿を称揚するイデオロギー的言説を編制していたのだ。

「水俣」を語るイデオロギー的主体

「水俣」をめぐる言説は、一方で、こうした地域社会「水俣」を語られる対象としながら、他方では、戦後日本の「生産力ナショナリズム」を語る言説となって、その「イデオロギー的な効果としての主体を誘導する」（Althusser 1993 : 137）。つまり、水俣の経済発展をつうじて、戦後日本の経済成長と独立を志向する「イデオロギー的言説が個人をよびとめ、個人に問いかけ、社会構造のさまざまな水準で要求される『担い手』の機能をそうした個人に引き受けさせる」（Althusser 1993 : 137）のである。

貿易開港によって発展する「水俣」の将来像を描いてみせる言説も、「港まつりに沸く水俣」を語る言説も、いずれも、チッソを中核とした経済発展に期待を寄せる「水俣」を構築し、戦後日本の経済政策とそのイデオロギーを表明する言説である。それらは、漁村という空間を潜在化し、漁業という産業を抑圧し、漁民とよばれる市民を排除しながら、チッソの化学工業の拡大によって、戦後日本の経済発展と独立を支える地域としての「水俣」を語るイデオロギー的主体を誘導する。

もう少し別の言い方をするなら、高度経済成長期を迎えようとしていた一九五〇年代半ばには、チッソを担い手とする「水俣」の経済発展を語る言説実践が、戦後日本の経済政策と生産力ナショナリズムのイデオロギー的主体を産出する実践となるのだ。そして、このようなイデオロギー的主体の繰り広げる言説実践が構築する「水俣」に、突然発生した「原因不明」の「奇病」として、水俣病が表象される。

> 水俣市袋月ノ浦部落に発生した原因不明の奇病の患者はすでに八名に達し全員新日窒付属病院に収容療養中だが、同院ならびに県保健所の一ヶ月にわたる研究も病原をつきとめるに至らず、研究を依頼した熊大付属病院小児科からもなんら連絡がないため県保健所では三日熊大医学部細菌学教室（六反田教授）に患者の血液、便を送り精密検査をたのむことになった。
>
> （『熊日』一九五六年七月一日）

> 水俣市月ノ浦に発生したいわゆる奇病は、保健所および同市医師会が中心になって熊大微生物学教室六反田教授に依頼して研究をつづけているが、伝染性があるので早期解決をはかるべく実体《ママ》を厚生省防疫課に報告し、その指示をあおぐことになった。
>
> （『西日本』一九五六年七月二十四日）

これらの記事に見られるように、「港まつりに沸く水俣」に前後する報道では、水俣病を、「原因不明」の「奇病」、「伝染病」とする言表が配分されている。戦後日本の経済発展の一翼を担い、戦後日本の独立を支える地域として「水俣」を語るイデオロギー的主体にとって、水俣病は、祝賀ムードの「水俣」を突然襲った「原因不明」の「奇病」だったのだ。なぜなら、茂道の異変のように、水俣病の予兆にもなれば、その原因さえも示唆する意味としての出来事を表象可能にする漁村の状況、漁業の実情、漁民の生活は、こうしたイデオロギー的主体の語る「水俣」では潜在化され、抑圧され、排除されていたからである。チッソの生産拡大によって、経済発展と日本の独立を支えようとするイデオロギー的主体の言説実践には、水俣病を「原因不明」の病と語る言表を配分する、言説編制の規則が生起していたのである。

三　原因と対策はいかに語られようとしていたのか

魚介類の摂食と工場排水という原因

水俣病は、はたして「原因不明」の「奇病」だったのだろうか。この問題を考えるとき、水俣病の定義にかんする原田正純の次のような説明は、重要な論点を明快にしてくれる。医学部の学生に「水俣病の原因は何だ」という試験を出して、「メチル水銀中毒」と書いたら、ひとまずは合格点を出さなければならない。「チッソの工場廃水の中に含まれたメチル水銀が魚介類に蓄積されてその魚介類を食べた人間に発生した有機水銀中毒」と書いたら、一〇〇点かもしれない。しかし、それでは、もっと大きな水俣病の原因が不足している（原田　2005b.：19-20）。

水俣病の原因として答案に書いて、とりあえず合格点になる「メチル水銀中毒」を引き起こす物質、すなわち有機水銀を、「原因物質」として熊本大学医学部研究班が発表したのは、一九五九年七月二二日だった。これに先立つ七月一四日には『朝日』が、「水俣病の原因は有機水銀」の見出しで、「原因物質が水銀化合物であることが立証された」と報じている。『熊日』も七月一六日には、「水俣病、有機水銀が原因、熊大の研究班で結論」の見出しで、「水俣病の原因について『有機水銀が有力な物質である』との結論に達した」と報道した。メディア環境に表象された水俣病の原因究明の作業が、「原因物質」としての有機水銀にたどり着くまでには、「公式確認」、「第一報」以来、三年以上の歳月がかかったことになる。

しかし、熊大研究班がようやく発表にこぎつけた有機水銀とは、あくまでも水俣病の「原因物質」である。新聞報道の見出しでは「水俣病の原因は有機水銀」としているが、どちらの記事でも、水俣病の原因となる物質として有機水銀が明らかになったと語っている。言葉の些細な違いのようだが、医学的研究によって一九五九年七月に明らかになったのは、水俣病という疾病を引き起こす物質であって、それと、この疾病を発生させる原因とはけっして同義ではない。

原田の説明は、この違いを明確にしている。「水俣病の原因」についての最低限の医学的知識として求められるのは、それが「有機水銀中毒」だということであって、この疾病を発生させる物質を言い当てることではない。しかも、これだけでは不十分で、この中毒を引き起こしているのが魚介類の摂食で、メチル水銀の蓄積というかたちでの魚介類の有毒化を引き起こしているのがチッソの工場排水であることまでを説明して、ようやく医学的に水俣病の原因が明らかにされたことになる。つまり、水俣病が有機水銀中毒症で、その原因物質が有機水銀とされる以外に、魚介類の摂食、摂食される魚介類の有毒化、有毒化させる工場排水という原因があるのだ。さらに、原田は、水俣病のこれらの原因は、必ずしも医学的な問題ではなく、むしろ社会的、政治的な問題であると指摘する（原田 2005b : 20）。

それでは、水俣病が有機水銀中毒症で、原因物質が有機水銀と特定されるまでに三年を越す時間を必要としたのだから、それ以上に重要な原因が明らかになるのに、さらに多くの時間がかかったのかというと、けっしてそうではない。逆に、魚介類を食べて水俣病が発症することも、この魚介類が有毒化していたことも、その有毒化がチッソの工場排水によることも、一九五六年末から翌五七年前半までには明らかになっていた。しかも、このような水俣病の原因は、新聞報道によって、メディア環境にも表象されていたのである。

発生地区月ノ浦部落では猫が育たずたまたま育ってもてんかん症状を起こして海に飛び込むといわれており当初から奇病と取組んできた細川新日窒付属病院長もこのネコと奇病とは何らかの関連があるのではないかと注目してきたが、十月下旬てんかん症状を起こしたネコを現地視察に赴いた伊藤県保健所長が発見熊大第一内科に送ったがこのネコの臨床観察実験を行っている徳臣助教授からネコの症状は明らかに奇病患者の症状と似ているとの注目すべき報告が行われた。（中略）熊大ならびに現地対策委員会では奇病の原因が伝染性のものではないことが明らかになった現在、研究の主力を中毒説に置き解明に全力をあげることになったがこの結果新日窒工場の薬品処理によって生ずる排液が奇病と何らかの関係を持つのではないかとこの点に研究の焦点をしぼることになった。

（『熊日』一九五六年一一月二六日）

熊大医学部、県、市、地元医師会からなる対策委員会でいま全力をあげて原因究明にあたっているが、最近になって重金属による中毒がほぼ確実と見られるにいたり、水俣湾内でとれる魚介類に赤信号が出された。（中略）不思議なのは患者宅のネコ、ネズミ、犬などが同じ症状を呈して全部狂死していることだ。（中略）また湾内の魚介類も最近めっきり減りカキ類が岩からボロボロ落ちるほか外海でとって帰った漁船のイケスの魚が水俣湾に入るとみな死ぬ（中村水俣漁協参事）という。

（『熊日』一九五七年二月一四日）

この二つの記事によって記述される意味としての出来事を重ね合わせてみると、水俣病が重金属中毒症であることが明確にされている。魚介類が減り、「カキ類が岩からボロボロ落ち」、「外海でとって帰った漁船のイケスの魚が水俣湾に入るとみな死ぬ」ほどまでに海水は有毒化し、それには「新日窒工場の薬品処理によって生ずる排液」が関係していることも、テクストの意味として表象されている。熊大医学部に「水俣奇病医学的研究班」が組織されたのは一九五六年八月だったが、それから半年ほどの間に、水俣病の原因は、こうしてメディア環境に表象されるようになっていた。

「猫が育たずたまたま育ってもてんかん症状を起こして海に飛び込む」という事態も、一九五四年八月に報道された茂道の異変と重ね合わせると、さらに多層的な意味としての出来事となって表象される。猫の狂死の発生地域は時間の経過とともに拡大し、その症状が水俣病の症状と似通っている点も考えるなら、ここにきてようやく、茂道の異変は水俣病発生の予兆であったという意味が、遡及的に表象されるようになる。海水によって魚が有毒化し、それを食べた猫だけではなく、ついに人間までもこの中毒症を発症したのだから、この有毒化した魚を食べることが水俣病の原因であるという意味もまた表象可能になる。猫も、人間も、狂死に至るような中毒症が海の魚を食べて発生し、海水の汚染がそれほどまでに魚を有毒化し、それはチッソ水俣工場の排水によるものであって、しかも、そうした事態が、かなり以前から生じていたことも表象されるだろう。まさに、こうした水俣病の原因が、報道され、記述された出来事を重ね合わせたテクストの多層的な意味として表象されていたのである。

二つの対策のテクスト的表象

熊大研究班を中心にした原因究明の作業によって、一九五六年一一月には、水俣病が、水俣湾の魚介類の摂食が原因の食中毒であることは明らかになっていた。津田敏秀は、「これ以降、水俣病事件が水俣湾産の魚介類が原因食品の食中毒事件であるということに疑いが差し挟まれたことは一度もない」（津田　2004 : 56）と指摘する。原因が明らかになれば、それに基づいた対策が提起される。「水俣病の『原因』はメチル水銀と考えるべきではなく、『水俣湾産の魚介類の摂食』であると考えなければならない」（津田　2004 : 50）という津田によれば、食中毒であることが明らかになった水俣病の対策は単純明快である。「食品が有毒化していて多発している病気の原因食品が何であるかということが確認されている時、その病気の発生を予防するには、その食品を食べなければよい」（津田　2004: 18）。

メディア環境においても、報道によって記述された出来事を織り成したテクストの意味として、水俣病が水俣湾の魚介類の摂食が原因の食中毒であることは、一九五六年一一月以降、何度となく表象された。翌一九五七年の一月二九日の『熊日』は、「魚介類の中毒説が有力となり袋湾一帯の魚介類に赤信号が出されている」と報じている。また、二月四日の『西日本』も、「魚介類が発生に重大な役割をしている」と報道した。それに加えて、『熊日』の同じ記事は、「魚介類を食べないようにと同学部では注意している」と語り、また『西日本』の記事も、「熊本県、水俣保健所は発病経路と思われる魚介類を食べないように指示した」と語っている。こうして、原因食品である水俣湾の魚介類を食べないことが有効な対策になることも、テクストの多層的な意味の一つとして表象されていったのである。

熊大医学部では新日室水俣工場の排水に疑いをもち、海水や海底の泥を分析するいっぽう、同湾内からとれた魚介類の臓物や骨から有害物質を抽出、これをネコやネズミに与えて動物実験を行っているが（中略）まだ最終的な結論は出ていない。しかし患者がいずれも魚介類を大量に摂取し、冬季と梅雨期には患者が出ていない点から、湾内の魚介類が媒介であるのはほぼ確実だとみて魚介類を食べないように指示し、食べない結果、今後患者が出なければそれが一つの決め手になるといっている。

（『熊日』一九五七年二月一四日）

たしかに、ここでは、水俣病を発生させる有害物質が特定されたわけではないと述べられている。しかし、テクストとしてのこの記事では、たとえ有害物質が特定されなくても、魚介類の摂食が水俣病の原因で、したがって、水俣湾の魚介類を食べないことが有効な対策になるという意味が表象可能になっている点に注目する必要がある。「公式確認」から一年足らずの間に、新聞報道のテクストでは、水俣病の原因の一つと、それに基づいた対策の一つが表象されていたといえるだろう。

さらに、この記事は、水俣湾内の魚介類の有毒化の原因が、チッソ水俣工場の排水であるという意味を表象していることも見逃せない。水俣病が食中毒症にして重金属中毒症であることが明らかになって以来、中毒を引き起こす魚介類の、その有毒化の原因について、新聞報道は、「新日窒水俣工場の排水」に幾度となく言及していた。

（水俣漁協組合長、熊本県議、水俣市議などの厚生省への陳情団は、）水俣湾を中心とする湾岸漁民の間に奇病が二十八年頃から発生、昨年中は五十四人がかかり十七人が死んだこと、奇病の原因が新日窒水俣工場から排出される汚水ではないかといわれるので、漁民は安心して生業につけないことなどを説明。▽漁民生活権の保障　▽漁業転換資金の融資　▽奇病の原因、治療法早期発見についての予算措置　▽被害の補償などについて陳情した。

（『朝日』一九五七年三月七日）

水俣の人びとの間では、当初からチッソの排水が水俣病の原因として疑われていた。老漁師は、「最初から工場の水がおかしいと思った。雨が降って、工場の泥が流れ込むところにスズキやボラが来て死んでいた。もし魚を食って人間が水俣病になるんだったら、その魚が死ぬ、工場のドベ（泥土）の流れ込むところに原因があると思っていた」（原田　1972：23）と語ったという。人びとのこうした経験と、新聞報道が言及する水俣病と工場排水との関係を重ね合わせたテクストは、まさにそれ自体が、「チッソの排水が水俣病の原因」であるという意味の表象可能性になっていたのである。

水俣湾の魚介類の摂取を止めることが対策になるのと同様に、魚介類の有毒化の原因がチッソ水俣工場の排水なのだから、その停止もまた、水俣病の拡大を防止するための対策となる。このもう一つの水俣病の原因と、それに基づいた、あまりにも当然のもう一つの対策は、一九五八年六月になってようやく、参議院社会労働委員会を舞台にして論議された。(4)同じ時期に、厚生省も、「新日本窒素肥料水俣工場の廃棄物」が水俣病の原因と考えられると表明する。そして、ブロック紙や地方紙による限定されたものであったとはいえ、これらの出来事が報道されるところとなった。

矢島議員は東京都江戸川区で起きた本州製紙の操業停止処分のように原因物質を流したとみられる工場に同様措置をとることを要望したのにたいし厚生省当局は「まだ決定的な原因がわからないのでそのような措置をとる段階ではない」と答えた。

（『西日本』一九五八年六月二六日）

厚生省科学研究班（主任松田国立公衆衛生院疫病学部長）は、三十一年から水俣奇病の原因究明を続けていたがこのほど奇病は水俣市にある新日本窒素肥料水俣工場の廃棄物が港湾を汚染し、魚介類や回遊魚が廃棄物にふくまれている化学毒物で有毒化し、これを多量に食べるために起こるものと推定した。（中略）なお、厚生省は奇病の原因が新日本窒素にあるかどうかについて今まで慎重な態度をとって来たが通達文書で同社の名前を出したのは今回が初めてである。

（『熊日』一九五八年七月八日）

参議院での質疑は、「原因物質を流したとみられる工場」にたいする「操業停止処分」を明示的に提起している。「新日本窒素肥料水俣工場」の操業が停止すれば「廃棄物」である排水も止まる。そうなれば、排水に含まれる物質が何であれ、排水によって「有毒化」した「魚介類や回遊魚」を「多量に食べるために起こる」水俣病の発生が防止される。この二つの記事が記述する出来事を関連させた多層的な意味の織物は、チッソの工場排水が水俣病の原因なのだから、工場の操業停止に至っても、その排水を停止することが有効な対策になるという意味の表象可能性にほかならない。
チッソ水俣工場の操業停止は、この翌年の一一月、不知火海沿岸漁民総決起大会で決議された要求の第一に掲げられている。これを含む水俣病対策を求めた漁民にたいして、工場側は面会すら拒み、この不誠実な対応に怒った漁民が工場に乱入し、多数の負傷者、逮捕者を出した事件が、いわゆる「不知火海漁民騒動」である。原因となっている排水を停止するためのチッソ水俣工場の操業停止という、このごく当然の対策が、「漁民騒動」以前のメディア環境に表象されていたことは、新聞報道のテクストの多層的な意味の表象可能性として、とくに注目しておくべきだろう。

原因究明と対策の検討が始まってから二年ほどの間に、水俣病の原因は明らかになり、それに基づく対策も提起され、テクストの意味として表象されていたのである。食中毒を引き起こす物質が特定されなくても、水俣湾の魚介類という「原因食品」が明確にされ、水俣病の原因は究明されていた。そして、水俣湾での漁獲と、魚介類の販売を止め、摂食を止めるという至極当然で有効な対策も提起され、テクスト的な意味としてメディア環境にも表象されていた。また、魚介類を有毒化している物質が特定されなくても、チッソ水俣工場の排水が有毒化の原因であることは表象されていた。そして、汚染源である排水の停止、工場の操業停止という至極当然で有効な対策もまた提起され、それがテクストの多層的な意味としてメディア環境に表象されていた。

テクストが表象する出来事の歴史は、いくつもの意味としての出来事の可能性であると同時に不可能性である。「テクストは、もう一つの『歴史』の可能性を指し示している。すなわち、〈なされたこと〉、〈起こったこと〉、〈生きられたこと〉の『歴史』ではなく、むしろ――その実証的な、肯定的な『歴史』につねに随伴している――〈なされなかったこと〉、〈起こらなかったこと〉、〈生きられなかったこと〉の『歴史』」(小林康夫 2000:6)である。テクストの多層的な意味として表象された、漁獲禁止、魚介類の販売禁止も、チッソ水俣工場の操業停止も、意味としての出来事の不可能性、すなわち、〈なされなかったこと〉、〈起こらなかったこと〉、〈生きられなかったこと〉の

「歴史」になったのは、周知のとおりである。

四 「原因不明」という言説が隠蔽し、排除したもの

水俣病の原因究明とともに提起され、メディア環境にも表象された水俣病対策の可能性を、不可能性へと転落させた、〈なされたこと〉、〈起こったこと〉、〈生きられたこと〉の「歴史」としての水俣病事件の展開を、ここで確認しておこう。

原因究明のポリティクス

水俣病の原因は、水俣湾内の有毒化した魚介類の摂食による中毒症であるという結論が出されたのは、一九五七年七月八日から一二日にかけて開催された、日本衛生学会での発表と、厚生省科学研究班報告会においてであった。それを受けて、七月二四日、熊本県水俣奇病対策連絡会議で、食品衛生法を適用して、水俣湾の魚介類の販売を目的とした採捕、加工を禁止する知事告示を出すことが決定された。蟻田重雄熊本県衛生部長は、次のように述べたといわれる。「県としては、一応の結論が出た以上、水俣湾産魚介類は有害なものであることを周知する必要がある。その時期はともかくとして食品衛生法第四条第二項の規定を発動して、水俣湾産魚介類を販売し、又は販売の目的をもって採捕、加工等をすることを禁止する必要があると思う」。食品衛生法の適用は機関委任事務なので、この決定によって、熊本県が知事告示をすればよい。ところが、水上長吉副知事の主張で、さらに厚生省と打ち合わせて告示を行うこととなった（宮澤 1997 : 153-154）。こうした経緯は、水上自身が知事に提出した、「第三回連絡会の結果報告について」にも記載されている（水俣病研究会 1996 : 500）。

熊本県衛生部長から厚生省公衆衛生局長宛の一九五七年八月一六日の文書、「水俣地方に発生した原因不明の中枢

神経系疾患にともなう行政措置について（照会）」は、次のようなものであった。

標記の件については、昭和三十二年七月十二日水俣奇病研究発表会の際の結論として、本疾患は諸種の調査研究並びに実験的追求の結果、その本態は中毒性脳症であって、水俣湾産魚介類を摂取することによって、発症するものであることが確認された。

従って同湾内に生息する魚介類は、食品衛生法第四条第二項の規定に該当するものと解釈されるので、該当海域に生息する魚介類は海域を定めて、有害又は有毒な物質に該当する旨県告示を行い、四条二項を適用すべきものと思料するが、貴局の御見解をお伺いします。

（水俣病研究会　1996：499-500）

この文書の標題は「原因不明の中枢神経疾患」となっているが、前段では、「水俣湾産魚介類を摂取することによって、発症する」「中毒性脳症」として、水俣病の原因の一つが明確に述べられている。照会にたいする厚生省公衆衛生局長の回答は、同年九月一一日付け熊本県知事宛、「水俣地方に発生した原因不明の中枢神経疾患にともなう行政措置について」の文書でなされた。

一、水俣湾内特定地域の魚介類を摂食することは、原因不明の中枢神経系疾患を発生する虞があるので、今后とも摂食されないよう指導されたい。

二、然し、水俣湾内特定地域の魚介類すべてが有毒化しているという明らかな根拠が認められないので、該当地域にて漁獲された魚介類のすべてに対して食品衛生法第四条第二号《ママ》を適用することは出来ないものと考える。

（水俣病研究会　1996:670-671）

この文章の第一項でも、水俣病が水俣湾の魚介類の摂食による中枢神経系疾患であることは確認されている。しかし、第二項の、「魚介類すべてが有毒化しているという明らかな根拠が認められない」という理由にもならない理由で、漁獲の禁止、魚介類の販売禁止措置は退けられてしまったのである。ほかの食中毒事件で、原因食品の「すべてが有毒化しているという明らかな根拠が認められない」から、その製造禁止、販売禁止、あるいは出荷済みの食品の回収が行われないなどということは許されていない。

水俣病の原因の一つが、有毒な魚介類の摂取による食中毒であるということで提起された有効な対策は、こうして葬られ、曖昧な行政指導による漁獲の自主規制だけがつづけられた。なぜ、食品衛生法の適用による、明確で、実効のある漁獲禁止、魚介類の販売禁止が行われなかったのだろうか。この疑問を解く鍵が、熊本県が厚生省に照会する直前の八月一四日に水俣市で開催された、水俣奇病対策懇談会における質疑のなかに見出される。出席した熊本県経済部水産課長の復命書によれば、懇談会の目的は、「水俣湾産魚介類を有毒なものとして、食品衛生法第四条の規定により食品としての販売又は、販売のための採捕等を禁止する措置について現地関係者と懇談するため」とされている。現地側の出席者には、水俣市漁協組合長と参事が含まれていて、質疑応答の記録には次のような記載が見られる。「(食品衛生法の適用は)事実上の漁獲停止であるが、補償の意志はないか。ない。現段階では有毒化の原因が分からないのであるから補償ということは考えられない。有毒化の原因が究明された後において考えられるべき問題である」(水俣病研究会　1996 : 501)。

漁獲の減少がつづいていたところへ、水俣の魚介類の摂取が水俣病の原因であることが取り沙汰されるようになって、獲れた魚も売れなくなり、漁民の生活は困窮を極めていた。同年二月には、水俣漁協は漁業被害対策委員会を組織して、関係機関と補償にかんする協議を始めていた。そこでも、補償問題は、すでに重要な課題となっていて、それは、新聞報道でも取り上げられていた。

水俣市月ノ浦一帯の海岸地帯に発生している奇病は熊大医学部、国立公衆衛生院などの調査で重金属の中毒説が強く、汚染された海水や魚介類に関係があるらしいとの線が出ているが、このため同海岸地区民は二十九年以降から漁獲高減少に加え折角獲ってきた魚も売れず最近ではほとんど出漁をやめ生活の危機に不安の日を送っている。(中略)水俣漁協ではこのほど組合員代表三十名の漁業被害対策委員会を結成、(中略)各関係代表者を招いて生活補償問題の具体策を協議する。(中略)漁協の調べによると同漁場は従来同近海でもっとも水揚げの多いところだったが最近は魚が目立って減り、特にカキなどはほとんど死滅しているという。海水の汚染については新日窒水俣工場の排水が取り上げられているが、漁協側ではこのほど淵上組合長ら代表が同工場に対し排水の浄化、特に酸度の中和処理を申入れ十二日善処する旨の回答を受けている。いまのところ同排水から中毒の原因となる物質が発見されていないために被害漁民に対する補償問題も行政的な手をうつよりほか致し方ないといわれている。

(『毎日』一九五七年二月一四日)

行政指導によって漁獲の自主規制が行われるのとは違って、食品衛生法の適用による漁獲禁止は、違反にたいする罰則も含まれ、漁民の生業を失わせることになる。漁民からは、当然の要求として補償が提起されるだろう。漁獲と販売の禁止は、漁業にたいする補償という政治的課題をともなうものであった。それゆえに、こうした対策を導き出すような原因の究明、すなわち、水俣病が有毒化した魚介類の摂取による中毒症であるという原因の究明は、補償問題の発生というポリティクスを形成していたのである。一旦は、食品衛生法の発動による漁獲禁止措置を熊本県に決断させた、日本衛生学会と厚生省科学研究班報告会における原因の発表にかんする次のような報道は、水俣病の原因究明のもつこうしたポリティクスの特徴を明瞭に表象している。

水俣市に発生した奇病の原因は、これまで新日窒水俣工場の排水と言われながら原因調査を行った熊本大学医学部、厚生省から決定的な結論が出されなかったために、県、市の奇病対策委員も発病家族の生活援護、漁業補償問題について、はっきりした態度、方針を打出せなかった。(中略) 奇病家族の大半は働き手を失って、生活保護を受けており、月浦湾内の浅海漁業は禁止され、これまで半農半漁だった同地区の部落民は農業専業にかわるか、遠洋漁業に転ずるか二つの道を選ばねばならない状態であったが、この転業資金の出所、転業の方法あるいは疾病者になった患者のこんごの医療方法については原因がはっきりするまでと具体的な対策をさしひかえていたために、今回の日本衛生学会での原因発表は行き詰まっていた援護対策、補償問題にひとつの指針を与えるものとして注目される。

(『西日本』一九五七年七月一〇日)

ここで、注目しなければならないもう一つの重要な問題は、こうした補償の責任を、だれが負うのかという問題である。いうまでもなく、それは、魚介類を有毒化させた者が負わなければならない。新聞報道は、「これまで新日窒水俣工場の排水と言われながら原因調査を行った熊本大学医学部、厚生省から決定的な結論が出されなかった」が、「日本衛生学会での原因発表は行き詰まっていた援護対策、補償問題にひとつの指針を与えるもの」になると述べている。水俣奇病対策懇談会での質疑応答を参照するなら、「現段階では有毒化の原因が分からないのであるから補償ということは考えられない」としても、それは「有毒化の原因が究明された後において考えられるべき問題」なのである。

工場排水が水俣湾の魚介類を有毒化していると再三言及され、チッソの補償責任は逃れようのないものになろうとしていた。まさに、魚介類の有毒化の原因究明には、その原因をチッソに特定し、水俣病対策にともなう補償責任の所在を確定するポリティクスが成立していたのである。そしてそれは、新聞報道によってメディア環境にも表象されていた。さらに、魚介類の有毒化の原因が工場排水であることが決定的なかたちで明らかにされれば、参議院の論議でも提起されていたように、工場排水の停止、ひいては水俣工場の操業停止処分も不可避の対策として実施されることになるだろう。魚介類有毒化の原因究明は、チッソ水俣工場の操業停止をめぐるポリティクスも生み出していたのである。

しかし、食品衛生法による漁獲禁止、販売禁止は実施されず、実施されれば壊滅状態になった漁業にたいする補償の問題は潜在化され、チッソの補償責任を問う前提はなくなった。有毒化した魚介類の摂食という原因の究明によって導き出された有効な対策が講じられなかったことで、チッソは免責されたのである。そうした状況で、原因究明の成果の発表においても、参議院の論議においても、また、それらの報道においても、魚介類有毒化の原因がチッソの工場排水であるという意味がテクスト的に表象されながらも、そこには示唆的、推論的な言表が配分されつづけた。「新日窒水俣工場の排水に疑いをもち」、「新日窒水俣工場の排水が取り上げられている」、「原因が新日窒水俣工場から排出される汚水ではないかといわれる」、「まだ決定的な原因がわからない」といった言表である。結局、この時期には、チッソの排水が魚介類有毒化の原因であるとは明言されなかった。その結果、チッソは魚介類有毒化の原因者、水俣病の原因者とされることも免れ、水俣工場の排水停止も、操業停止もされなかったのである。

チッソ水俣工場の排水は停止されるどころか、一九五八年九月には、それまでの百間港から水俣川河口へと排出先が変更された。海水の汚染、魚介類の有毒化は不知火海全域に拡大し、翌五九年三月以降、水俣病患者の発生は不知火海沿岸一帯へと拡大していった。

「原因不明」の言説とそのイデオロギー的効果

食品衛生法による漁獲禁止も、チッソ水俣工場の操業停止も、一旦は語られ、記述され、それらを重ね合わせたテクスト的な意味として表象可能であった。しかし、そのポリティクスゆえに、結局は、さまざまに語られ、記述されただけの出来事、テクスト的に表象された意味としての出来事の不可能性とならざるをえなかった。こうした水俣病対策を、〈なされなかったこと〉、〈起こらなかったこと〉、〈生きられなかったこと〉の「歴史」へと変えていった、〈なされたこと〉、〈起こったこと〉、〈生きられたこと〉の「歴史」には、ある特徴的な言説が編制されている。

食品衛生法による漁獲禁止、販売禁止の適否をめぐって、熊本県と厚生省との間でやりとりされた文書に注目してみよう。そこには、矛盾した記述が見出される。すでに指摘したように、熊本県からの照会は、標題で「原因不明の中枢神経系疾患」といいながら、本文では「その本態は中毒性脳症であって、水俣湾産魚介類を摂取することによって、発症するものであることが確認された」と述べている。原因が水俣湾の魚介類の摂取であるのに、水俣病は「原因不明の中枢神経系疾患」だというのである。厚生省からの回答も、その第一項で、「水俣湾内特定地域の魚介類を摂取することは」、「中枢神経系疾患を発症する虞がある」と述べながら、「原因不明の中枢神経系疾患」であるという。

とくに、食品衛生法を発動して水俣病の拡大を防止する対策が、この二つの文書で検討されていることを考えるなら、この矛盾は一層際立つ。「水俣湾産魚介類を摂取すること」が水俣病の原因として明らかになり、それを受けて、原因食品である魚介類の販売、販売を目的とした採捕、加工の禁止を検討しているのだから、水俣病が「原因不明」では、こうした検討の根拠が失われてしまう。

にもかかわらず、「原因不明の中枢神経系疾患」という言表がここに配分されるとき、それは何を意味しているのだろうか。水俣病の原因が、水俣湾の有毒化した魚介類を食べて発症する中毒症で、その魚介類を有毒化しているのがチッソ水俣工場の排水であることは、すでにテクスト の意味として表象されていた。この点を、再度、確認しておこう。たしかに、一連の文書には、「中枢神経系疾患」が「水俣湾産魚介類を摂取することによって、発症する」、あるいは、「水俣湾内特定地域の魚介類を摂食することは」、「中枢神経系疾患を発生する虞がある」という言表は配分されている。しかし、チッソ水俣工場の排水が水俣湾の魚介類を有毒化していると語る言表はない。そこに、「原因不明の中枢神経系疾患」と語る言表が配分されると、すでにテクスト的に表象されている、魚介類有毒化の原因が工場排水であることは隠蔽される。むしろ、こうした言表の配分によって、有毒化した魚介類を食べて水俣病が発症するという原因は究明されたが、魚介類の有毒化の原因はなお不明で、水俣病は、いまなお「原因不明の中枢神経系疾患」であるという言説が編制されるようになる。

熊大医学部研究班は、一九五七年二月頃までには、有毒化した魚介類の摂食と、チッソ水俣工場の排水による魚介類の有毒化という原因を明らかにしていたが、三月からは、水俣病を発症させると考えられる原因物質の発表を始めている。原因物質の究明が、工場排水が魚介類有毒化の原因であることをより強固に解明するために進められていたのか、それとも、近代医学の方法論の中心的な位置を占める特定病因論[5]の視点から進められていたのかは定かでない。いずれにしても、この作業は隘路に入り込んでしまい、三月にはマンガンが、四月にはセレニウムが、そして六月にはタリウムが原因物質として発表され、容易には特定されない状態がつづいた。そして、発表のたびごとに、新聞報道では、「最終的な結論はさらに今後の研究にまたれている」(『朝日』一九五七年三月七日)、「にわかに、マンガン、プラス、セレニウム説が有力となった」(『熊日』四月一七日)、「次回まではなんらかの進展があるものとみられるのではないか」(『西日本』六月五日)といった言表が配分された。

繰り返しになるが、この時期には、水俣湾の魚介類の摂食、工場排水による魚介類の有毒化という原因は、すでにテクストの意味として表象されていたのである。速やかな対策を考えるなら、原因物質の究明ではなく、有毒化した魚介類を食べないこと、魚介類を有毒化している工場排水を停止することが必要であったはずだ。遅きに失した感があるにせよ、食品衛生法を適用して、魚介類の摂食を断とうとしたのも、原因物質が究明されたからではなく、有毒化した魚介類の摂食による中毒症という原因が究明されたからにほかならない。ところが、漁獲禁止、販売禁止をめぐる報道においても、原因物質の特定が必ずしも十分ではないことを語る言表が配分されている。

被害者五十四名、うち十七名の死亡者を出した水俣の奇病はこのほど（中略）「水俣湾でとれた魚にマンガン、セレニウム、タリウムの有毒元素がふくまれ、その魚を食べると、中毒性脳炎を起す」ことがはっきりしたので、県は食品衛生法第四条（知事は有毒食品の販売を禁止できる）によってちかく「水俣湾でとれた魚の販売を禁止する」知事告示を出すことになった。しかしマンガンなどの有毒元素がどのような経緯で魚体内にはいったかはまだ結論がでておらず、さらに研究が進められている。

（『西日本』一九五七年八月一三日）

この翌日の水俣奇病対策懇談会での質疑応答をもう一度参照してみると（四四頁）、「現段階では有毒化の原因が分からない」という明示的な言表によって、魚介類有毒化については「原因不明」とする言説が編制されていることがわかる。報道でも、魚介類を有毒化し、水俣病を発症させる原因物質の究明は、「さらに今後の研究にまたれている」、「次回までにはなんらかの進展があるものとみられる」、「さらに研究が進められている」といった言表が配分されてきた。魚介類有毒化の原因がチッソの工場排水であることが表象されているにもかかわらず、それを「原因不明」とする言説が、まさに、このような言表の配分によって編制される。そして、「現段階では有毒化の原因が分からないのであるから補償ということは考えられない」と語られるとき、「原因不明」の言説は、チッソの排水が魚介類を有毒化していることを隠蔽し、漁獲禁止にともなう漁民への補償からチッソを免責するのだ。

水俣の魚介類有毒化を「原因不明」として、さらには、水俣病も「原因不明」と語る言説は、チッソの補償責任を免責しただけではない。先に掲げた二つの新聞記事にあるように（四〇頁）、一九五八年六月の参議院社会労働委員会では、水俣病の「原因物質を流したとみられる工場」の操業停止が提起されていた。七月には、厚生省が、チッソ水俣工場を名指しして、その「廃棄物が港湾を汚染し、魚介類や回遊魚が廃棄物にふくまれている化学毒物で有毒化」されていると指摘する。このように語られ、記述された事柄を関連づけ、重ね合わせたテクストはその意味として、チッソの工場排水が魚介類有毒化の原因なのだから、水俣工場の操業を停止して排水を停止すべきことを表象している。ところが、「原因物質は未解明」と語る言表が配分されることによって編制された、魚介類の有毒化も、水俣病も「原因不明」とする言説が、水俣工場の操業停止というテクスト的に表象された意味として可能な対策を排除するのだ。水俣工場の操業停止は、「まだ決定的な原因がわからないのでそのような措置をとる段階ではない」と、一蹴されている。

「原因物質」という概念を発動し[6]、それが解明されていないという言表を配分することで、魚介類有毒化も、水俣病も「原因不明」とする言説は編制されている。まさに、この「原因不明」の言説が、テクストの意味として表象された、チッソの工場排水が魚介類を有毒化し、水俣病の原因になっているということを隠蔽し、潜在化する。その結果、補償問題からチッソは免責され、水俣工場の操業停止も免れている。補償問題のポリティクスにおいて、漁獲と販売の禁止が実施されなかったことだけで、チッソは免責されたのではない。「原因不明」の言説もまた、チッソを免責する効果を発揮している。そして、操業停止をめぐるポリティクスにおいては、「原因不明」の言説が、それを回避させる効果を発揮している。

チッソは、その後も操業をつづけた。塩化ビニールの可塑剤の生産に必要なオクタノールは、当時、アセトアルデヒドからの生産が水俣工場だけで可能であったために、チッソが国内市場を独占していた。免責され、操業をつづけたチッソ水俣工場では、このオクタノールの増産態勢に入る。チッソの生産の拡大は、「公式確認」の一九五六年当時に期待されたとおり、日本の高度経済成長を支えていったのである。戦後復興を終えた後の、さらなる経済発展が日本の独立をより強固なものにするという国策のもとで、水俣の魚介類の有毒化も、水俣病も、いずれも「原因不明」とする言説は、経済発展の重要な担い手としてのチッソの操業継続と増産を可能にしたといえるだろう。その効果という点で、「原因不明」の言説は、高度経済成長期の「生産力ナショナリズム」へとつながるイデオロギー的効果を発揮したのだ。

チッソ水俣工場の排水が、魚介類有毒化、水俣病の原因であることは、当時にあっても、さまざまな場面で語られ、さまざまな文書や報道によって記述され、そして読まれた意味の織物、すなわちテクストの意味として、たしかに表象されていた。テクストが表象する意味は、「ああでもない、こうでもないといった《解釈》にあるのではなく、読書の図式の総体、読書の複数的体系にある」(Barthes 1970: 115)。チッソ水俣工場の排水が原因であることも、ああでもない、こうでもないといった《解釈》にあるのではなく、語られ、記述され、そして読まれた図式の総体において表象されていたのである。

しかし同時に、高度経済成長の国策の下で、魚介類有毒化の原因について語り、記述し、読むという実践は、ある特異な概念を発動し、ある特徴的な言表を配分する。すなわち、それこそが、魚介類有毒化と水俣病の「原因物質」という概念であり、この「原因物質」が特定、究明されていないと語る言表である。当時の、水俣病事件にかかわる研究や行政の場面で、あるいはその報道において、魚介類有毒化の原因、水俣病の原因を実際に語り、記述し、そして読むという言説実践は、こうした概念を働かせ、言表を配分する言説編制の規則を成立させていたのだ。このような制度的、社会的実践としての言説実践と、そこに生起した言説編制の規則が、「原因不明」の言説を編制する。そして、語り、記述し、読む図式の総体においてテクストが表象する、チッソの工場排水が原因であるという意味を、この「原因不明」の言説が潜在化し、排除する。さらにこの言説は、チッソを免責し、水俣工場の操業停止を回避させ、むしろ操業の継続と増産へ向かう途を拓いている。

重化学工業の発展によって飛躍的な経済発展を遂げ、戦後日本の独立と国際的地位を確立しようとしていた高度経済成長期の国策にあって、チッソの増産は至上命令であった。こうした時代の状況や、制度的、社会的背景のもとで展開された言説実践と言説編制の規則によって、「原因不明」の言説が編制され、チッソの増産を可能にする効果を発揮していることを考えるなら、この言説は、まさに高度経済成長期のイデオロギー的言説にほかならない。

意識的であれ、無意識的であれ、水俣病の「原因物質」に照準して、それが未解明であるから水俣病の原因もわからないとする言説実践が展開され、「原因不明」という言説が編制されるとき、そこには、高度経済成長のイデオロギー的主体が誘導され、産出される。「水俣病を発症させる原因物質がわからないのだから、水俣病は『原因不明』である。原因がわからない以上、チッソの操業を停止させるわけにはいかない。少々の漁業被害や水俣病被害が出ても、チッソの操業をつづけ、増産を図り、戦後日本の経済発展を支えていくことが重要で、それが国策である」。水俣病を「原因不明」とする言説が誘導し、産出するイデオロギー的主体とは、このように語る言説実践の主体であったといえるだろう。当時の通産省軽工業局長秋山武夫は、後に水俣病関西訴訟で、パルプ廃水によって東京湾の漁業被害を発生させた本州製紙江戸川工場と同様に、チッソにたいしてもなぜ操業停止処分が行われなかったのかを質され、次のように証言している。「チッソが占める重要度の比率が違う。経済価値なり、周囲に与える影響なりを考えると、紙もアセトアルデヒドも同じだという結論にはならないはずだ」（宮澤　1997：224）。

水俣の魚の有毒化の原因も、水俣病の原因も、チッソ水俣工場の排水にあること。水俣工場の操業を停止して、この排水を止めないかぎり水俣病の被害が拡大しつづけること。これらを表象するのは、水俣病患者たちの病に冒された身体と奪われた生命、破壊された生活のほかにはなくなっていったのが、水俣病事件の〈なされたこと〉、〈起こったこと〉、〈生きられたこと〉の「歴史」の悲劇なのだ。

五　水俣病患者の言説的構築とその表象――「解決」という物語による抑圧と忍従

援護措置を語る言説

戦後日本の経済発展と独立を、チッソの生産の拡大によって支える地域社会として「水俣」を語り、構築しようとする言説が、戦後日本の「生産力ナショナリズム」のイデオロギー的主体を産出する。水俣病は「原因不明」であると語る言説が、国策としての経済成長を可能にするためにチッソの増産を優先させる、高度経済成長のイデオロギー的主体を産出する。そうしたなかで、身体に病を背負わされ、生命を奪われ、生活を破壊された、水俣病事件のもっとも直接的な被害者である患者とその家族は、どのように語られ、表象されていたのだろうか。

「公式確認」から一年足らずの間に、水俣病の発症と患者の死亡は相次ぎ、一九五六年一二月には、水俣市奇病対策委員会が五四名の発症と、一七名の死亡を報告している。その後も、水俣湾周辺での患者の発生と死亡はつづくが、一九五八年に、排水路が百間港から水俣川河口に付け替えられると、患者発生地域は、水俣市より北の津奈木町、芦北町、南の鹿児島県出水市、海を隔てた対岸の天草の御所浦町と、不知火海沿岸一帯へと拡大する。患者の発生が、時間的、空間的に拡大していったにもかかわらず、当時のメディア環境においては、水俣病患者と家族の具体的な姿が語られることは、けっして多くはなかった。

水俣病事件の最初期の報道で水俣病が「伝染性の奇病」といわれ、患者、家族に差別と偏見の眼差しが向けられたために、患者たちは息を潜めるように暮らすことを余儀なくされていた。また、厚生省は、魚介類のすべてが有毒化している根拠は認められないとしたが、患者の相次ぐ発生は魚介類の有毒化を裏づけた。その結果、魚が売れなくなり、漁民は患者の発生を恐れ、患者を隠した。水俣病患者の多くが漁民から発生している。患者の発生によって、漁家は働き手を奪われ、たとえ魚が獲れても、「水俣の魚は危ない」といわれて売れない。こうして、漁のできなくなった患者世帯の生活は、たちまち貧困のどん底に陥る。ところが、地域社会は患者世帯に支援の手を差し伸べるどころか、「奇病患者」の世帯だといって迫害し、患者の発生を訴えることさえ抑圧する。水俣病の患者と家族の生活は、病苦と死に苛まされるだけではなく、貧困と偏見と差別によって悲惨なまでの困窮状態にあった。(7)

抑圧、隠蔽、そして迫害ゆえに自らの窮状を訴えることもできない患者と家族の姿を、報道は語り、描き出すことができるし、また、そうすることが重要な役割である。にもかかわらず、報道に携わった記者たちが、患者世帯を訪ねて取材することは少なかった。患者と家族が置かれてきた状況と、このような取材、報道の仕方とが相俟って、水俣病事件の初期段階の報道では、患者、家族の在り様が語られ、その姿が表象されることは少なかったのである。ところが、生活に困窮する患者とその家族にたいして、少額ながらも金銭的な援護措置が講じられると、それにかんする報道によって、患者たちが語られ、表象されるようになる。

自宅療養をしている水俣奇病患者のうち、生活保護法の適用を受けている人については滋養物摂取のため、結核患者なみの加算金がつくことになった旨、このほど厚生省から県に通知があった。(『熊日』一九五八年六月一八日)

十七日県社会課から水俣市福祉事務所に水俣病患者遺族の援護資金として八万四千円を交付することに決まったと連絡があった。水俣病患者は現在まで六十八人のうち二十三人が死んでおり、これまでとかく患者、家族にたいして援護の重点が置かれていたので、こんごは死亡者の遺族援護に重点をおくと言っている。

(『西日本』一九五九年三月一八日)

厚生省は水俣病患者に対する治療研究費について検討を行なってきたが、これを大幅に値上げすることに決定、十九日熊本県へ通告した。同省では先に大蔵省と折衝の結果三十四年度予算から一人当たりの治療費を五十四点、一万六千円（月額）を決定したが、さらにこれを不足としてこんど月額六十四・六五点、一万九千三百八十五円に決定したもの。値上げについては坂田厚相が先に帰熊して水俣病院に患者を見舞ったさい、少なくとも月一万八千円程度ほしいとの陳情をうけたので、帰京後同大臣から強硬に大蔵省とも交渉して決定した。

（『熊日』一九五九年三月二〇日）

これらの記事は、直接には、行政的な援護措置とその金額、それが実施されるようになった経緯を報道するものである。しかし同時に、患者と家族の置かれている状況も語られ、表象されている。そこでは、少なからぬ患者世帯が、「生活保護法の適用」を受けるような生活状態にあると語られる。そして、そのような生活を援助するための、金銭の支給にかんする言表が配分されているのである。結核患者ではない水俣病患者が、「結核患者なみの加算金」も支給されるようになったと語られる。死亡した患者の遺族にたいしても、行政的な措置として援護資金が交付されることが報じられ、その金額も明らかにされる。治療費の増額は、患者に直接支給されるものではないが、地元選出の有力政治家の尽力によって実現したことまでもが紹介される。

このような言表の配分によって、困窮にたいして、たとえわずかな金額でも金銭が支給される存在として、患者、家族を構築する言説が編制されていく。とりわけ、一連の言表は、行政や政治家の、いわば工夫と努力によって、援護が実施されるようになったと語っている。つまり、行政的な判断や政治家の決断によって、金銭的支援が講じられるようになったことを顕在化させながら、同時に、そうした金銭を受給する患者と家族の姿を、語るべき対象として構築する言説が編制されているのである。

しかし、いうまでもなく、いずれの援護措置も、水俣病という重大な被害を引き起こした原因者の加害責任に基づく補償ではない。「結核患者なみの加算金」も、八万四〇〇〇円の「遺族の援護資金」も、月額六四・六五点、一万九三八五円に増額された「治療研究費」も、行政や政治家の奔走によって可能になった支援策である。そう考えると、このような言表の配分によって編制された言説は、原因者、加害者が補償を行なうまでの過程で、窮状にたいする特段の配慮をもって金銭的支援を受け取るようになった被害者として、患者とその家族を構築する言説であるともいえるだろう。

「見舞金契約」という「解決」への物語

熊本大学医学部研究班が、一九五九年七月に、水俣病の原因物質は有機水銀であると発表するにいたって、チッソはようやく「補償」と名のつく交渉の場に臨んだ。ところが、それは、水俣病患者、家族にたいする補償ではなく、漁業被害にたいする補償交渉であった。しかもチッソは、同年八月に「所謂有機水銀説に対する工場の見解」を発表して有機水銀説に反論を行い、水俣工場の排水が水俣病の原因ではないという立場から、加害責任も補償責任も認めないまま漁業補償交渉に臨んでいた。このようなチッソの姿勢に漁民は反発して、デモや工場との衝突事件が発生した。水俣病事件報道の多くの部分は、しだいに、こうした事件となって顕在化する漁業補償問題で占められようになる。その後も患者の発生、死亡は相次ぐ。また、後に胎児性水俣病と診断された脳性小児マヒ様患者が水俣病ではないかと、この頃から疑われ始める。もちろん、こうした出来事も、たしかに報道されていたが、それらは、漁業補償問題にテーマ化した報道の流れのなかでは散発的なものにすぎなかった。

不知火海沿岸漁民総決起大会において水俣工場の操業停止の要求決議を行った漁民と工場との間で、多数の負傷者、逮捕者を出す衝突事件、いわゆる「不知火海漁民騒動」が一九五九年一一月二日に発生するにいたって、水俣病事件はようやく全国報道されるようになった。しかし、こうしてメディア環境における出来事として広範に経験されるようになり始めた水俣病事件は、もっぱら「漁民騒動」という騒乱事件として、また、そのようなかたちで顕在化した漁業補償問題として語られ、表象されていたのである。そこでは、病苦と死だけではなく、周囲からの偏見、差別、抑圧、隠蔽、迫害にも苛まされ、漁もできずに貧困のどん底にあった患者と家族の姿が描き出されることはなかった。熊本県知事が漁業補償の調停を進めるなかで、水俣病患者家庭互助会が患者補償の促進を熊本県に陳情したことを報ずる記事の、「患者の補償が先決」(『熊日』一九五九年一一月二二日)、「患者の補償も忘れずに」(『朝日』同日)といった見出しが、皮肉にも、当時のメディア表象の特徴も際立たせている。

水俣病患者家庭互助会は、一一月二八日に、チッソ水俣工場に患者補償を要求するが、これを拒否され、同工場前にテントを張って座り込みを始める。そして、三二日間に及ぶ座り込みとチッソとの交渉の果てに、暮れも押し詰まった一二月三〇日、患者家庭互助会はチッソとの間で「見舞金契約」を締結させられた。全国報道以降の新聞報道において患者、家族を語る言説のなかで、とくに注目すべきものが、この「見舞金契約」の締結を、「報われた患者の努力」(『熊日』一九五九年一二月三一日)、患者補償の「円満解決」(『朝日』、『熊日』同日)という言表をともなって語る言説にほかならない。

新日窒から水俣病患者家庭互助会へ支払う補償金の契約書と覚え書きについての調印は、難航のすえ三十日午後零時十五分から水俣市長室で中村同市長、森永県商工水産課長ら七人が立ち会って行なわれた。さる十一月二十八日互助会が座り込みに入ってから三十二日ぶりに円満解決したわけである。(『熊日』一九五九年一二月三一日)

水俣病患者に対する補償をめぐる新日窒と家庭互助会の交渉はやっとまとまり、（中略）補償契約書と覚え書きに調印した。これで患者補償問題はさる十一月二十八日、互助会員が水俣工場正門前にすわりこみを始めてから三十二日ぶりに解決した。（中略）調印が手間取ったのは、さる二十三日調停委から提示の調停案のうち覚え書き第八項（中略）で双方意見が対立、二十九日深夜、会社側がこの項目を覚え書きからはずし（中略）了解事項を提案、互助会側がこれに同意して円満解決となったもの。

（『朝日』一九五九年一二月三一日）

「円満解決」という言表をともなって語られた、「見舞金契約」の内容を確認しておこう。これは、チッソが自らの加害責任をまったく認めないままに金銭を支払うという点で、文字どおりの「見舞金」の支払契約となっている。その金額は、死亡者への弔慰金三二万円、成人患者への年金一〇万円、未成人患者の年金三万円、成人に達した後も五万円にすぎない。問題は、この驚くべき低額の「見舞金」だけではなく、第五条として、次のような事項が付け加えられていたことにある。「乙（患者とその家族）は将来水俣病が工場排水に起因することが決定した場合においても新たな補償金の要求は一切行わないものとする」。チッソは、この年の七月に工場排水を混ぜた餌を猫に与える実験を始め、一〇月七日にその猫に水俣病を発症させた「猫四〇〇号実験」によって、工場排水が水俣病の原因であることを確認していた。つまり、チッソは「水俣病が工場排水に起因すること」を自ら知りながら、第五条を加えた契約を患者、家族に結ばせたのである。まさに「見舞金契約」とは、患者補償とはまったく逆に、チッソが、自らが加害者であること認識しながら加害責任を認めず、わずかな「見舞金」の支払いで患者、家族の要求を封じ込め、患者補償問題としての水俣病事件の終息を図るための詐欺的契約だったのだ。後に、熊本水俣病第一次訴訟の熊本地裁判決では、この「見舞金契約」が公序良俗に反するとして無効を宣告されている。

チッソ水俣工場の排水が水俣病の原因であることは、それまでにも明らかにされ、テクスト的に表象されていた。

とりわけ、この時期には、排水に含まれる有機水銀が水俣病の「原因物質」であることも解明され、水俣工場の排水が水俣病の原因であること、したがってチッソが加害責任を負うべきことは、当のチッソがどのような反論を繰り広げようとも、明白になろうとしていた。だからこそ、漁民は水俣工場の操業停止を要求していたのである。水俣病被害の原因である工場排水を垂れ流しつづけたチッソが、加害者として、どのようにその責任を負うのかが、まさにこの時期に問われようとしていた。しかし、「見舞金契約」には、「将来水俣病が工場排水に起因することが決定した場合においても新たな補償金の要求は一切行わないものとする」という条件がつけられる。これこそが、チッソは自らの加害責任をまったく認めていないこと、「見舞金契約」は、けっしてチッソの加害責任に基づく患者補償ではありえないことを暴露している。ところが、この欺瞞的な「見舞金契約」を、患者の努力が報われた成果として位置づけ、患者補償が円満に解決したと語る言説が編制されていたのである。

「見舞金契約」をめぐるこうした言表によって患者補償問題が解決したと語る言説は、水俣病被害の「補償」として、チッソからの金銭をようやく受け取るようになった患者と家族の姿を構築する。ただ、患者と家族が金銭を受け取る存在であることを、自らの語るべき対象として構築する言説は、彼ら、彼女たちの窮状を見かねたようにして講じられた行政的な援護を語る言表によっても、すでに編制されていたことを想起する必要がある。その後、患者たちへの援護も、被害者としての補償も、漁業補償問題の背後に退かされる。そうしたなかで、「見舞金契約」をもって、患者補償問題の「円満解決」と語り、「報われた患者の努力」と評価する言表が配分されたのである。つまり、「見舞金契約」をこのように語る言説は、困窮状態にあった患者と家族が、その被害の「補償」を、ようやく、チッソからの金銭の支払いというかたちで受け取ることができるようになって、「解決」に至ったと語っているのである。そう考えると、金銭的支給を受ける患者とその家族を、語るべき対象として構築する言説は、「見舞金契約」によって患者補償問題が「解決」し、水俣病事件も、ようやく「解決」、「終息」を迎えるという物語を生み出しているといえるだろう。

「当初、水俣病は『原因不明の奇病』といわれ、何の対策もなく、人びとは手をこまねいているだけだった。患者の多くは漁民で、働き手を病に奪われ、獲れた魚も売れなくなり、その生活は貧困を極めていた。そうしたなかで、行政や政治家の努力によって、少ないながらも、患者と家族に生活援護のための金銭が支給されるようになった。患者たちも、チッソにたいする補償交渉を進め、その努力の結果、補償金も支給されることになり、水俣病事件は解決した」。これこそが、およそ補償にも救済にもならない「見舞金契約」をもって、水俣病事件の「終息」とする物語にほかならない。このような物語は、「見舞金契約」の締結を、患者補償問題の「円満解決」と語り、「報われた患者の努力」と評価し、「水俣病、患者補償も解決」(『朝日』一九五九年一二月三一日、傍点、筆者)とまで語る言説によって完結したのだ。

抑圧と忍従の言説

チッソが加害責任を認めないまま支払う金銭を、「補償」として受け取る患者と家族を構築し、そうした金銭の支払いと受給によって、患者補償も、水俣病事件も「解決」、「終息」させる物語を生み出す言説は、どのような言説実践によって編制されたのだろうか。また、そのような患者たちの姿を語るべき対象として構築し、「見舞金契約」によって水俣病事件が「解決」したとする物語は、どのような言説実践の主体によって語られたのだろうか。それは、この「見舞金契約」が、一九二六年四月に、当時の水俣町漁協と、チッソの前進である日本窒素肥料との間で締結された、漁業被害にかんする見舞金の契約(一九頁参照)とまったく同じ論理で成立していることを想起すれば、明らかになる。

戦前の近代化以来、戦後復興、そして高度経済成長という経済発展の担い手としてのチッソは、漁業被害、水俣病被害を発生させ、水俣で暮らす人びととの紛争を引き起こしてきた。しかし、チッソが自らの加害責任を明確にしないまま、被害者が新たな補償要求をしないという条件で、適当な金額の「見舞金」が支払われれば、それをもって、補償も紛争も「解決」したと語る言説実践が、戦前、戦後と、変わることなく展開されてきたのである。このような言説実践こそが、戦前の近代化も、戦後復興も、さらに高度経済成長も担うチッソの生産の拡大を可能にし、正統化する言説を編制していく。

ある特定の社会的背景のもとで展開される言説実践によって編制される言説は、「特定の視点から、何らかの社会的実践にかんする特定の表象と結びつけられた言語のタイプ」(Fairclough 1995 : 41)である。そう考えるなら、こうした言説は、この国の経済発展を導くイデオロギーを表象する言説、すなわちイデオロギー的言説であるといえるだろう。「見舞金契約」によって、患者補償も、水俣病事件も「解決」し、「終息」したと語る言説実践の主体とは、経済発展の担い手であるチッソの生産の拡大を、戦前、戦後と一貫して正統化しつづけたイデオロギー的言説の主体にほかならない。

もう一度確認しておくなら、一九二六年の漁業被害をめぐる見舞金一五〇〇円の契約と同様に、「見舞金契約」は、チッソの加害責任が明らかになっても、チッソには被害者を補償する意思がなく、逆に被害者の補償要求の権利を剝奪することの表明にほかならない。ところが、それを患者補償の「円満解決」と語る言説は、新たな補償要求も、その権利も奪われて、わずかな「見舞金」を支払われるだけの患者と家族を、補償問題も「解決」した被害者として抑圧的に構築しているのだ。戦前にあっても、「民主化」が進められたといわれる戦後にあっても、この国の経済発展を推進するイデオロギー的言説は、生産の拡大にともなう重大な生活被害について、その原因者、加害者の責任をけっして質そうとはしない。逆に被害者の権利を剝奪し、適当な金銭の支払いによって問題を「解決」させ、被害者を抑圧し、忍従させることで、経済発展の道を進もうとするイデオロギー的言説の主体を、一貫して産出し、誘導しつづけている。

水俣病事件史において、「見舞金契約」はチッソが企図したとおりに機能し、患者と家族にたいする補償問題は「解決」したといわれつづけた。この状態は、チッソがオクタノールの原料であるアセトアルデヒドの製造設備を廃棄した一九六八年に、水俣病の原因はチッソ水俣工場の排水に含まれる有機水銀であるとする政府統一見解が出されるまでつづく。むしろ、チッソが水俣病の加害者であることを国が認めても、患者、家族がチッソの責任を改めて追及することを躊躇させるほどに、「見舞金契約」は患者、家族を抑圧し、忍従を強いていたである。その間、患者と家族は「見舞金契約」に準じて「補償金」を支給される被害者として、抑圧的に構築され、表象されつづけた。

愚弄された胎児性患者の生

「見舞金契約」後の一九六一年八月には、以前から水俣病を疑われていた脳性小児マヒ様患者の一名が死亡し、剖検によって初めて胎児性水俣病と認定された。そして、翌六二年一一月には、さらに一名の死亡者も含めた脳性小児マヒ様患者一六名が胎児性水俣病と認定される。この重大な出来事は、一一月二九日の水俣病患者診査会における認定に先立って、新聞報道で大きく取り上げられ、ある種の驚きの言表で語られた。しかし、それは、「母親の胎内にいたとき、母体の胎盤を通して有機水銀が胎児に移行して発病した」(『熊日』一九六二年一一月二〇日)ことが、「医学的には(中略)二、三の特異な場合をのぞいてほとんど報告されておらず、胎盤を通じた脳性マヒの大量発生は世界の医学界に大きな問題を投げかける」(『熊日』一九六二年一一月二六日)という驚きであった。

そしてさらに、胎児性水俣病患者の認定を、「医学的な問題とともに補償をめぐって社会的な問題をクローズアップ」(『熊日』一九六二年一一月二六日)させる出来事として語る言表が配分される。一九六二年一一月二六日の『西日本』の記事は、「早くも補償金期待?」の見出しで次のように述べている。

〝水俣地方の脳性小児マヒは、実は母親の胎内で受けた有機水銀が原因であったらしい〟という熊大第二病理学教室の発表は、地元水俣市民、とくに患者血縁者たちに反響を呼び、水銀廃出元であるとされる新日窒水俣工場にたいし補償金を期待する空気が早くも生じている。

胎児性水俣病患者の認定を語る言説は、けっして、生まれながらの水俣病患者を発生させる水俣病被害の悲惨さを表象してはいない。このような惨状をもたらしたチッソの加害責任の重大さも、事態を放置しつづけた国や熊本県の責任も言及すらされない。胎児性患者の認定を、あくまでも「見舞金契約」の定める枠組のなかで、「補償金」の支給によって決着が図られる出来事として構築する言説が編制され、それによってこの出来事が表象されているのである。

北川新日窒水俣工場長の話。まだ正式な通知を受けていないのでなんともいえないが、診査会ではっきり決定したら補償金については患者互助会との契約を履行する。

（『熊日』一九六二年一一月二六日）

もし、これらの患者が水俣病と診定されれば、先に新日窒水俣工場側と患者会との間にとりかわされた「水俣病患者家庭互助会紛争調停の契約書」（すなわち「見舞金契約」）の条項に従って、工場から補償金が支払われることになる。

（『西日本』一九六二年一一月二六日）

水俣病患者には新日窒から年金の形で補償金が出されており、脳性小児マヒ患者についても水俣病とはっきりすれば当然補償が問題になるとみられる。患者家族の間にはいまは恥や外聞などにかまってはおられない、早く水俣病と決定して補償なり国家的な医療保護などの手を打ってほしいという声が強いだけに二十九日の水俣病審査会の決定が注目されている。（中略）十七人の脳性小児マヒ患者に対しても発病の年から現在までの年金を一時金として支給、今後も毎年年金を支給するよう家族は希望している。（『毎日』一九六二年一一月二七日）

浜崎県衛生部長の話。工場側との約束によってこれらの不幸な子どもたちもやっと補償をうけられるようになったわけだ。公費（国、県、市が三分の一）負担の入院もできる。また、通院者についても治療費を公費負担する案がまとまったので近く一般水俣病患者とともに実施する予定だ。（『熊日』一九六二年一一月三〇日）

北川新日窒水俣工場長の話。診査会で全員一致で十六人を水俣病と診定されたことはききました。患者補償については水俣病患者家庭互助会と新日窒との契約と覚書どおり履行します。（同上）

戦前の漁業被害にたいする見舞金の契約にも、水俣病事件における「見舞金契約」にも、「水俣」で暮らす人びとの生活よりも、戦前の近代化と、戦後の高度経済長を支えるチッソの生産を優越させるイデオロギーが現れている。胎児性水俣病患者の身体と生は、戦前から戦後へと変わることのない、こうした経済発展の在り様とそのイデオロギーの歴史の、あまりにも悲劇的な表象にほかならない。彼ら、彼女たちの生の始まりは、「水俣」に暮らす人びと生活を蹂躙し、わずかな金銭を宛てがい、補償を要求する権利までも剥奪して、チッソの生産を継続、拡大させてきた歴史の悲惨な帰結でもある。

にもかかわらず、こうした胎児性患者にたいしてさえも、「補償金を期待する空気が早くも生じている」、「補償金が支払われることになる」、「これらの不幸な子どもたちもやっと補償をうけられるようになった」といった言表が配分される。そして、「見舞金契約」に準拠して、「補償」のための金銭を支給される被害者として、胎児性患者を構築する言説が編制されているのだ。

まさに、「水俣」に暮らす人びと身体、生命、生活よりも、この国の経済発展と、それを支えるチッソの生産を優先させるイデオロギー的言説は、胎児性水俣病患者の身体と生をも、抑圧的に構築し、忍従させる。そしてそこには、意識するとせざるとにかかわらず、「水俣」の人びとの身体、生命、生活よりも、経済発展とチッソの生産を優先させようとするイデオロギー的言説の主体が産出される。胎児性患者を生み出した経済発展の在り様も、チッソの加害責任も質さずに、逆に、被害者としての補償要求の権利を奪いながら、「見舞金」が支払われるだけで「補償」される被害者として胎児性患者を語ること。これもまた、この国の経済発展を導くイデオロギー的言説の主体が繰り広げる言説実践なのである。

一九六九年六月、患者と家族は、ついに、チッソを被告とする損害賠償請求訴訟を熊本地方裁判所に提訴する。そして一九七〇年一一月には、「一株運動」によってチッソの株券を手にした患者と家族が、「怨」の文字を染め抜いた黒の幟をかかげ、巡礼の姿でチッソ株主総会に乗り込み、その加害責任を追及する。そのとき患者たちは、「告発」する被害者として表象されることになる。彼ら、彼女たちが「告発」したのは、たしかに直接的には、加害者としてのチッソであった。しかし、そこでは同時に、患者と家族を長年抑圧し、忍従させ、虐げてきた、「見舞金契約」による水俣病事件の「解決」、「終息」の枠組もまた、「告発」されたといえるだろう。そしてさらに、その枠組を問い質すこともなく、患者、家族を抑圧しながら構築しつづけてきた、この国の経済発展を先導し、正統化してきたイデオロギー的言説とその主体もまた「告発」されたといえるだろう。黒の幟に書かれた「怨」とは、この「告発」が向けられるところを見極めることによって、その象徴的意味が明らかになるのだ。

二〇〇六年五月一日に放送された、TBS系列のニュース番組『NEWS23』では、「水俣病五〇年」の特集が組まれていた。そのなかに、五〇歳を迎えた胎児性水俣病患者、坂本しのぶが語るシーンがあった。そこで彼女は、「今年で五〇年でしょ。自分の歳と同じやもんね。それで、水俣病は終っていないもんね」と語っている。もう一度繰り返そう。彼女の生の始まりは、「水俣」の人びとの生業を蹂躙し、金銭で人びとの権利を奪って、「水俣」という地域でチッソの生産を継続、拡大させてきた、この国の経済発展の歴史の帰結としてあった。彼女の身体は、自らがこの悲惨な帰結を生きつづけていることを表象しているのだ。そしてまた、「自分の歳と同じやもんね」、「水俣病は終っていないもんね」と語ることが、自らの生の始まりを、「見舞金」を受け取って「補償」される生の始まりとまでに愚弄して語った、イデオロギー的言説とその主体にたいする「告発」の実践であることも、彼女の身体は表象している。

注

（1）水俣漁協が漁業権をもつ海面に水俣工場の排水、残渣を投棄するために、チッソは一九四三年に、水俣漁協にたいして補償金一五万二五〇〇円を支払い、水俣漁協は当該海域の漁業権を放棄している。また、一九五一年にも、「事業より生ずる害悪ある場合においても、一切異議を申さぬこと」を条件に、チッソは水俣漁協へ、五〇万円の無利子融資を行っている。

（2）それに加えて、水俣病の患者と家族たちは、実施された伝染病対策によっても苛まされ、地域からも伝染病患者とその家族ということで偏見の眼差しを向けられ、迫害、差別された。「患者が出た家のまわりや共同井戸などをくりかえし丹念に消毒したので、奇病に対する恐れがつのり、患者家族に対する迫害差別がはげしくなった。奇病が出た家では共同井戸を使わせてもらえず、夜遅くひそかに、あるいは遠くまで水を汲みに行った。子どもは仲間はずれにされ、家族は雨戸をしめて閉じこもるなどした」（宮澤　1997 : 106）。

（3）一九五二年の『経済白書――独立日本の経済力』の次のような記述を、こうしたナショナリズムのイデオロギー的言説とみなすことができるだろう。「真の意味における経済的自立とは単なる国際収支の均衡に止まらず、国民生活の向上を保障し、かつそれを長期的安定的に可能ならしめる経済構造の達成であらねばならない」。「まず国際市場の拡大を要件として、日本商品、特に重化学工業製品のコスト切下げ、国際競争力を強化するための産業の近代化を挙げることができるだろう。次いで東南アジア地域の資源の開発と工業化を促進することによって、わが国のドル輸入の転換、原料取得条件の改善、輸出市場の確保などの要請を実現するために同地域との経済交流の緊密化をはからねばならない」。さらに、一九五五年の『経済白書──前進への道』では、次のようにも述べている。「世界情勢は緊張の度を緩め、平和の見通しは明るさを加えてきた。貿易の自由化や通貨交換性の回復もさらに一歩進めるであろう。眼前に展開する国際通商戦の波はたとえ高くても、世界情勢の前途は貿易をもってたつわが国にとって、基本的に望ましい方向を示している。」

（4）これに先立つ一九五七年一月には、水俣漁協がチッソ水俣工場にたいして、排水の水俣湾への放流中止を、すでに申し入れていた。

（5）特定病因論とは、病気を実体的存在と考え、特定の因子をその病気の原因とみなす考え方で、一九世紀末の病原微生物学の作業仮説をモデルにしているといわれる。とくに現代医学では、「コッホの三原則」を拡大して、（1）同じ病気には、特定の原因物質の存在もしくは欠如を証明できる、（2）その病気のないところには、そのような変化は出現しない、（3）その原因物質を分離し、存在による発症の場合は正常個体に与えることで病気が再現され、欠如による発症の場合は原病個体に与えることで正常に回復できるとする病因論が支配的となっている。そして、このような病因論が多くの疾患の「原因─診断─治療」論に適用されている。しかし、特定病因論は、近代以降の医学のイデオロギー的特性も如実に示している。そこから導き出される治療理論では、ある疾患の原因となる病原菌のような原因物質を特定し、それを撲滅すれば疾患を治癒させることができるということになる。すなわち、疾患は患者の環境などの問題ではなく、患者個人の身体のなかの原因物質の問題に還元され、そこに限定されてしまう（佐藤　1995:22-26）。たとえば結核のような疾患は、特定病因論に準拠した治療理論からすれば、患者の住居や労働条件などを顧慮する必要はなく、原因物質としての病原菌の特定と撲滅を追究していけばよいということになる。それゆえに、疾患を患者の生活条件や環境からとらえて、それらの改善を病気の予防や対策として考えていこうとする公衆衛生学などの視点と、特定病因論の視点とは拮抗するものとなる（村上　1993 : 10-11,151-152）。近代医学が抗生物質を発見し、それによって結核の病因をたたいてこの疾患の治療を可能にしたことは、まさに特定病因論の所産といえるだろう。しかしそれは、結核の罹患につながりやすい長時間労働や、日照、通風の劣悪な居住環境を放置して、効率的な生産の追求を優先させるようなイデオロギー的効果もともなっている。熊大医学部研究班が、水俣病の原因物質の究明を進めたことは、特定病因論の視点から、水保病の治療を目指していたと見ることもできるかもしれない。しかし、水俣病の原因物質を特定し、それの人体にたいする有害化作用を除去することで水俣病を治療しようとする発想が、魚介類を有毒化し、水俣病を発症させているチッソの工場排水を放置するという結果を導きかねないことにも留意しておく必要がある。

（6）津田（2004）は、「病気の『原因』を考える際には通常、少なくとも原因物質と病因物質は区別して考える必要がある」と指摘する。そして、その理由を次のように述べている。「なぜ病因物質を『原因物質』と書いてしまっては不都合が生じるのか。それは対策を取るべき時期を誤ってしまうきっかけとなるからだ」（津田　2004 : 18）。水俣病事件について考えるなら、水俣病が、水俣湾の有毒化した魚介類の摂取が原因の食中毒であることが明らかになれば、その対策として、「食品衛生法を適用する際に、病因物質の判明は必要条件ではない」はずである。なぜなら、「もし、病因物質の判明を必要条件としてしまうと、水俣病のような未知の病因物質による食中毒事件の際に、たとえ原因食品もしくは原因施設が明らかで対策可能であっても、対策がとれなくなってしまうからだ」（津田　2004 : 52）。ところが、「この『病因物質の判明は対策をとる際の必要条件ではない』という事が、水俣病事件では実質的になぜか『病因物質の判明は対策をとる際の必要条件である』というように変えられてきたのである」（津田　2004 : 53）。これこそが、病因物質を「原因物質」と言い換え、こうした概念を働かせることで編制された、「原因物質が未解明」なのだから水俣病は「原因不明」であると語る言説の「効果」といえるだろう。

（7）水俣病の患者と家族にたいする差別は、これだけにとどまらない。チッソの創業以来、その経営体質にある労働者、漁民にたいする差別、チッソによる地域独占的な支配の下での地域住民からの差別、漁民そのものにたいする差別などの多重的、複合的差別であることを原田（1989）は指摘している（原田　1989 : 7-26）。

引用文献

Althusser, L.（1993）*Écrits sur la psychanalyse : Freud et Lacan*, Éditions STOCK/IMEC.
Barthes, R.（1970）*S/Z*, Éditions du Seuil.
Fairclough, N.（1995）*Media Discourse*, Arnold.
Foucault, M.（1969）*L'archéologie du savoir*, Gallimard.
原田正純（1972）『水俣病』岩波書店
原田正純（1989）『水俣が映す世界』日本評論社

原田正純編著（2004）『水俣学講義』日本評論社
原田正純編著（2005a.）『水俣学講義　第2集』日本評論社
原田正純（2005b.）「水俣病は終っていない」『水俣学講義　第2集』日本評論社
小林康夫（2000）「記号と出来事――テクストという危機　第2巻のためのプロレゴメナ」小林康夫、松浦寿輝編著『表象のディスクール2　テクスト――危機の言説』東京大学出版会
水俣病研究会編（1996）『水俣病事件資料集（上巻）1926-1959』葦書房
宮澤信雄（1997）『水俣病事件四十年』葦書房
村上陽一郎（1993）『生と死への眼差し』青土社
佐藤純一（1995）「医学」黒田浩一郎編『現代医療の社会学』世界思想社
高峰武（2004）「水俣病とマスコミ――主に地元紙の視点から」原田正純編著『水俣学講義』日本評論社
津田敏秀（2004）『医学者は公害事件で何をしてきたのか』岩波書店
宇井純（2004）「チッソの企業体質と技術――企業史」原田正純編著『水俣学講義』日本評論社
van Dijk, T. A.（1998）*Ideology : A Multidisciplinary Approach*. SAGE.
Wodak, R.（2001）"The Discourse-Historical Approach". In R. Wodak and M. Meyer（eds.）*Methods of Critical Discourse Analysis*, SAGE.

経済企画庁編（1952）『昭和二七年度　経済白書』至誠堂
経済企画庁編（1955）『昭和三十年度　経済白書』至誠堂

I

「水俣」をめぐるポリティクスとイデオロギー

第一章　不知火海漁業紛争の中の「社会不安」言説

鳥谷昌幸

一　分析の焦点としての「社会不安」

一九五九年一一月二日、不知火海の漁民二〇〇〇余人が新日窒水俣工場に乱入し工場施設を破壊した。警官、漁民双方合わせて百人を越える負傷者を出すに至ったこの「不知火海漁民騒動」は、水俣病事件初期段階において最も社会的注目を集めた瞬間であった。

この騒動は、これに前後して活発化していた漁協幹部の県と中央への陳情とあいまって事態打開のきっかけともなった（色川 1980）。県と中央官庁の関係者は否応無く行動に駆り立てられ、県議会においても公害防止条例制定への動きが活発化し、また最終的には知事を中心とした調停委員会が結成され、加害企業である新日窒を公的な調停の場に引きずり出すことにも繋がった。さらにこれを好機と見た患者互助会も補償要求に立ち上がり、工場前への座り込みを実施し、患者団体への補償が調停委によって実現されることとなった。

しかし一九五九年段階におけるこうした被害者たちの抵抗は、十分な成果をあげることはできなかった。漁民に対しては工場側からおよそ一億円の金が支払われたが、漁業補償としては三五〇〇万円であり、残り六五〇〇万円の名目は漁業不信からの立ち上がり資金として「融資」の形を取ったのである。加えて一一月二日の事件で工場側が受けた損失分一〇〇〇万円が、損失補てん金として県漁連から工場側へ支払われることとなったため、実質的な補償総額は九〇〇〇万円に過ぎなかった。これが関係漁協に配分され、さらに各漁民に配分された際には、一人最高でも六万円という極めて低額なものでしかなかった（『毎日』一九五九年一二月二七日）。融資という名目は工場側の責任を明確にしない形で紛争に決着がつけられたことを物語っている。さらに事件解決にあたってつくられた調停文には、「県漁連は水俣工場の排水が将来悪化しないかぎり、また過去の水俣工場の排水が水俣病に関係があったことがわかっても、いっさいの補償の要求をしない」という文言が盛り込まれ、工場の責任が将来において問題化することを防ぐ措置がとられたのである。

実力行使に踏み切ったことで、比較的大きな社会的注目を集めた漁民たちと異なり、事件初期段階でほとんど顧みられることのなかった患者たちへの補償は一層悲惨なものであった。患者補償である「見舞金契約」はあまりに有名である。その内容は弔慰金三二万円、成人患者への年金一〇万円、未成人患者の年金三万円（成人に達した後は五万円）というわずかな額が、「見舞金」として支払われるというものであった。加えて漁業補償の調停文と同じように、「将来水俣病が工場排水に起因することが決定した場合においても新たな補償金の要求は一切行わないものとする」という項目が盛り込まれたのである。この契約は、後に熊本水俣病第一次訴訟の熊本地裁判決で、公序良俗に反するとして無効を宣言された。

こうして加害企業の責任を明確にできないままに水俣病事件は「解決した」こととされ、根本策を欠いた政治決着で事件の幕引きが行われ、その後の被害拡大を招くこととなった。

本章においては、不知火海漁民による抵抗運動を起点として活性化した当時の漁業補償の政治過程、漁業紛争の処理過程に注目して、そこで生起した「社会不安」という言葉が孕んでいた意味の多義性を検証する。検証の目的は、極めて不十分な漁業補償の実現によって水俣病問題「全面解決」という強力な世論が形成されていった過程を、多義的であった「社会不安」の意味内容が一元化していく過程として捉え、詳細に理解することである。

まず、ここで不知火海漁民による漁業紛争に焦点を当てるのは、この紛争の中で浮上した熊本県議会における工場の操業中止ないし排水停止措置を含む公害防止条例制定の動きが、事件初期段階の新聞報道においては被害拡大の阻止に最も迫った局面として扱われていたと思われるからである。

当時患者運動組織は未だ微力であり、漁協を除いて被害者たちの抵抗運動の十分な拠点は現実に存在しなかった（色川　1980）。また早くから大きな被害を被っていた水俣漁協によるもうひとつの漁業紛争は、同漁協の構成員の子弟の多くが新日窒水俣工場に勤めていたこと、また工場との間に長い漁業紛争の前史を持ち、その中で漁業権を処分し工場に「海面の切り売り」（後藤　1995）を続ける中で工場に協力的になっていたことなどから、紛争は大規模なものにならなかった。現実に県や中央を動かし、工場に「排水対策」を促し得たのは、県漁連を中心とした不知火海漁民紛争だったのである。

しかし周知のように、結果として勝ち得た「排水対策」は被害防止対策ではなく、工場の生産続行対策でしかなかった（宮澤　1997 : 240）。例えば完工式において社長がその処理水を飲むというパフォーマンスを行った「サイクレーター」と呼ばれる排水浄化装置は、濁った水を見た目に綺麗にすることはできても水銀を完全に除去する設計にはなっていなかった。水銀除去効果が無いことを試験運転によって知った新日窒は、アセトアルデヒド製造工程の廃水をサイクレーターには流さなかったが、その後もサイクレーターの水銀除去効果は宣伝され続けた（橋本 2000：88-90）。いま改めて注目したいのは、このような偽装的な「排水対策」を含む紛争処理過程の中に働いた力学、問題解決の内実を矮小化させていった力学である。

以下においては、一九五九年一〇月から一二月にかけての不知火海漁民騒動、国会調査団の現地調査、公害防止条例制定をめぐる攻防、知事による調停斡旋を取り上げて、社会不安という言葉の意味が一元化していった経過を詳細に辿ってみたい。その中で水俣病の原因となる排水を放流し、多くの犠牲者を生み出していた新日窒水俣工場こそが最大の「社会不安」の元凶であったにもかかわらず、最終的には漁協指導者でさえも、漁民「暴動」の再発を防ぐことこそが至上命題であるとするかのような「漁民＝社会不安」言説に加担しながら、現実的な補償の成果を獲得することを強いられていったことを明らかにしたい。

二　不知火海漁民騒動

魚の信用回復――漁民たちが最も望んだこと

一九五八年九月、水俣湾内の汚染深刻化による患者続発の事態を受けて、新日窒水俣工場は工場排水の経路をそれまでの水俣湾百間港から水俣川河口に変更した。宮澤信雄によると、この時期新日窒水俣工場はオクタノール増産が国策化する中で、アセトアルデヒドからオクタノールを唯一つくることのできる工場として重要な役割を担っていた（宮澤 1997:197）。そして現実に国策を遂行するべくアセトアルデヒドの増産体制を敷き始めていたのである。宮澤は新日窒の資料を元に、一九五五年に三二三三トン、五八年には七七五八トン、五九年には一万三一四七トンと生産量が飛躍的に増大していた経緯を確認している（同　198-199）。

これに伴い増大していった排水は、直ちに不知火海一体を汚染し、生態系に甚大な被害をもたらし始めた。一九五九年八月から九月にかけて「葦北にも水俣病の恐怖」が襲来したことを報じる記事がみられ、その中で「ネコがどんどん死に、死魚や仮死状態の浮遊魚が増え、漁民はもちろん仲買商の魚の売れ行きがガタ減り、郡民の不安はつのる一方」などと報じられた（『熊日』一九五九年九月一九日）。九月二三日には津名木村で同郡初めての水俣病患者が発生した（同日水俣市立病院で診断）。

このような状況において、生計の道を絶たれた漁民がまず第一に望んでいたのは、次のような点であったといえる。

> 自分たちはもう一ぺん信用のおきるような策が出来るならばその付近におる海の魚を何とかしてとって生活の道を講じたい、一日も早くこの魚の信用を回復するような方法を講じてもらいたい、これが漁民の偽らざる気持ち。
> （一九五九年一一月一日、国会調査団を囲む水俣病対策協議会記録、田中典次議員の発言）

魚の信用の回復、これこそが不知火海漁民の願いであり、漁協組織が掲げた政治的要求の最も重要な点であった。同月二八日から三〇日にかけて津名木、田浦、湯浦、葦北それぞれの漁協は相次いで漁民決起大会を開催し、さらに、葦北沿岸漁業振興対策協議会をつくり、県漁連に働きかけ不知火海水質汚濁防止対策委員会を結成し、不知火海漁民一丸となって問題に取り組む体制を整えていった（色川　1980：269）。

一〇月一七日、水俣市公会堂に漁民一五〇〇人が集まり熊本県漁民総決起大会を開催した際に公表された決議文には、次のような順で要求項目が掲げられていた。

一、工場は完全浄化設備完了まで操業を中止すること。
二、工場は水俣湾並びに現在の排水口にある沈殿物の完全処理を図ること。
三、工場は不知火海沿岸漁民が受けた廃液による漁業並びに漁場被害に対し経済上の補償を行うこと。
四、工場は水俣病発生家族に対する見舞金を支給すること。
五、政府は速やかに水俣病の発生原因を究明して発表するとともに、之によって生じた漁民の被害に対して抜本的救済対策を講ずること。

要求の第一項目に、「完全浄化設備完了まで操業を中止」が、第二項目に「沈殿物の完全処理」が置かれている点に注意が必要である。これらはいずれも「魚の信用回復」を目的とした要求であった。困窮した漁民への補償は確かに切実であり重要ではあったものの、あくまでも第一義的に重要だったのは魚の信用回復だったといえる。このことは当時漁民たちがデモの際に掲げていたプラカードの文言からも伺える。色川大吉は当時の写真資料をもとに「我等の不知火海を汚すな」「垂れ流しを即時中止せよ」「工場排水を止めよ」「水俣病の犯人を葬れ」「奇病の死因を爆弾でごまかすな」「何人殺すか、日窒さん」「漁民を飢えさせ儲ける会社」「返せ元の不知火の海を」などのスローガンを確認している(色川 1981：263)。

一〇月二六日に県漁連の主催する不知火海水質汚濁防止対策委員会と県議会の水俣病対策特別委員会の合同会議が行われた際に、漁連は「立法化して危険水域を指定するだけでは魚に対する県民の不安を解消させることが出来ない、新日窒水俣工場の排水を中止させるのが先決である」との立場を表明した(水俣病研究会 1996:181)。ここにおける表現は「魚の信用回復」という表現と同義である。つまり漁民の望む「魚の信用回復」とは「魚に対する県民の不安」を解消することであった。漁民にとって克服すべき「社会不安」とはまさにこれだったのであり、そのために排水停止ないし工場の操業中止は最も重要な要求であった。

「暴動」言説の流布

しかし「魚に対する県民の不安」を克服するための要求を実現するだけの政治的影響力を漁協は持ち合わせていなかった。そのため早くから、工場側に誠意ある対応が見られない場合、最後は実力行使に踏み切ることが漁協幹部の間で協議されていた（色川　1980）。「自分たちの生業が断たれているのに工場は操業を続け、国も県もその状態を放置している不当さに対する怒りがつのっていた」、「交渉のたびに接する工場幹部の言葉の空疎さと、それと裏腹の傲岸さを見るにつけ、工場に一矢むくいなければおさまらない」という思いがつのっていたという（宮澤　1997: 253）。実際に幹部の間で実力行使が最終決定されたのは、一〇月三一日であり、この際「操業不能の状態にする」ということが申し合わされていたという（色川　1981 : 263）。

こうした幹部の決定に加えて、早くから強硬論によって幹部を突き上げていた末端漁民をさらに刺激する事件も起きていた。漁民総決起大会が行われた日、大会決議文を工場側に手渡す手続きにおいて騒動が生じ、工場正門前に詰めかけていた漁民によって投石が行われ、保安員六人が負傷した。工場側はこれに対し同月三一日暴力行為を行った漁民を告訴したのである。これが多くの漁民を刺激した。つまり一一月二日、国会議員調査団が現地視察に来るのにあわせて調査団への陳情を行い、漁民総決起大会を開催するため不知火海漁民二〇〇〇人が水俣市に結集した時には、血気盛んな末端漁民のみならず漁協幹部も含めて、実力行使への覚悟が固まっていたのだといえる。

同日正午過ぎ、団交申入れが工場側から拒否されたことに怒った漁民たちは、総決起大会を取りやめて工場に押しかけ、二度にわたり工場内の事務所、特殊研究室、守衛室、配電室などの施設に乱入してガラス窓を破り、室内の機材を破壊した（『熊日』一九五九年一一月三日）。漁民にすれば窮余の一策というところであろうが、この騒動を受けた新聞各紙は、事件を「暴動」と形容して手厳しい評価を下した。紙面には「暴徒と化した不知火海の漁民」「酒気が火に油そそぐ」「同情失う無統制の暴力」などの見出しが掲げられ、投石する漁民の姿や「めちゃくちゃに荒らされた新日窒事務所」の写真が大きく掲載された。また「気持ちはよく判るが」「もっと冷静に」と暴力を戒める有識者の声とともに、一般市民からの投書も盛んに行われた。社説でもこの問題が取り上げられ、『熊日』では「満天下の同情を失う」として厳しく暴力が戒められた。

後の事態の展開と関連して重要なのは、このとき漁民のさらなる破壊行為をめぐって流言が流れ、以後「社会不安」が極度に高まったことを多くの関係者が口にするようになったことである。例えば「暴動」の翌日、県警の実況検分が行われたことを知らせる新聞記事は、「ものものしい警戒」「デマも飛ぶ喧騒の街」と題して次のような説明を加えた。

恐怖の街には漁民が水源を止める、土のうで排水溝をふさぎ廃水を市街地へ逆流させるといったデマも乱れ飛んで戦々恐々。県境の街水俣はいま不信と喧騒に包まれている。（『熊日』一九五九年一一月四日）

この後さらに、同月一六日に開催される県議会水俣病対策委員会に漁民の声を反映させるため、さらに大規模な動員が行われること、またその際には「ダイナマイトで工場の水素タンクを爆発する」計画もあり、「二トン爆弾の威力があるタンクが爆発すれば五万人市民のうち二万人は死傷するというデマ」までが飛び交った。

これに対し、県警本部では一〇日、水俣問題対策委員会を設置し警備動員計画をたてた。それによると、「職務を遂行するには一〇〇〇人を超える警官の動員が必要であり、場合によっては持凶器集合罪などの適用も必要」とのことであった（『熊日』一九五九年一一月一一日）。

これらの流言が単なるデマではなく、末端漁民の強硬意見として噴出していたものであったことが、色川の聞き取り調査によって後に明らかとなっている（色川 1980,1981）。増産体制に入り工場の稼動を一瞬たりとも止めたくない工場にとって、追い詰められた漁民による暴動の再発は是非とも避けたいところであった（宇井 1968）。漁民の実力行使は、工場側の譲歩を引き出す上で重要な役割を果たしたのである。しかし、同時に世論の厳しい反応に晒され、社会不安の元凶としての位置に置かれることにもなり、後述するように水俣病問題を封じ込めるための都合の良い口実として利用されることになってしまったといえる。

三　国会調査団の視察

工場を叱りつけた調査団

漁民の実力行使が実行のタイミングをあわせた国会調査団の現地派遣は、それまでの相次ぐ陳情が一定の成果をあげたものであった。まず一〇月一六日には県議会水俣病特別委、水俣市議会、葦北郡津名木村議会などの水俣病陳情団が上京し、一九日には村上丑夫会長をはじめとする県漁連陳情団が上京した。二一日には衆院農林水産委で8ミリやスライドを用いた水俣病の実情に関する報告が行われ、二二日には厚生、通産両省と水産、経済企画庁の両庁から参考人を招いて質疑が行われた。この場で「（原因）究明後に対策を考える態度は納得できない。通産省は新日窒の監督官庁として六年間にどんなことをやったか。」「通産省は協力したといっても、工場の廃液検査すら何もやっていない。漁民の窮状がわからぬのか。（中略）六年間何もやっていないではこの委員会は許せぬ。」などの厳しい発言もみられた（『西日本』一九五九年一〇月二三日）。国会議員による調査団の現地派遣が決定したのはこの時である。

調査団の派遣にあわせて各方面の動きは活発化した。熊本県当局は、原因究明、危険区域の設定、漁業補償、発病患者の医療などに関する措置を盛り込んだ「水俣病対策特別措置法要綱案」をまとめ、同時期の臨時国会に議員立法として提出するための準備を進めた（『西日本』一〇月二七日）。二九日には通産省が新日窒に与えた「水俣工場の水俣川河口（八幡地区）への排水は即時停止すること」「同工場が来年三月までにつくる予定の排水浄化装置は年内に完成すべきこと」という指示の内容が公表された。通産省の指示を伝えた『熊日』の記事は「水俣工場の排水を即時停止」「浄化装置も年内に」と報じた（一九五九年一〇月三〇日）。寺本知事も一〇月の最後の日に就任後初めて水俣の視察に赴いた。そして一一月一日、総勢一七名の調査団が水俣に入った。一行は県議会での公聴会、現地視察などをこなし二泊三日のスケジュールをこなして帰京した。

注目すべきは、短期間ではあったもののこの間、新聞報道が大きなスペースを割きながら、工場と県を叱責した調査団の言動を伝えたことである。調査団団長の松田鉄蔵議員の言動は特に注目を集めた。例えば議員は県議会で開催された公聴会席上次のような発言を行った。

工場排水についての立法に関係しいままでに北海道などの工場をいくつも調べたが水俣工場のような排水の出し方をしている無茶苦茶な工場は見たことがない。

（『毎日』一九五九年一一月三日）

一九五九年七月に熊大研究班が有機水銀説を発表して以来、工場側は「実証性の無い反論」と批判し各種の反論を繰り返していた。その中で「類似の工場が全国的に散在しながら水俣だけ問題が起きる理由が不明だ」ということが再三強調されていた。しかしこの「水俣工場のような排水の出し方をしている無茶苦茶な工場」という評価には、常軌を逸した排水処理の方法が取られていることが水俣病を生み出していること、つまり工場こそが「社会不安」の元凶であることが示されていたといえる。

さらに松田議員は新日室水俣工場の意見聴取と、工場視察を行った際には、同工場尚和会館の説明会において西田工場長が、熊大南葉教授が公聴会で主張した「流出水銀六〇〇トン説」に対し六〇トンであること、また熊大の有機水銀説の実証方法は納得できないことを説明し、細かな議論に入ろうとしたところ「その反論はすでに文書でみた。新しく追加する事項にとどめられたい」と説明を中止させた（『西日本』一九五九年一一月四日）。

議員のこうした言動を大々的に捉えて、各紙は「国会調査団おこる」「水俣病に県と議会は怠慢」「漁民対策はゼロ」「工場も汚水処理に無策」「六百トンも水銀流出」（『熊日』一九五九年一一月二日）、「許せぬ会社側の怠慢」「国会調査団、激しく追及」（『西日本』一九五九年一一月四日）などと見出しをつけた。

「行く先々で〝怠慢だ〟と頭ごなしにきめつけ、まさに八つ当たり」（『西日本』一九五九年一一月五日）と評された松田議員は、「帰京したら農林水産委員会に吉岡新日室社長を喚問し糾明する」ことにまで言及した（『毎日』一九五九年一一月四日）。

興味深いのは、取材対象の言動に影響されてか、この間の新聞記事には事件の政治、行政的対応への批判的トーンが増していることである。『熊日』は特集「水俣病」を一一月六日から開始し、その最初の記事の冒頭に次のような文章を置いた。

政治の貧困が問題の全てをおおい、そのドロ沼の中で漁民と警官がいくたびか血を流し、学者と工場が論争を繰り返す――これが水俣病だ。

また次の記事のように、各議員の発言に同調する形で、これまで記事に表れることの無かった、記者の状況への評価が表出する例もみられた。

調査団の一人として帰熊した坂田元厚相も「この問題では関係各省が敬遠しましてね」と述懐している。誰もかれもが漁民を見捨てていたのだ。少なくとも誰もこの問題に真剣に取り組んだものはいなかったというのはいいすぎだろうか。
（『熊日』一九五九年一一月二日〈傍点は引用者〉）

堤ツルヨ委員などは〝知事はやるべきことをなんにもしていない。問題にならん〟とキメつけるほどで〝原因がハッキリしないから〟と関係者のたれもが積極的に動かず、この六年間を空費したことにはじめて第三者の批判が加えられた。
（『毎日』一九五九年一一月三日〈傍点は引用者〉）

「その場限りの叱責」の逆説的影響

調査団議員の言動は、現在から振り返ると「その場限りの叱責」でしかなかったことは明らかではある。宮澤は、調査団帰京後にまとめられた報告資料や各委員会での報告が、工場の示した反論書と排水対策についての説明に多くを費やし、結果的に東京で新日窒の代弁をしたものだったと厳しく評している（宮澤 1997 : 250)。しかし国会レベルで問題の深刻さが認識され、実際に国会議員が現地に入ったこと、しかもその上で厳しく工場を叱責したこと、そしてそれらの言動を新聞が大々的に取り上げたことは少なからぬ意味を持っていた。工場の持つ問題性が多くの人に公的かつ明確に認識されたことで、水俣病事件はこの段階で紛れも無く「解決」に向けて一歩進んだのである。

極めて重要なことは、このような経緯を経て問題の所在が関係者に広く認識され共有されたことで、かえって、事件を封じ込めるための周到な措置を加害者側に促すことになってしまったということである。被害拡大防止策ではなく、生産続行対策を真剣に促すことになってしまったのである。

国会調査団の現地入りに先んじて通産省が新日窒水俣工場に排水経路の変更を指示したことなどは、その一例である。またここで打った手が、「水俣工場の排水を即時停止」「浄化装置も年内に」という形で報道されたことは、次に触れる公害防止条例制定の動きとあわせて、工場を守ろうとする人々の危機感を強く刺激し、後述する「オール水俣」の結成を促すことにもなった。

四　公害防止条例制定をめぐる攻防

工場の操業停止要求

一九四九年に東京都で制定された公害防止条例は、戦後日本の公害行政の先駆けとなった法規であり（橋本 2000: 47）、また水俣と同時期に起きた本州製紙江戸川工場事件において、排水停止の行政措置を行う際の根拠法としても利用された。この事件においても、本州製紙江戸川工場の工場排水による漁業被害をめぐって、浦安漁協の漁民七〇〇人が工場に乱入し工場側と乱闘する事件が起きているが、この時には東京都が同条例に基づき工場の操業を一時停止したのであった。水俣病事件初期の段階において、既にこうした常識的な判断に沿った先例が存在していたことは、改めて思い起こされてよい。

同条例の第十八条は、「知事は工場が次の各号に該当するときは、公害を防止するに必要な限度において、建築物又は設備の除去、変更、修繕、使用禁止、使用停止若しくは工場中止又は作業時間の制限その他の措置を命ずることができる」とした上で、「一、いちじるしくばい煙、粉じんを発生し、又は有臭、有害なガス、蒸気、廃液若しくは有害光線等を発生し、衛生上危害を生ずるおそれがあると認めるとき」という項目を掲げていた。

この本州製紙の事件が契機となって、「公共用水域の水質の保全に関する法律」と「工場排水等の規制に関する法律」、いわゆる旧水質二法が制定された。同事件に対する行政措置、政治的対応は極めて迅速であったといえる。水俣もこれにならって工場の操業停止という対応が可能ではないかと、漁業関係者の多くが考えたのは自然なことであった。この事件における行政措置、およびその根拠法に関する情報は、全漁連の記録によると、この年の一一月四日に全漁連から熊本県漁連に伝えられている（水俣病研究会 1996:187）。これに先立ち、既述の不知火海水質汚濁防止対策委員会と県議会の水俣病対策特別委員会による合同会議で、葦北郡選出の自民党荒木議員は次のような意見表明を行っていた（『熊日』一九五九年一〇月二七日）。

①立場の弱い漁民にだけ漁業を自粛させ、工場の操業を認めているのは不十分である。
②県民は工場廃液が病気の原因だと信じている。だから原因がはっきりするまで、県民の不安を除くためにも工場は操業を中止すべきだ。
③操業中止になれば水俣病問題はさらに重大な問題となり、それだけに中央の施策も早まって問題解決に近づく。

注目すべきは「未だ原因究明がなされていない」という言説を突き崩す対抗的言説がここで表れているということである。県民が工場廃液を原因だと信じているのだから、「社会（県民の）不安」の除去のためにも原因がはっきりするまで操業を中止するべきという要望が行われている。ここでいう県民の不安とは、既に触れたように魚に対する不安のことであると考えてよいだろう。「社会不安」という同一の言葉を用いながら、正反対の主張が提起されているのは興味深い。

この後、工場の操業中止の根拠法として公害防止条例が提起され、県議会水俣病対策特別委員会は紛糾することになる。というのも、以上の論理で以て県当局が同工場に操業ストップを申し入れるよう迫った荒木議員に対し、水俣市選出で新日窒労組に籍を置く社会党長野副委員長が次のように述べて、対立の姿勢を既にみせていたからである。

県の漁民対策が遅れているからこんな意見が出る。工場に病気の原因がなかった場合に、操業中止の損失補償を政府がやってくれる見通しがあれば、工場にその申し入れもできよう。廃液が危険だというなら、廃液中の何の金属かを県がはっきり知ってから申し込むべきだ。

（『熊日』一九五九年一〇月二七日）

原因究明、原因物質の特定という言説がここで執拗に登場し、工場の操業中止を阻止しようとしている。

工場擁護論の噴出

公害防止条例の制定案が浮上してきた際、同議員は即座に次のような反論を行った。

①それでは工場閉鎖と同じ結果にならぬか。
②閉鎖させることで再び水俣病が発生しないとの確信があるのか。
③排水停止で直ちに不知火海の魚が売れるようになるのか。
④工場閉鎖の結果、新たな社会不安が起きないか。

（『熊日』一九五九年一一月六日）

原因究明の論理に加えて、工場閉鎖が新たな「社会不安」を生み出すのではないかという指摘を行っている。同議員がいう社会不安の具体的内容として、当時の新聞記事にしばしば登場したのが税金の問題であった。この点は本州製紙の事例と対比しても際立つ点で、次のような解説が見られた。

東京では本州製紙一工場がつぶれても都の税収にはたいして影響はない。水俣市は市税収入の五七％強、一億九〇〇〇万円を新日窒水俣工場の固定資産税と従業員の市民税に依存している。工場従業員三六〇〇人は同市漁協組合員の一二倍に相当（後略）。（『西日本』一九五九年一二月一七日）

これに加えて「県の産業構造が農業県から工業県に移ろうとする流れの中で、工場を厳しく規制する県条例の制定が与える影響」が懸念されることなども指摘された。地域の発展に抵触するような性格の条例が果たして適切なのかという意見である。中央と地方で連動して進む産業構造再編への動きが、条例制定への強力な抑止力となっていたことが覗える。戦後日本の産業化を誘導する産業政策のイデオロギーが、条例制定の動きを封じ込めるうえで重要な役割を果たしたことがここに確認できる。

しかしこの時最も露骨だったのは、操業中止の議論が呼び起こした「オール水俣」の動きであっただろう。一一月二日の「暴動」に対し、いち早く新日窒水俣工場では「我々は暴力を否定する!! 工場を暴力から守ろう」というビラがまかれ、同月四日に従業員大会が開催された。続く七日には水俣市中村市長、市議会、市商工会議所、農協、新日窒従業員、労組地協などの代表者四五人が県庁を訪れ、知事に「水俣市とともに発展してきた工場を守ってほしい」と陳情したのに続き、九日、臨時市議会が開催され、一二日に厚生省食品衛生調査会水俣食中毒部会で行われる原因物質の発表を慎重にしてもらうよう陳情団が結成され上京した。

工場の操業中止をめぐって対決ムードが高まる中、県議たちが最終的にすがりついたのが知事斡旋という選択であった。県議会水俣病対策特別委員会（県水対委）は条例制定派が結論を急ぎ、議会運営委員会に条例制定のための臨時県議会開催招集の要請を行ったが、これを受けた議運委は、①県執行部に斡旋に乗り出すことを要請、②議会は中央の情勢に注意しながら、臨時県議会の準備を進めること、と結論を出し、臨時県議会の即時招集は先送りされることになった。

そして一旦、臨時県議会招集を先送りした議運委は、知事斡旋が動き始めた後には、次のように意見を変化させてこの案を事実上消滅させてしまった。

①会社側のあっ旋依頼で話し合いの糸口がつかめた段階だから、一応知事の仲介にまかせるのが常識的ではないか。

②臨時県議会をひらくなら、予算的裏付けのある県独自の対策もなくてはならず、〝時期尚早論〟が多く、結局知事あっ旋の経過をしばらく見守った上で臨時県議会召集問題を協議することになった。

（『熊日』一九五九年一一月一五日）

この結論に抗議して漁民代表の松岡議員（本渡市漁協長）が辞任し、排水停止をめぐる攻防は、県漁連側議員の敗北で幕を閉じることとなった。本州製紙の場合においては工場の操業停止の根拠法として機能した公害防止条例であったが、結局水俣では実質的な役割を果たすことはなかった。これは九州の一地方の問題であったことに加えて、既に触れてきたように、新日窒が当時の産業政策の中で担っていた役割とも無縁ではなかったようである。宮澤は一九八六年一一月一七日、関西訴訟大阪地裁で原告側弁護士が本州製紙の事例と対比させながら、なぜ水俣では操業停止が命じられなかったのかと質問したのに対し、事件当時通産省軽工業局長であった秋山武夫が次のように証言したことを紹介している。

チッソが占める重要度が違う。経済価値なり周囲に与える影響なりを考えると、紙もアセトアルデヒドも同じだという結論にはならないはずだ。（宮澤　1997:224）

五　「漁民＝社会不安」言説への収斂

公害防止条例制定論の黙殺

いうまでもなく、工場の操業中止ないし排水停止の是非に関する政治的決断と、工場の排水によって被害を受けた漁民に対する漁業補償を行うことは、本来別物のはずである（水俣病研究会　1996:113）。そのためか、臨時県議会召集は最初あくまでも、知事斡旋の進展を見て考えるという判断保留の状態として説明されていた。

しかし年の瀬が迫ってくるにつれ、困窮に陥っている漁民に救いの手を差し伸べ、暴動の再発を未然に防ぎ、社会不安を沈静化させることがそのまま問題解決を意味するかのような言説が、新聞紙面において幅を利かせるようになってくる。知事を中心とした調停委による調停案を双方が受諾することで、問題の全てが解決するかの如き流れが出来上がる。この流れの中で臨時県議会招集によって当初目指された操業中止の問題は、調停委員の手に委ねられたことにされ、事実上消滅していくことになるのである。

その兆候はまず最初、知事が「カギ」を握ったとする次のような表現として現れていた。

県議会運営委員会、水質汚濁防止協議会、県議会水俣病対策特別委員会、みな知事と新日窒との話し合いの結果を待って、次の対策を協議するという。水俣病問題がよい方向に進むか、または悪い方向に進むかのカギは、厚生省の結論によって動き出した知事が握った形になった。

（『朝日』一九五九年一一月四日）

次いで寺本知事を中心に岩尾豊県議会議長、中村止水俣市長、河津寅雄県町村会長、伊豆富人熊日社長からなる調停委（オブザーバーとして川瀬健治福岡通産局長、岡尊信全漁連専務）が結成された段階で、記事の関心の焦点は調停実現の是非へとシフトしていく。というのも、漁民側はあくまで工場側の責任を明確化した上での「漁業補償」を主張、会社側は原因究明の論理を盾に自らの責任を曖昧化できるような「見舞金」という名目で応じる立場を取っており、両者のへだたりが大きかったことから、調停がデッド・ロックに乗り上げることが心配されたからである。

事態の打開を図るべく、知事は自らの選挙スポンサーでもある、新日窒の姉妹会社旭化成の片岡社長を通じて説得工作を図ると同時に、「漁業補償の名目では三五〇〇万円以上は受諾の可能性はないが、他の名目でプラスする」という情報を入手し、調停案を作成する。その結果、「補償額を三五〇〇万円、残り六五〇〇万円を融資」とする調停案が出来上がることになった。漁民にとっては補償金一億円、会社側にとっては融資が含まれるので補償金は三五〇〇万円と「双方の顔をたてる」形が取られることとなった。

調停の舞台裏を殊更微細に紹介しようとする多くの記事だけが、この時期の新聞紙面を埋めていた。紛争の落とし所を探す試みが、あたかもそのまま水俣病問題の解決を指し示すような流れが言説のレベルで構築されていったといってよい。

このとき知事の調停斡旋の動きと平行して、漁連側は再三知事に陳情を繰り返している。当時の津名木村漁協の記録には、その際に県の関係者から公害防止条例制定の実現がかなり難しい問題であることを知らされており、また知事自らに確認を取ったところ「都合が悪いから申さないように特に注意された」というくだりがある（水俣病研究会 1996:157）。条例制定の意見を黙殺した上で調停をまとめることが知事を中心とした調停委の間で暗黙の合意として成立していたのだといえる。

急がれた「平和解決」

条例制定の可能性が絶たれた後は、漁連側は専ら次のように「暴動の再発可能性」を示唆しながら、調停の迅速化を要求していくのみであったといえる。

さきに寺本知事に依頼した斡旋を来月十日までに終わって欲しい。それまでに終わらなければ、年末をひかえて生活困窮に陥っている漁民の気持ちをおさめることはできない。第二の暴動も憂慮される。

（『西日本』一九五九年一一月二五日）

ここにおいて「社会不安」はもはや、とにもかくにも紛争を終わらせるための合言葉になっていた。例えば新日窒吉岡社長は交渉に際して、未だ原因が究明されていないという理由で漁民の補償要求に「ゼロに近い回答」を示し、県漁連側の譲歩を迫ったが、これに対し寺本知事は「その考えでは問題は解決しない。社会不安の根源を除きえない」という論理で妥協を迫ったという（『熊日』一九五九年一二月六日）。これを受けて新日窒吉岡社長は「漁民のみなさんが平静にかえり、二日の不祥事件が二度と起きないために、いまの段階で斡旋をたのんだ」と説明し、不本意ながらも哀れな漁民のために妥協するというポーズをとって見せたのである。

以上のように双方の力関係によって加害者の側が有利に交渉を進める中で、社会不安の根源は工場ではなく、困窮して生活に行き詰まった漁民にあるという倒錯した論理が社会的に確立されていったといえる。その結果、加害企業はあたかも「見舞金」を施す道義的存在であるかのように振舞うことが形式上許されることとなった。しかも当事者だけではなく、このような考え方は、他の行政当局や市民によっても共有されているとして、次のような記事が見られた。

〝一日も早く現金が欲しいという漁民の切実な願いと、操業が出来ず、生活が苦しいために起こるすてばちな気持ちが、第三第四の不祥事の原因になりそうだ〟と葦北町長も心配（中略）。あっせんは慎重であってほしい。しかし第三、第四の不祥事を避けるためにも早く出して欲しい。というのが不知火海沿岸市町村当局や、直接騒ぎを目の前に見た水俣市民の、いつわりのない気持ちのようだ。（『朝日』一九五九年一一月二八日〈傍点は引用者〉）

ここで注意すべきは、不祥事を避けるために早く金を出して欲しいという水俣市民の「いつわりのない気持ち」が、魚の信用回復のための根本策という漁民の望むものとは異質なものであり、「とにかく早く終わって欲しい」という種類のものであると思われることだ。この段階においては貧窮した漁民に対する同情が見られるものの、翌年の水俣漁協の漁業補償交渉においては次のような声が表出していた。

水俣の市民および熊本の県民は「もうあまり騒がれたくない」と異口同音にいう。水俣病騒ぎで、すっかり観光客に敬遠されてコリゴリといった表情だ。漁民の態度にも〈欲張りすぎる〉〈早く就職すればよいのに〉という批判がある。（中略）とくに最近は〈千葉工場への移転説〉が流れて〝漁民の〈ゴネ得〉もほどほどにしろ〟と工場の将来を本気で心配する空気が街にはかなり強い。（『東京タイムズ』一九六〇年九月四日）

問題が長期化することを嫌うこうした一般市民の感情が、調停の実現を即水俣病問題の解決とみなすという暗黙の了解を背後で支えることになったのではないかと思われる。(1) 調停が実現した際に登場した次のような「円満解決」かつ「平和解決」であったとする新聞報道の評価は、こうした市民感情を表現したものといえる。

さる一一月二日の不知火海区漁民約二〇〇〇人の暴力行為を同市民は目撃しており、このつぎはダイナマイトで工場の水素タンクなどを爆発するという風説が流れ、二トン爆弾の威力があるタンクが爆発すれば五万市民のうち約二万人は死傷するというデマまでとび、真剣に考えられていた時ではあり、円満解決によって市民はほっと胸をなでおろしている。(『熊日』一九五九年一二月一八日)

そして工場に排水浄化装置が設置されることが紹介され、将来において水俣病問題が再びもちあがることは無いだろうとの見通しが語られつつ、水俣病問題は「全面解決」(『西日本』一九五九年一二月一七日)したとされたのである。一ヶ月前に、工場の操業中止をめぐって激論が戦わされていたことなどはもはや忘れられ、社会不安を防ぎ得たという達成感すら漂わせて、水俣病事件は解決したこととされたのである。そしてこの幕引劇の中で患者補償の問題も片付いたこととされた。

六 むすびにかえて

以上のような経過を経て出来上がった調停文書の文面について、当時の新聞が付した次のような解説は紛争の顛末を見事に解説したものであったといえる。

調停案作成の原則は、実質的に水俣病の原因は工場排水（県漁連の主張）を取り入れて、浄化装置の完成を指示し（二四日に公開運転する）将来の追加補償要求の道を断ち切っている。しかし表面上では、あくまで水俣病による社会不安を取り除くために調停をうける、工場排水と水俣病の原因の関連性はまだ分からない（新日窒の主張）立場を取っている。（中略）つまり寺本知事は表と裏で解釈を使い分けているわけだ。

（『西日本』一九五九年一二月一九日〈傍点は筆者〉）

傍点を振った箇所が全てを物語っている。漁民暴動の再発防止、「社会不安を取り除く」ことがあくまでも表面上の口実に過ぎなかったことを、当事者のみならず、問題を解説する新聞記事の書き手までも了解していたということである。そして誰もが実質的には水俣病の原因が工場排水にあることを知りながらも、工場排水と水俣病の原因の関連性はまだ分からないということにして問題を片付けたことが、この文章によってまざまざと示されている。宮澤は、この「ということにして」が水俣病事件史を貫くキーワードであると指摘し、このキーワードを仮構性という言葉で表現している。事件史においては、これ以後も幾度と無く類似の問題処理方法が顔を出すことになるのである。

不知火海漁民騒動始末記としてこの調停の仮構性について考えるなら、漁民の代表者が最終的に取ることを強いられた次のような倒錯した立場は忘れることができない。調停委員会の席上、川瀬福岡通産局長が「工場廃液が病気の原因だと科学的に確定したときは、漁連は改めて補償を申し入れるのか」と質したのに対し、村上県漁連会長は次のように答えたのである。

病気の原因が廃液にあることを漁民は確信して補償を要求している。したがって、原因が科学的に確定したあと再び問題がもち上がることはなかろう。

このような譲歩を強いられた漁協指導者の態度に対して末端の漁民は次のような言葉を漏らしたという。

一億円だけですべてを帳消しにしようとする調停案には絶対反対だ。こんな小額の金はいらない。
(『朝日』一九五九年一二月一七日)

漁民たちがこのような立場を強いられた原因のひとつには、政治力の弱さもあったといえる。漁民の声を強力な政治力へと転化するだけの政治参加の方法が存在しなかった。宇井が指摘するように「悪玉扱いされるほど行動力のある指導者」がいれば、あるいは漁協が農協に匹敵するほどの圧力団体としての実力を持っていたならば、交渉の展開はもう少し違ったものになったのかもしれない(宇井 1968:136)。漁民たちの実力行使の手段によって、アセトアルデヒド増産体制に入り、生産至上主義の論理で動く工場に打算的な観点から対策を促し、交渉の場に引きずり出すことまでは成功したが、そこまでであった。

そして漁民たちの「魚に対する県民の不安」を克服して欲しいという切実な望みは見事に封じ込められた。「魚の信用回復」のために「患者隠し」まで行っていた漁民たちが根本策を得ることができなかったことは、極めて悲劇的であったといえる。

引用文献

色川大吉（1980）「不知火海漁民闘争（1）」東京経済大学会誌
――（1981）「不知火海漁民闘争（2）」東京経済大学会誌
宇井純（1968）『公害の政治学』三省堂
――（1988）『公害言論　合本』亜紀書房（一九七〇年のⅡ水俣病の内容を参照している）
後藤孝典（1995）『沈黙と爆発』集英社
橋本道夫編（2000）『水俣病の悲劇を繰り返さないために』中央法規
水俣病研究会（1996）『水俣病事件資料集（上巻）』葦書房
宮澤信雄（1997）『水俣病事件四十年』葦書房

第二章　経済政策のイデオロギーと「水俣」の言説

山腰修三

一　高度経済成長へと向う日本社会の中の「水俣」

水俣病事件を言説分析という手法から検証する上で、以下の問いは重要である。すなわち、なぜ一九五〇年代後半の日本社会において、水俣病事件の意味づけや解釈が、「原因不明」あるいは「原因究明こそが肝要」とする言説へと回収されていったのか、そしてその後、争点としての水俣病事件の表象が抑圧され、潜在化されるに至ったのかという問いである。そしてそれは、当時の日本社会の中で、どのような価値観が支配的であり、水俣病事件の表象はなぜ、そうした価値観およびその論理によって抑圧、排除されたのかを問うことでもある。

本章では、『白書』および全国紙の言説分析を通じて当時の日本社会における価値観の分布を明らかにする。『白書』は行政機関の年次報告であり、そのテクストは「客観的」なデータやその解説によって構成されている。しかし、それらのデータを通じて現状をどのように定義づけ、今後の政策基調をどのように展望するのか、という論理構成の中に、特定の価値観や理念が付与されているのである。また、主要な価値観のいくつかは、ニュースを中心としたマスメディアのテクストを通じて「自然なもの」「常識」として社会の構成員であるオーディエンスによって共有される（Allan 2004:77-8)。メディア言説は、こうした価値観を再生産し、社会における「合意」の生産に寄与するのである（Torfing 1999 : 210)。

当時の日本社会における価値観の分布を言説分析を通して検証する上で重要なことは、社会の出来事を意味づけ、解釈する過程で作用する支配的コードを明らかにすることである。一九五〇年代後半の日本社会における支配的コードとは、「経済発展」を最優先とするコードであった。すなわち、それは日本社会の現状や目標を経済の発展という観点から意味づけ、解釈するものである。こうしたコードが当時の日本社会で優先的なものであったことを示す事例として、「もはや『戦後』ではない」というフレーズの意味構築過程を挙げることができる。このフレーズを最初に用いたのは一九五六年二月号の『文藝春秋』で同名のエッセイを発表した中野好夫であった。中野は、当時の社会状況や世相を意味づけ、説明する「万能鍵」であった「戦後」という語を用いることをやめ、今後の日本社会を展望し、規定する新たな価値観を創造する必要性を訴えた（中野 1956)。中野は日本がいまや「小国」であることを認めたうえで、「平和国家」や「福祉国家」を新たな目標とするべきであると主張した（同 : 66)。その約半年後の同年七月、この「もはや『戦後』ではない」というフレーズは、後藤誉之助、経済企画庁調査課長によって昭和三一年度の『経済白書』の中に引用されることになる。そこでは中野が付与した当初の意味は失われ、「戦後」、すなわち「復興」の終了と高度経済成長を新たな目標とするフレーズとして再定義されたのである。そこで興味深いのは、当時の日本社会の大勢はこの「戦後は終わった」というフレーズを後者の意味で解釈したという点である。すなわち、この二つの「戦後は終わった」という言明に関して、「国民は新しい〝経済成長期〞へ向っての進行を謳いあげた『戦後は終わった』のほうを選んだ」のである（毎日新聞社編 1996:140）。この事例は、当時の社会において、経済発展を最優先とするコードが広く共有されていたことを示している。そしてこのコードが、当時の日本社会において支配的な言説を編制していたと考えることができるのである。

本章は、当時の支配的言説を明らかにする上で、『経済白書』のテクストを分析対象とする。それは、経済発展を最優先とするコードによって編制された支配的言説を明示的に表象していたのが、経済政策を語る『経済白書』のテクストであったからである。しかし、ここで留意すべき点は、民主主義社会において、支配的言説は必ずしも一枚岩的ではない点である。例えば一九五〇年代後半の日本の政策領域において、社会政策が経済政策の対抗軸を形成していた。本章では、こうした対抗言説の分析に関して『厚生白書』に注目する。『厚生白書』を扱う理由は、第一に、『厚生白書』の中に社会政策の理念が凝縮されているからである。そして第二に、厚生省は初期の水俣病事件における主要なアクターであり、水俣病が『厚生白書』のテクストの中で、どのように表象されていたのかを検証するためである。そしてもう一つの経済政策に対する対抗言説として、マスメディアのテクストにも注目する。マスメディアは政府の経済政策に対して、主として批判的に報道していたからである。このように、当時の日本社会では、経済政策をめぐってさまざまな対抗的な言説が存在していたのである。

だが、水俣病事件の言説を分析する上で重要なことは、こうした対抗的な言説が、水俣病事件の言説と結びつかなかった、という点である。すなわち、当時の社会において、水俣病事件を語る言説は、対抗言説と結びつく形で支配的言説を批判し、告発することができなかったのである。それを阻んでいたのは、「社会の矛盾は『近代化』を通じた経済の発展によって解消される」という論理であった。この論理は、経済政策を語る支配的言説と、その他の対抗的な諸言説の間で共有されていたのである。そしてその論理は、一方で復興から高度経済成長へ至る一連の経済政策のイデオロギーを正当化し、当時の日本社会における「合意」を創出した。他方でそれは、水俣病事件の「読み」の可能性（例えば、水俣病を「公害」として解釈すること、チッソの排水が原因であると解釈すること）を抑圧、統制したのである。

以下では一九五〇年代後半の日本社会における、経済政策のイデオロギーを結節点とする「合意」の成立過程と水俣病事件を語る言説との関連を考察する。はじめに、『白書』を素材として、経済政策のイデオロギーの特性を分析する。次に、メディア言説を通じた「合意」の生産過程を検証する。最後に省庁レベルにおける政治過程を中心にこうして成立した支配的価値観が「水俣」の言説を排除していく過程を明らかにすることにしたい。

二　復興期から高度経済成長期に至る政策文化の言説

『経済白書』における経済政策のイデオロギーの表象

本章ではイデオロギーを「さまざまな社会的な表象の基盤となる全般的かつ抽象的な信念」と定義する(1)（van Dijk 1998 : 314）。以下では一九五〇年代後半の日本における経済政策のイデオロギーを分析する。こうした政策のイデオロギーの分析において有用なのが、「政策文化」という概念である。政策文化は「政策の意味構築過程で用いられる一連の理念やシンボル」と定義される（大石　1998 : 205）。そして政策の理念やシンボルが凝縮されたテクストが『白書』である。

一九五〇年代後半の政策文化を分析する上で再び注目したいのが、「もはや『戦後』ではない」というフレーズである。先に論じたように、『昭和三一年度経済白書』におけるこのフレーズには、当時の日本社会を意味づける理念が表象されている。そして興味深いことに、同年の『厚生白書』では、これに対抗して「果して『戦後』は終わったか」というフレーズが用いられている。つまり、当時の政策文化では、経済政策を語る『経済白書』と、社会政策を語る『厚生白書』のテクスト上で、「戦後」をキーワードとした日本社会の意味づけをめぐるシンボリックな争いを見出すことができるのである。

『昭和三一年度経済白書』は、格調高い語り口と、その後の日本の経済政策の方向性を規定したことから、「出色の傑作」（佐和 1984：10）とされている。特に、四三ページに渡る「総論」は、「いまかえりみれば、昭和三〇年代から四〇年代前半にかけての高度成長期の『社会通念』は、（中略）昭和三一年度『経済白書』の総論にほぼ要約されている」（同書：12）と評価されている。そこで、以下ではこの「総論」のテクストに注目する。

しばしば指摘されるように、「もはや『戦後』ではない」という語は、決して楽観的な意味で用いられていたわけではなかった。一九五五（昭和三〇）年の日本の経済パフォーマンスは、ほぼ戦前の水準を上回るほどの量的拡大を示していた。だが、こうした「数量景気」に対し、『白書』は警鐘を鳴らした。なぜならば、これまでの日本経済の量的拡大は、戦後の「復興」によって達成されたものに過ぎないからである。『白書』は日本経済をさらに発展させるには、新たな理念が必要であると主張した。それは「総論」の結語で語られている。ここでは特に、その論理構成と用いられている語句を詳細に検証する。

結語は七段落＝二九行で構成されている。まず、第一段落で、従来の日本経済の急速な回復が、日本国民の勤勉性と世界情勢の好条件によって支えられてきた点が再確認されている。第二段落は「しかし」という接続詞と共に始まる。今までの急成長は、終戦後に落ち込んだ経済の回復に過ぎず、経済政策も国際収支のバランスの維持とインフレ対策で事足りたが、今後はそれでは不十分であるという。そして、「もはや『戦後』ではない」というフレーズが登場する。

もはや「戦後」ではない。われわれはいまや異なった事態に当面しようとしている。回復を通じての成長は終わった。今後の成長は近代化によって支えられる。そして近代化の進歩も速やかにしてかつ安定的な経済の成長によって初めて可能となるのである。
（経済企画庁編　1956：42）

このように、『白書』の「もはや『戦後』ではない」というフレーズは、「近代化」というシンボルによって新たな経済成長の論理を構築しようとするものであった。

続く第三段落の中で、『白書』はこの「近代化」によって矛盾が生じる可能性を認めつつ、以下のように述べている。

しかし長期的には中小企業、労働、農業などの各部面が抱く諸矛盾は経済の発展によってのみ吸収される。近代化が国民経済の進むべき唯一の方向とするならば、その遂行に伴う負担は国民相互にその力に応じて分け合わなければならない。
（同：42-3）

「経済の発展によってのみ」「進むべき唯一の方向」「ならない」という表現は、以下の含意を有する。すなわち、①「近代化」を通じた経済発展が不可避であること、②こうした経済発展によってのみ、社会の諸矛盾が解消されること、である。ここに経済発展を至上命題とする当時の経済政策の言説上の特性が集約されていることが分かる。

第四段落では「近代化」が定義されている。『白書』は、「近代化」の訳語として transformation を当てている。それは「自らを改造する過程」と定義されている。そして『白書』は、戦前における「近代化」は軍事的膨張へとつながった近代化（すなわち「誤った」近代化）であり、これからは経済成長による「近代化」（すなわち「正しい」近代化）が行われるべきだと主張する。続く第五、六段落で、この「近代化」が軍事競争から経済競争へと転換した世界情勢に対応する方策であることが説明される。そして最後に「このような世界の動向に照らしてみるならば、幸運のめぐり合わせによる数量景気の成果にようことなく、世界技術革新の波に乗つて、日本の新しい国造りに出発することが当面喫緊の必要事ではないであろうか」と結んでいる（経済企画庁編 1956:43）。『白書』で用いられている「近代化」は多義的である。『白書』は「近代化」という語を用いることで、「技術革新」と字義通りの国家および社会の近代化との双方の意味を持たせようとしている。すなわち、「技術革新」を「近代化」と言い換えることで、『経済白書』の言説は、経済的な意味内容を超えた、より広範な日本の国家や社会のイメージを付与しているのである。『経済白書』に見られる「復興」から『近代化』を通じた経済発展」へという経済成長の論理の転換は、一九六〇年に策定された「所得倍増計画」に帰結する。この論理は『昭和三五年度経済白書』にいたるまで、『白書』のテクスト上で一貫している。例えば「所得倍増計画」に先立つ一九五七年の『昭和三二年度経済白書』では、経済成長を統制するための「長期的目標」の設定が既に示されている。そして長期計画——『白書』の中では「長期的政策」「長期的プログラム」「長期的な課題」などと多様に言い換えられている——を策定することが、今後の経済発展のために必要な課題とされたのである。

それでは、『昭和三一年度経済白書』で指摘された社会の諸矛盾とは、いかなる事柄を指すのであろうか。『昭和三四年度経済白書』では、以下の事柄が克服されるべき点として挙げられている。すなわち、「大企業と中小企業との技術的断層」「労働条件の悪い小企業の社会保障の普及」「農工間地域間の所得格差」である（経済企画庁編 1959：56）。『白書』はこれらの問題が、「近代化の立ちおくれ」に起因していると説明する（同:1）。そして、昭和三一年度の『白書』と同様に、こうした諸問題は、「近代化」によって解消されると論じられるのである。

高度加工産業の発展をはかるとともに、生産性の低い農業や中小企業の近代化をすすめていくことこそ、わが国経済の成長力を高く保持する所以であり、それが同時に経済の二重構造を解消させる道にも通じるのである。

（経済企画庁編　1960：71-2）

こうした『白書』の記述からも、社会のあらゆる問題の解決が、経済発展によってのみ達成されるという論理が一貫して存在していることが明らかとなる。

加えて、この時期の『白書』の記述のスタイルの特性として、情緒的な表現で日本の経済発展を語る点が挙げられる。それは以下のような記述にみられる。

もしこのときにおいて施策よろしきをうるならばこの小休止の年の災いを転じて布石の年の福と化し、再び世界経済の好転とともに民族発展の巨歩をふみだすことができるであろう。

（経済企画庁編　1958：55）

また、『白書』の中ではしばしば「われわれ」「国民」「日本民族」という語が用いられる。ここでは「われわれ」が「日本国民」（「日本民族」）であることを示唆している。こうした情緒的表現を通じた「呼びかけ」によって、日本社会の構成員は経済発展を担う主体として位置づけられ、経済発展こそが国民的目標であることが示されている。しばしば指摘される「生産力ナショナリズム」の特徴が『経済白書』のテクストからも確認できるのである。

『経済白書』から経済政策のイデオロギーを分析する作業の中から明らかになるのは、その言説が、当時の水俣、あるいは水俣病事件を語る言説と論理的な相同性を有している点である。水俣病が「公式確認」された一九五六年における『熊日』の年頭の記事は、水俣港を「新日室工場を背景とした近代貿易港とする計画」を報じている（『熊日』一九五六年一月七日）。このように、当時の日本社会において、「水俣」とは、「近代化」を通じた経済発展を担う対象として位置づけられていたのである。そしてチッソはこの地域における「近代化」を代表＝表象する主体であった。水俣病事件の顕在化と同時期に編制されていた、この「産業化を遂げる水俣」を語る言説は、「水俣」を「チッソの港」と定義づけ、「漁村」「漁民の暮らし」「海の汚染」という表象可能性を潜在化、抑圧することとなったのである（小林　2004：134）。また、本章第四節で論じるように、「チッソのオクタノール増産は日本経済を自立させ、発展させるための『国策』である」としてチッソ水俣工場の排水を停止させなかった通産省の認識を正当化したのも、こうした論理である。このような記述や認識を可能にしたものは、経済発展を最優先とする支配的コードであった。そしてこうした支配的コードが凝縮されていたのが『経済白書』のテクストだったのである。

対抗言説としての社会政策と『厚生白書』

先述したように、一九五六年に創刊された第一回の『厚生白書』は、「もはや『戦後』ではない」という『経済白書』の宣言に対して異議を唱え、高い注目を集めた。また、続く『白書』でも反響に答える形で自らの立場を繰り返し説明している。そしてそうした作業を通じて、自らの言説を『経済白書』に代表される支配的言説に対する対抗言説として位置づけているのである。そこで、以下では一九五六年の『昭和三一年度厚生白書』から一九六〇年の『昭和三五年度厚生白書』までを対象にそのテクストを分析し、『厚生白書』の言説上の特性を明らかにしたい。

『昭和三一年度厚生白書』の「果して『戦後』は終わったか」は何を意味していたのであろうか。このフレーズは、『白書』の第一章第一節の表題である。『厚生白書』が「戦後」が終わっていないとする根拠は、依然として「復興の背後に残された人々」（厚生省大臣官房企画室編　1956：16）が存在することである。そしてそれは「貧困問題」として噴出していたのである（同：19）。

『厚生白書』は、日本社会の現状を示すデータを『経済白書』とは異なる観点から検証した。すなわち、「戦後が終わった」ということは、鉱工業生産や貿易収支といった経済指標ではなく、あくまでも国民の生活状態が、戦前の水準を回復したのかという観点で論じられるべきことであると主張したのである（同：11）。そして国民所得、消費水準、エンゲル係数などを戦前と戦後で比較した結果、以下のように論じている。

このように、数字が示すところ、農村においては確かに戦前の水準を上回っているが、都市においては、いまだに戦前の生活状態までには及んでいないと推定する方が、われわれの日常生活の実感から考えてもぴったりするように思われる。（同：13）

『白書』は、こうした都市部の貧困問題は、戦争そのものによって引き起こされただけでなく、戦後の経済復興の推進によっても拡大してきたと指摘する。都市部における貧困層は、むしろ経済復興によって拡大し、「沈殿」しつつあるという。『白書』はこれを「社会のゆがみ」と名づけている。そして『白書』はこの貧困問題、つまり社会のゆがみの解決を「社会保障制度の本格的拡充」に求めたのである（同：10）。

このような『昭和三一年度厚生白書』に対しては、多くの反響が寄せられることになった。続く『昭和三二年度厚生白書』『昭和三三年度厚生白書』においては、『白書』に対する反響を踏まえつつ、自らの立場についての言及がなされている。

『昭和三二年度厚生白書』では、「序にかえて　初篇の厚生白書（昭和三一年度版）に対する社会的な反響に基いた当事者の反省と、第二篇厚生白書編さんの構想などについて」という長い題目の序章が設けられている。そこでは幾つかの反響が紹介されている。例えば、ある評論家の評価として、以下の記述が引用されている。

厚生白書は言ってみれば一種の厚生省的レジスタンスである。経済白書が日本の経済実態を保守党政府の立場から打ち出しているのに反し、厚生白書は厚生省の立場から下積み階級の実態を明らかにしたものと言ってよい。

（厚生省大臣官房企画室編　1957：6）

いわば、『白書』は自らの立場をこの評論家の言葉を引用することで代弁させたのである。『昭和三三年度厚生白書』では、前年度の『白書』に対するさらなる反響に応えるものとなっている。以下の引用は若干長いものであるが、少なくとも初期の厚生省の立場や考えを集約した重要な記述であり、参照する価値のあるものである。

第二回目の厚生白書が公刊された当時、一部の人の間で、左翼的イデオロギーがひそむとささやかれた。厚生白書には右も左も意識されていない。また、意識されてはならないはずのものである。許されるところは事実の報告だけである。（中略）厚生省は、どこまでも平和的、民主的手段によってわが民族の存続発展を期そうと努力する立法府の指向する方向に即して行動するものである。（中略）ただ一言蛇足を付言するならば、現段階の国民的苦悩を解決するものは、科学的に分析された理論と事実に裏づけされた格調の正しい政策の実行があるだけで、とかく世人に迎えられやすいゼスチュアやセンチメンタル・ヒュウマニズムにその力を期待することはできないということである。

（厚生省大臣官房企画室編　1958：28）

『白書』は、このような考えに立脚しつつ「経済復興から取り残された人々のあることを立証し、国家再建の方策において、とかく経済政策だけに偏向して考えがちな傾向に対し、真の再建には、これと並行する社会的政策樹立への努力もまた忘れてはならない」ということを改めて強調したのである（同：6）。以降の『厚生白書』では、自己言及的な記述は姿を潜めることになる。だが、『白書』で語られた社会政策の理念は、経済優先政策中心の政策文化に対するオルタナティブを提示しようと試みたものと捉えることができる。昭和三五年度の『厚生白書』では、「福祉国家への道」という副題が付されている。すなわち、社会政策において、「福祉国家」をシンボルとした政策理念が構築されていったのである。

政策文化における対抗言説の特性と限界

それでは、こうした『厚生白書』の言説実践は、どのような歴史や制度的特性の中から行われたのであろうか。対抗言説としての『厚生白書』の言説上の特性を、厚生省の「省庁文化」から考察する。そしてそれを通じてこの対抗言説の特性と限界を明らかにする。すなわち、当時の社会政策が経済政策を批判する際に、水俣病事件を語る言説を組み込むことができず、逆にそれを抑圧、排除する言説を正当化することとなった理由の一端が、こうした限界から明らかになるのである。

周知のとおり、厚生省（現厚生労働省）は広範かつ多くの許認可権限を有しつつも、その性格は、いわゆる「現業官庁」的なものであった。すなわち、政策理念を構築しつつ具体的な政策を立案する経済企画庁などの「政策官庁」とは性格を異にしていたのである。それにもかかわらず、『昭和三一年度厚生白書』以降数年間の『厚生白書』は極めて理念的な色彩の強いものとなっていた。『厚生白書』の執筆は、同省の官房企画室が立案、構成し、編集を行っていた（水巻 1993：64）。当時のスタッフの証言によると、第一回、第二回の『白書』執筆においては室長を中心に「自由な雰囲気」で議論が活発に行われたという（同書：66）。しかしその後、他省庁の分野にまで踏み込むことが閣議で問題となり、以降、『白書』の記述は「にぶくなった」という（同書：75）。

当時の厚生省が政府や経済企画庁を中心とした他省庁の批判を受けてまで、『白書』を執筆した理由は、「福祉国家」という理念を提示するためであったといえる。すなわち、「高度国防国家」建設と戦争遂行のために設置された同省が、戦後、自己の存立基盤の再定義を模索する上で新たな理念やシンボルを必要としていたということであった。厚生省は一九三八年一月、内務省衛生局、同省外局の社会局と逓信省簡易保険局および文部省の体育運動関係の仕事を統合して創設された（厚生行政研究会編 1986:85）。そして同年の国家総動員法の制定を受けて、総力戦体制下での「健兵健民」政策が厚生省の行政活動の中心となった（厚生省五〇年史編集委員会 1988：344）。

戦後になると、GHQの強力な指導の下、厚生行政の民主化と改革が進められる。その際の基本理念となったのが、憲法第二五条の「生存権」の実現であった。二五条の規定、すなわち「すべて国民は、健康で文化的な最低限度の生活を営む権利を有する。国は、すべての生活部面について、社会福祉、社会保障及び公衆衛生の向上及び増進に努めなければならない」という理念の下で、社会保障制度が整備されていったのである。その結果、「生活困窮者を始めとしてハンディキャプトを、官主導によって『保護』すること」が厚生行政の基本的な論理となった（新藤 1988：74）。

しかし、この「生存権の実現」という理念は、必ずしも堅固な基盤を持つものではなかった。そこで、この論理構造を強化していくために、新たなシンボルである「経済成長」を取り入れていく必要があったのである（同書）。すなわち、『厚生白書』は、「経済計画と調和の取れた福祉計画」の下で福祉国家の建設を謳ったのである（厚生省大臣官房企画室編 1959：10）。『厚生白書』が担った対抗言説は、「生存権の実現」という基本理念を前面に押し出すものであったが、同時に「経済成長」の論理と共存していくものであり、「高度経済成長」という新たな「国策」の下に再編制されていったのである。

厚生行政においては、一般的繁栄の中で貧困に陥っている人々の生活の擁護、貧困から立ち上がる施策の推進、一般的繁栄に取り残される恐れのある人々及び老人、身体障害者、母子家庭など稼得能力を失い又は制限されている人々の生活を、経済の発展に対応して向上させていく措置を講ずることに特に力点が置かれた。

（傍点引用者。厚生省五〇年史編集委員会　1988：936）

このように、『厚生白書』によって担われた対抗言説の中には「経済の発展によってのみ、社会の矛盾は解消される」という当時の支配的言説であった経済政策のイデオロギーの論理が組み込まれていたのである。こうした対抗言説に内在化された、「『近代化』を通じた経済発展」によって貧困問題を解消しようとする論理は、経済発展を最優先とするコードによって編制された、チッソを擁護する言説に対する対抗軸を形成しえなかったのである。むしろそれは、水俣病の原因として患者とその家族（特に漁民）の生活環境の「貧しさ」を問題化する論理、あるいは「見舞金契約」をもって水俣病事件の「終結」を図ろうとする論理を結果として正当化するものとなったのである。(2)

三　政策文化に関わるメディア言説の分析――『朝日』の記事および社説から

ジャーナリズムの言説実践と「合意」の生産

以上のように、政策文化において経済発展を優先する論理が共有されていた点が明らかになった。この論理が高度経済成長の論理として日本社会に広く受容されていく上で大きな役割を果たしたのがマスメディアである。なぜならば、「今日の社会や諸集団の中で構成されたイデオロギー的合意の多くは、マスメディアにおける関連争点の報道なくして達成することは困難」（van Dijk 1998 : 265）だからである。すなわち、『白書』や経済政策に関して日常的に生産、流通、消費されるマスメディアの言説が、経済政策のイデオロギーを再生産し、当時の日本社会の「合意」の成立に寄与したのである。

ただし、ここで留意すべきは、こうしたイデオロギーの再生産は、メディア言説の生産の慣習やルーティンを通じて、非意図的に行われるという点である。この点を説明する概念として、「合意、論争、逸脱の領域」モデルが有用である（Hallin 1987 : 116-118）。このモデルによると、ジャーナリズムのニュース生産活動において、ある争点や出来事の報道は、「合意の領域」「正当な論争の領域」「逸脱の領域」の三つの領域のいずれかに位置づけられることになる。三つの領域は同心円状に構成されている。同心円の中間の層を形成する「正当な論争の領域」では、政治過程における既成のアクターによって行われる論争が取り上げられる。ここではジャーナリストは、自らの職業倫理や原則（とくに客観性やバランス）を重視しつつ報道を行う。ところがその他の二つの領域は、こうしたジャーナリズムの中立性や客観性が意識されないとされる。同心円の中心を構成する「合意の領域」では、ある争点や出来事はジャーナリストや社会にとって論争とはならず、ジャーナリストは合意されている価値を擁護し、賞賛することになる。それに対して同心円の最も外側にある「逸脱の領域」に位置づけられた政治的アクターや主張は、ジャーナリストや政治的主流派から価値の無いものとして位置づけられ、公の政治の場から排除されることになる。ただし、ある争点や出来事がどの領域に位置づけられるのかは流動的であり、時代や社会によって異なるとされる。

『経済白書』と『厚生白書』は当時、ニュース・バリューの高いものであったといえる。前節で概観したように、それは、官公庁の年次報告であることに加え、日本社会の今後を展望する上で、対立する理念を提示していたためである。「戦後」の評価に代表される経済政策と社会政策の対立は「正当な論争の領域」に位置づけられたと考えられる。そして、一九六〇年の「所得倍増計画」の策定へと向う過程で両者の対立が解消されるに伴い、高度経済成長へと至る『経済白書』の理念と論理は「合意の領域」へと移動していったと理解することができよう。だが、ここで留意すべきは、当時の日本のジャーナリストの言説実践において、経済発展を最優先とする支配的コードがあらかじめ内面化されていたということである。そしてこうした支配的コードが、何を「合意の領域」へと位置づけるか、あるいは「逸脱の領域」に位置づけるかを決定していたのである。すなわち、経済発展を最優先とする支配的コードを通じてニュースを生産するマスメディアは、『経済白書』や『厚生白書』の内容を報道、解説、論評する中で、「近代化」を通じた経済発展を唯一の道とする論理や社会の矛盾を経済の発展によって解消しようとする論理を再生産することになったのである。そして他方において、全国紙における水俣病事件の報道は、「漁民騒動」報道にみられるように「逸脱の領域」へと位置づけられていったのである。

『白書』に関する『朝日』の報道

本章では『朝日』の記事を素材に分析を行う。復興期から高度経済成長期に至る一九五〇年代は、「白書ばやり」(『朝日』一九五九年一二月一二日)という表現に見られるように、多くの『白書』が創刊された時代であった。[3]

中でも『経済白書』、『厚生白書』は高い関心を集めていた。例えば、一九五六年七月に公刊された『昭和三一年度経済白書』は、七月一七日朝刊に二、三、四面で扱われている。そこでは『白書』の公刊の事実に加え、社説、解説、論評が掲載されている。特に三面では九段で扱われ、グラフも四点用いられている。さらに、一七日の論評「経済白書を読んで」における花森安治『暮しの手帖』編集長による批判に応える形で二三日には後藤誉之助経済企画庁調査課長による「経済白書批判に答える」という寄稿が掲載されるなど、新聞が『白書』をめぐる政策議論の場としても機能していたことがうかがえる。一九五六年以降も、『経済白書』の発表は、一九五九年までの各年で一面に掲載された。[4] また、各年ともに、社説や解説記事が掲載されている。一方、『厚生白書』も同様に高い関心を集めていることが分かる。一九五六年一〇月五日に創刊された『厚生白書』は、翌六日朝刊の一面、二面、三面で社説、概要と解説など多岐にわたって論じられている。『厚生白書』の発表に関してその後も一九五九年が二面に掲載されたほかは一九六〇年に至るまで一面に掲載された。また、社説では一九五六年から六〇年まで、毎年論じられていた。

この期間の『朝日』は、社説や解説記事を通じて『経済白書』を主に批判的に評価し、『厚生白書』を主として肯定的に評価している。『経済白書』に対する批判的評価は、「明るすぎる経済白書」（一九五六年七月一七日朝刊四面）、「遅すぎた〝反省白書〟、責任の所在語らず」（一九五七年七月一九日朝刊四面）という見出しや、「政府の無計画と無為無策を責めないわけにはゆかないのだ」（同、社説）という記述に表れている。他方で『厚生白書』に関する報道では、肯定的な記述が目立つ。その典型的な例は、「厚生白書が、いつも何かの問題を積極的にひろい上げようという気持で、厚生行政に取り組んでいるのは、歓迎すべき態度である」（一九五八年一二月五日社説）、「白書ばやりに、いささか食傷気味の今日だが、厚生白書だけは、かなり多くの国民から関心をもって読まれる」（一九五九年一二月一二日社説）、「白書が、社会保障最優先を主張する態度は、大いに評価されてよい」（一九六〇年一二月二日社説）などである。さらに『朝日』では、「厚生白書も、政府の報告書であるが、問題の困難に正面からぶつかってゆく勇気と熱情は、いつまでもうしなわないように望む」（一九五九年一二月一二日社説）として、『厚生白書』が政府の支配的価値観とは距離をとり、むしろ「国民の立場」に立っていると認識されていることが分かる。

それでは、『朝日』は『厚生白書』のどの点を評価していたのであろうか。それは、『厚生白書』が「貧困問題」に対処しようとしている点である。当時の『朝日』は、「貧困問題」「経済格差」を社会問題として重視しており、『厚生白書』を通じてこれらの問題を指摘しようとしていた。例えば、『朝日』は、『厚生白書』の報道に関する見出し（小見出し）を以下のように掲げている。

「放置できない社会のゆがみ」（一九五六年一〇月六日朝刊三面）
「貧富の差は開く一方　随所に『中進国』の矛盾」（一九五七年一二月一五日朝刊二面）
「〝生活の窮乏感ます〟　厚生白書暗い面指摘」（一九五八年一二月二日朝刊一面）
「三五年度厚生白書まとまる　拡大する貧富の差」（一九六〇年一二月二日朝刊一面）

このように、『朝日』は、日本社会において解消すべき最優先の課題として貧困問題を重視していることが分かる。そして、『朝日』は、経済発展の負の側面として、これらの問題の解決を政府に訴えたのである。

経済成長だけにとらわれて、国民生活の格差や貧困層の滞留を軽視するということでは、問題である。財政面で巨額の自然増収が予想されている今日、池田内閣はこの点を改めて考えて然るべきではなかろうか。
（一九六〇年一二月二日社説）

以上のように、『朝日』は、『厚生白書』を「国民の立場」から論じたものであると評価することを通じて、経済発展によって生じた貧困問題を取り上げようとした。だが、『朝日』の経済政策批判は、『『近代化』を通じた経済成長が唯一の進む道である」「経済の発展によって社会問題が解消される」という論理そのものは批判していない。その点は、一九五六年七月一七日の社説「戦後経済とのお別れ」で用いられている表現からも明らかである。

・新たな経済発展の原動力を創り出す方向を打ち出すべきことを勧奨しているのは（中略）当然のことであるといえよう。（傍点引用者。以下同様。）
・今日、世界の工業国の基本的経済政策が技術の革新におかれていることは、明白な事実である。
・日本が新たな発展を図るためには、こういう世界情勢に立ちおくれをとらぬことが肝要である。
・白書が、近代化投資に、今後における新しい経済発展の血路を探求しているのは、当然の筋道である。
・古ぼけた戦後的意識から抜け出し、新たな出発点に立って、急速に移り変わる世界の情勢を直視せねばならぬ時に来ているのだ。

このように、「当然である」「明白な事実である」「当然の道筋である」「せねばならぬ」という言語表現を通じて、『経済白書』において表象されていた経済政策のイデオロギーの論理を全面的に了解していることが分かる。

経済・産業の実態に関するメディア言説と支配的コード

『白書』に関する『朝日』の報道を通じて、以下の点が明らかになった。第一に、『朝日』は『経済白書』で提示された経済政策を批判していること、第二に、貧困問題を重視する点から『厚生白書』を肯定的に評価していること、第三に、それにもかかわらず、これらの報道の中に、経済政策のイデオロギーと共通の論理が見られたことである。だが、こうした論理を構成するコードは一九五〇年代後半の『白書』の報道にだけ見出せるものではなく、当時のメディア言説における支配的コードとして一貫して存在していたのである。ここでは一九四五年から一九六〇年までの『朝日』の社説を分析対象とする。(5)

一九五〇年代前半までの社説では、経済復興が大きな目標として掲げられている。その文面からは、日本経済の現状に対する非常に高い危機意識を読み取ることが出来る。例えば一九四八年一月三日の「経済大局の見透しをつけよ」では、「復興か、それとも崩壊か。本年の日本経済は民族の運命をかけた重大なる岐れ道に臨んでいる」（一九四八年一月三日社説）という記述が見られる。また、「国民は大局的にこのことを認識し、政府とともに現下の危機を段階的に打開すべく、おのおの努力を惜しんではならない」（同社説）というように、経済復興のために国民の努力を喚起する「呼びかけ」が行われている。

こうした復興を目標とする論調は、一九五〇年代後半に転換する。一九五六年一月八日の社説「財政動向をめぐる本年の経済」は、「この一、二年の日本経済の立直りは、まことに目覚ましい」と日本経済を評価している。そしてこの社説では「日本経済の健全な発展と拡大」というフレーズが用いられている。このように一九五〇年代後半の『朝日』社説ではそれまでの危機意識が徐々に薄れていることがうかがえる。

一九六〇年八月一五日の社説「十五年の〝歴史の顔〟」では、一九四五年以降のこれまでの歴史を総括する形で、「経済は予想外に伸びたが」「政治は危機症状を呈する」という小見出しを掲げている。この社説は、「とにもかくにも、われわれはこの十五年に、もっとも希望の乏しかった分野で、かなり満足すべき達成を遂げた」と経済復興を肯定的に評価したうえで、以下のように論じている。

> 経済と政治は当初の難易の予想とはくいちがった。生活はおしなべて貧しくとも、再び戦うことのない、文化的な民主国家ぐらいは築けるだろうとした見とり図は、いささか色どりを変えたが、それをいま論じてみても、十五年の歴史は書き換えられない。
>
> （一九六〇年八月一五日社説）

このように、一九五〇年代後半の『朝日』の社説からは、経済復興が予想外の速度と業績で達成されたことを肯定的に評価し、さらに「復興」から「日本経済の健全な発展と拡大」への目標の転換を了承していることが分かる。そしてこの一連の記述において、経済発展を最優先とする支配的コードが一貫して作用しているのである。

それではこの「日本経済の健全な発展と拡大」において何が重視されたのか。『厚生白書』に対する評価で明らかなように、『朝日』は当時の社会問題において、「貧困問題」を最も重要なものとして位置づけていた。そして『朝日』が提示する解決策もまた、『厚生白書』でみられたものと同様、経済の発展によって貧富の差を解消しようとするものであった。

経済の拡大をはかりながら、社会保障その他の政策によって、これら低所得層の生活を実質的に改善してゆく方法を考えなければならない。（中略）そういう方法によって低所得層の所得を実質的に改善すれば、それにともなって消費水準も、当然上昇する。いまの不況が、過小消費という一面ももっていることはいうまでもないが、これら低所得層の消費が増えれば、景気の支えにもなる。（一九五八年一二月一六日社説）

こうした『朝日』の言説において、経済政策に関する復興の次なる目標である高度経済成長の長期計画の理念は積極的に受容されていく。例えば一九五七年一二月一八日社説「長期経済計画を達成するには」では、岸内閣の下で策定された「新長期経済計画」に関して、「われわれは政府が、衆知を結集してつくり上げたこの計画の具体化に全力をあげ、安定的成長の目標を達成するよう、重大な決意と責任感を持つことを要望する」と論じている。また、池田首相が唱えていた「所得倍増計画」に関しては一九六〇年の八月五日社説「産業構造政策の重点は何か」において、高い期待を寄せていることがうかがえる（同内閣の下で「国民所得倍増計画」が策定されるのは同年一二月）。

ここ数年間の日本経済はめざましい発展を遂げたが、その主力をなすものが機械工業であることは、本年度の経済白書が明らかにしているところである。今後貿易自由化の進展にともなって、わが国の産業構造はおのずから変わらざるをえないが、ただこれを自然の流れに委ねず、計画的に重工業、化学工業、なかんずく高度加工工業を育成強化して行くことが必要と見られる。(中略)この意味からすると経済白書と総合政策研究会の「提言」によって、期せずして官民の構造政策に関する基本方向が一致したことは、重要な意味がある。われわれは所得倍増計画において、さらに鋭くこの基本方向が具体化されることを期待したい。

(一九六〇年八月五日社説)

このように、当時のマスメディアのテクストにおいても、高度経済成長へと向かう経済政策の論理そのものに対しては疑義を差し挟んでいないことが分かる。日本のメディア言説においては、経済発展を最優先とする支配的コードが存在し、それを再生産してきたのである。一方で、公害といった経済発展によって生じる諸問題に関する認識は、貧困問題を除いて非常に希薄であったとみなすことができる。こうした支配的コードを通じて復興から高度経済成長へと至る一連の経済政策の理念が社会の中で共有され、高度経済成長へ向けての「合意」が生産されていったのである。

他方で、この支配的コードを通じた「合意」の生産過程は、全国紙レベルにおいて水俣病事件がなぜ「漁民騒動」という形でしか注目されなかったのか、という点を説明するものである。『朝日』における水俣病事件の第一報は、一九五九年一一月の「水俣病(熊本県)で漁民騒ぐ　警官七二人が負傷　新日室工場へ押しかけ」という報道であった(一九五九年一一月三日朝刊一一面)。この記事は、騒動の描写と、当事者たちの談話および水俣病の解説から構成されている。だが、見出し、写真(投石する漁民・破壊された工場事務所)、続報(「〝水俣の騒ぎ〟静まる　工場の損害は一千万円」(一一月三日夕刊）の表現では、「漁民が騒動を起こし、チッソが被害を受けた」という側面が強調され、「水俣病事件」そのものは後景化している。このことは、水俣病事件が、「漁民」による暴力行為というニュース・バリューにおいてしか全国報道となりえない「逸脱の領域」に位置づけられていたことを示しているのである。

四　水俣病事件の表象と政治

『厚生白書』における「水俣病」の表象

これまでの分析から、当時の政策文化やマス・メディアの領域で高度経済成長へと向かう理念が合意されていたことが明らかになった。そしてそこでは経済政策のイデオロギーがそれらを結びつける論理として機能していたことが確認された。次に、こうした論理が水俣病事件をめぐる特定の表象を排除していったことを考察する。すなわち、当時の日本社会で共有された支配的コードによって、水俣病事件を「公害」として解釈する可能性が制約されていたのである。また、他方で「食中毒事件」として表象されていながらも、有効な対策を実施することができなかったのである。本節では、この過程を水俣病事件をめぐる行政の対応と言説実践から検証する。

戦後日本の政策文化の中で、「公害」概念はどのように構築されてきたのであろうか。戦後日本の公害対策は、一九五一年、経済安定本部資源調査会が行った「水質汚濁防止に関する勧告」がその嚆矢とされる（厚生省五〇年史編集委員会編　1988：984）。厚生省はこれを受け、一九五三年に連絡協議会を設置した。また、水質汚濁問題に加え、翌一九五四年に大気汚染、騒音、振動、放射能の汚染に関する諮問を行った。その上で一九五五年八月に「公害防止に関する法律案要綱」を関連省庁に提示し、一二月には「生活環境汚染防止基準法案要綱」を作成、公表した（同書）。この法案は国会提出には至らなかったが、厚生省が一九五〇年代初頭から公害対策に取り組もうとしていたことがうかがえる。その後、「公共用水域の水質の保全に関する法律」「工業排水等の規制に関する法律」（旧水質二法）が一九五八年一二月に制定されて以降、法案整備が進む。高度経済成長期に入り、全国の公害問題が深刻化する中で、一九六三年に通産省企業局に公害対策課、厚生省環境衛生局に公害課が設置され、一九六七年には公害対策基本法が制定されるに至った。こうした一連の過程から判断すると、水俣病事件の初期において、水俣病を「公害」と意味づけ、対策を施すことは可能であったといえる。

それでは、厚生省によって水俣病問題はどのように意味づけられていたのであろうか。ここでは『厚生白書』における水俣病の表象を分析する。新潟水俣病が発生する以前では、水俣病事件に関する記載は『昭和三三年度厚生白書』と『昭和三五年度厚生白書』に見られる。『昭和三三年度厚生白書』では以下のように記述されている。

> 第二章　医療制度および公衆衛生　第三節　環境衛生等　三　食品衛生
>
> なお、以上とは別に、食中毒の一例として、先に問題となった熊本県水俣市の奇病事件について触れてみたい。この事件は、二八年一一月より現在までに、水俣湾附近の住民に、運動障害、言語、視力、聴力障害等の重篤な症状を持つ患者六七人が発生し、うち死者二三人を出したものであるが、三一年末の調査により、水俣湾内で、ある種の化学毒物によって汚染を受けた魚介類を多量に摂取することによって発症する中毒性疾患であることが報告された。その化学毒物としては、現在の段階ではセレン、マンガン、タリウムが疑われているが、感染経路についてはなお検討が行われている。今後同様な問題が各地に発生するおそれもなしとせず、これがため本問題については、中央および現地において、調査、研究および対策が種種検討されている。
>
> （厚生省大臣官房企画室編　1958：171）

『昭和三五年度厚生白書』における水俣病関連の記述は、以下の通りである。

第七章　公衆衛生と環境改善　第二節　生活環境の改善　四　食品衛生

なお、二八年以来問題になっているいわゆる水俣病は、現在まで患者八四人、死者三三人を出しているが、その主因をなすある種の有機水銀化合物がどのようにして魚介類のなかで有毒化するかが今なお不明で、水俣市付近の住民に強い恐怖感をあたえているが、厚生省としては、とりあえず水俣病患者診査協議会を設置して、真性患者の判定にあたるとともに、従来よりの治療研究を一段と強化することとした。また、各省庁とも連絡を密にして一日も早くその真相が究明されるように努めている。

（厚生省大臣官房企画室編　1960：333）

このように、『厚生白書』では、水俣病は、「食品衛生」の問題として扱われている[6]。すなわち、両年度ともに水俣病は「公害」としては表記されていないのである[7]。とはいえ、この『白書』の記述は、水俣病事件の初期段階において、有効な対策が実施される可能性があったということも示している。つまり、「食中毒事件」としての定義づけは、食品衛生法が適用される可能性を示すものである。また、この『白書』の記述から明らかとなるもう一つの特徴は、水俣病を表象する際に、「いわゆる水俣病」「ある種の有機水銀化合物」「今なお不明」といった曖昧な語彙が用いられている点である。『昭和三三年度厚生白書』では、公式確認から二年を経てなお「奇病」という表記が用いられ、未だに原因が不明であるということが暗に意味づけられていることが分かる。そして特に『昭和三五年度厚生白書』が、熊本大学の「有機水銀説」発表（一九五九年七月）以降のものであるにもかかわらず、「有毒化の機序が今なお不明」と表現されている点は重要である。この二つの『白書』の記述から、①厚生省が初期段階において、有効な対策をとる可能性があったこと、②しかし、その後も実際に対策が行われることなく、なおかつチッソの工場排水を原因として明確に提示し得なかったこと、が分かる。

省庁レベルにおける水俣病事件対策の過程

次に、水俣病事件をめぐる厚生省の言説実践の背景を考察する。なぜ、厚生省は水俣病事件を公害として定義せず、さらに食中毒事件として対処することもできなかったのであろうか。また、なぜ「原因究明こそが肝要」と語る一方で、チッソの工場排水を原因として明確に提示できなかったのであろうか。ここでは各省庁の具体的な対策を概観することで、より制度的な見地から考察を加えることにする。

水俣病事件の初期段階における対策は主として厚生省が中心的役割を果たし、その他の省庁レベルのアクターは通産省、経企庁、水産庁であった。厚生省は一九五六年一一月に厚生科学研究班を設置した。その後、一九五九年一月に食品衛生調査会に水俣食中毒特別部会を設け、一一月に答申を提出している。一九五七年三月の厚生科学研究班報告書ではチッソ水俣工場の排水、廃棄物による魚介類の汚染の可能性に言及した（水俣病研究会編 1996：835）。また、一九五八年六月の参議院社会労働委員会では当時の環境衛生部長が水俣病の発生源を水俣工場であると名指しした（宮澤 1997：172）。さらに、厚生省食品衛生課の編集する雑誌の中で、一九五七年六月の時点で既に「水俣病は公害」とする指摘がなされていた（同書：137）。少なくとも、厚生省においては、水俣病を「公害」として読解し、水俣病の原因をチッソ水俣工場の排水であると意味づけるコードが存在していたこととなる。しかし、それにもかかわらず、『白書』のテクストが示すように、水俣病は「公害」というカテゴリーには組み込まれず、「原因はいまなお不明」「原因究明こそが先決」とする言説に回収されることで具体的な対策はとられることはなかったのである。

厚生省による食品衛生法の適用を阻んだのは、当時の熊本県副知事であるといわれている（宮澤 1997:158-161）。だが、それ以上に厚生省の一連の対応に大きな影響を与えたとされるのが、通産省である。水俣病事件の初期段階において、通産省は有機水銀説を否定することを通じてチッソを擁護しただけでなく、排水をやめさせないよう様々な措置を講じたことがしばしば指摘されている（宮澤 1997、橋本編 2000：165）。実際、厚生省が中心となって各省庁に働きかけていた連絡協議会は一九五九年に解散させられた。そしてその後、経企庁の「水俣病総合調査研究連絡協議会」が設置されたが、この協議会はその活動の途上で事実上有名無実化したのである（宮澤 1997：262,326）。

一九五〇年代の産業政策とチッソ

なぜ、通産省はチッソを擁護し、厚生省による水俣病の表象を抑圧、排除することが可能であったのか。それは、当時の通産省の産業政策が高度経済成長をめぐる支配的言説と対応する形で立案、実施されていたからである。また、チッソは一九五〇年代後半の産業政策においてきわめて重要な企業として位置づけられていたのである。

一九五〇年代後半の産業政策は、一九五〇年ごろまでの「復興期」と一九六〇年以降の「高度成長期」の間の「内部充実期」に該当する（通商産業行政研究会編 1983：75）。当時、通産省は、経済自立化と国際競争力強化を目標として掲げていた。そしてこの時期を通じて通産省による直接的、規制的な政策が行われた。具体的な施策として通産省は産業育成政策と産業統制政策といった一連の産業合理化施策を実施する。生産性の向上を図るため、設備の合理化、近代化や産業技術の向上のための施策、あるいは産業の立地条件の整備のための施策を推進する中で、特に新規工業の育成に重点が置かれることとなった。

こうした一連の産業政策の中で、化学産業政策はとりわけ重視された。なぜならば、経済の自立を図り、国際競争力を強化する上で、工業製品の原料を提供する有機合成化学の発達が必要とされていたためである。そして一九五四年には「有機合成化学工業を急速に確立するよう万全の措置を講ずるべきである」という旨の衆議院決議が行われている（同書：322）。こうした中、一九五〇年代後半から石炭から石油への原料転換による化学工業の競争力強化が目標として掲げられた。通産省は一九五五年から「石油化学工業育成対策」を実施し、一九五九年一二月に「石油化学企業化計画の処理方針」を決定している。同省はその移行措置として、この期間中のオクタノールの国内生産の大半をまかなうためにチッソ水俣工場に対し、オクタノール増産の指導を行った（宮澤 1997 : 198-199）。その結果、チッソは水俣病事件がピークを迎える一九五九年には国内のオクタノール生産の八五％を占めるに至った（橋本編 2000 : 38）。チッソのオクタノール生産は経済自立から高度成長へと向かう産業政策における事実上の「国策」であったのである（宮澤 1997 : 198）。

このように、当時の通産省はチッソに対して強力な指導を行っていたことがわかる。そしてそれは、「復興」から「高度経済成長」へと至る日本社会の「合意」――『近代化』を通じた高度経済成長」の論理――の下で推進されていたのである。水俣病事件対策における通産省と厚生省の関係、『厚生白書』における水俣病事件の表象はこうした権力作用から生み出されたものであった。

五　戦後日本におけるヘゲモニーの成立――水俣病事件報道を通じて見えてくるもの

『白書』や新聞記事の分析を通じて、一九五〇年代後半の日本社会における支配的価値観が明らかとなった。それは以下の論理形式を有するものであった。すなわち、①日本の今後の経済成長は「近代化」を通じた経済発展によらねばならない、②社会のあらゆる矛盾は「近代化」を通じた経済発展でのみ解消される、というものである。こうした経済政策における論理はマスメディアを通じて再生産され、日本社会において復興から高度経済成長へと至る経済政策に関する「合意」を生産したのである。また、この「合意」の生産過程において『白書』やマスメディアの言説の中に経済発展を最優先とする支配的コードが存在したことが確認された。この支配的コードは水俣病事件を意味づけ、解釈する際にも作用した。それは二つの帰結をもたらした。第一に、経済政策を批判する対抗言説と水俣病をめぐる言説が結びつかなかったこと、第二に水俣病対策において「原因不明」「原因究明こそが肝要」とする言説や通産省によるチッソ擁護を正当化したことである。その結果、水俣病事件は新潟水俣病で注目されるまでの間、争点として潜在化することになった。

水俣病は「あらゆる矛盾は経済の発展によってのみ解決される」という経済政策の論理では解決できない問題であった。社会における支配的なコードによって解釈できないこうした問題は、理解できる問題へと置き換えられるか（例えば「奇病」や「漁民騒動」）、争点として抑圧、排除されてしまう。第三節で検討した図式に従えば、「奇病」「漁民騒動」などの形でメディアによって報道されていた初期の水俣病事件は、高度経済成長へ至る合意の成立に伴って「逸脱の領域」へと移行して行ったとみなすことができる。

さらにより広範な視座に立てば、本章で検証してきた水俣病の表象をめぐる一連の事例は、戦後日本社会におけるヘゲモニーの成立過程であったとみなすこともできる。ヘゲモニーの成立過程において、ヘゲモニーを担う言説は、社会における様々な要求や問題を解決するかのような機能を果たす（Torfing, 1999; Laclau, 2005）。すなわち、経済政策のイデオロギーは、「あらゆる社会問題は経済発展によってのみ解消される」という論理を用いることで、戦後の混乱した日本社会を意味づけ、まとめあげる機能を果たしたのである。経済を語る言説によって編制されたヘゲモニーは、当時の主要な社会問題であった貧困問題、そして『厚生白書』が担った社会政策の言説が本来有していた敵対性、対抗性を減じさせ、ヘゲモニーへと組み込んでいった。また、マスメディアは経済政策を批判しつつも、その論理自体は否定せず、結果的に経済政策のイデオロギーを再生産することとなった。それはまた、オーディエンスであった日本社会の構成員を「高度経済成長を担う経済的主体」として産出する機能を果たしたのである（小林 2003参照）。

だが、他方において、経済政策のイデオロギーと「水俣」の言説の関係をヘゲモニーの観点から捉えることはもう一つの意義を有する。すなわち、「水俣」の言説が、経済政策を語る言説では説明しえない「社会的敵対性（social antagonism）」（Torfing 1999:305）として残り続けた点である。経済政策のイデオロギーに回収されることのない「水俣」の言説は、ヘゲモニーを揺さぶり、経済発展を優先する価値観と対立する他の要求や要素と結びつくことで、対抗的なヘゲモニーの編制に寄与する可能性を有し続けたのである。(8) その結果、一九六〇年代後半に全国の公害被害が深刻化する中で、水俣病はそのシンボルとして位置づけられることとなった。そしてその後の日本社会における「環境保護」の重視という価値変容のひとつの契機となったのである。無論のこと、「水俣」の言説は、六〇年代以降の「環境保護」や社会運動の言説にも回収されうるものではない。それは日本の戦前から戦後へと続いた近代化、経済発展を一貫して志向する支配的コードの「隠れた権力作用」を「告発」し、可視化させるだけの歴史性をもった言説なのである。

注

（1）したがって、本章のイデオロギー概念は、支配階級の「虚偽意識」であるとするマルクス主義における階級還元的、あるいは経済還元主義的なイデオロギー概念とは異なる。

（2）例えば、一九五六年九月一〇日の『熊日』では、「水俣の奇病で一人死ぬ　熊大医学陣現地へ　〝驚くべき生活環境〟」という見出しで患者の生活環境を問題視する記事が掲載されている。また、一九五九年の「漁民騒動」後の一二月三一日の『朝日』では、「見舞金契約」の締結について、「水俣病、患者補償も解決」と報道し、さらにそこでは「円満解決」という表現が用いられている。

（3）一九五〇年代に創刊された『白書』は『厚生白書』以外にも、例えば『労働白書』（一九五〇年）、『地方財政白書』（一九五三年）、『国民生活白書』（一九五六年）、『青少年白書』（一九五六年）、『原子力白書』（一九五六年）、『科学技術白書』（一九五八年）、『世界経済白書』（一九五九年）などがある。

（4）『昭和三五年度版経済白書』は、発表された一九六〇年七月一九日が池田内閣の発足と重なったため、一面ではなかった。
（5）ただし、総説で小林直毅が指摘するように、こうした経済発展を最優先とする支配的コードは、戦前から一貫して存在していたという点は留意する必要がある。
（6）一九五六年の段階では公衆衛生局防疫課が所管したが、一九五七年から食品衛生課の所管となった（橋本編　2000:164）。
（7）『厚生白書』において、「公害」という語句は『昭和三一年度白書』から登場している。
（8）こうしたヘゲモニーの捉え方として、ラクラウの議論を参照のこと（Laclau, 2005）。

引用・参照文献

大石裕（1998）『政治コミュニケーション』勁草書房
厚生行政研究会編（1986）『現代行政全集八　厚生（I）』ぎょうせい
厚生省五十年史編集委員会（1988）『厚生省五十年史（記述篇）』中央法規出版
小林直毅（2003）『メディアテクストの冒険』世界思想社
――（2004）「水俣病事件報道にかんする批判的ディスクール分析の試み――メディア環境における水俣病事件の相貌」原田正純・花田昌宣編『水俣学研究序説』藤原書店
佐和隆光（1984）『高度成長：「理念」と政策の同時代史』NHKブックス
新藤宗幸（1988）「日本における社会福祉行政の論理構造――最近の二つの改革を素材として」『年報政治学』岩波書店、六九―八三
通商産業行政研究会編（1983）『現代行政全書一四　通商産業（I）』ぎょうせい
通商産業省編（1979）『通商産業省三〇年誌』通商産業調査会
中野好夫（1956）「もはや『戦後』ではない」『文藝春秋』一九五六年二月号、五六―六六
橋本道夫編（2000）『水俣病の悲劇を繰り返さないために　水俣病の経験から学ぶもの』中央法規
毎日新聞社編（1996）『岩波書店と文藝春秋』毎日新聞社
水巻中正（1993）『厚生省研究』行研
水俣病研究会編（1996）『水俣病事件資料集（上）』葦書房
宮澤信雄（1997）『水俣病事件四十年』葦書房

Allan, S（2004）*News Culture second edition*, Open University Press.

Hallin, D., C.（1987）*The "Uncensored War" : The Media and Vietnam*, University of California Press.

Laclau, E.（2005）*On Populist Reason*, Verso.

Torfing, J.（1999）*New Theories of Discourse : Laclau, Mouffe and Zizek*, Blackwell.

Van Dijk, T., A.（1998）*Ideology*, Sage.

経済企画庁編（1956）『昭和三一年度　経済白書』至誠堂

――（1957）『昭和三二年度　経済白書』至誠堂

――（1958）『昭和三三年度　経済白書』至誠堂

――（1959）『昭和三四年度　経済白書』至誠堂

――（1960）『昭和三五年度　経済白書』大蔵省印刷局

厚生省大臣官房企画室編（1956）『厚生白書　昭和三一年度版』東洋経済新報社

――（1957）『厚生白書　昭和三二年度版』大蔵省印刷局

――（1958）『厚生白書　昭和三三年度版』大蔵省印刷局

――（1959）『厚生白書　昭和三四年度版』大蔵省印刷局

――（1960）『厚生白書　昭和三五年度版』大蔵省印刷局

第三章　「全国報道」における水俣病事件の表象

山口　仁

一　水俣病事件の「教訓」

現在、環境問題を論じるときに、水俣病事件は「過去の教訓」の象徴的事例として語られることが多い。たとえば以下のような識者のコメントが代表的なものであろう。

我が国では水俣病、カネミ油症事件などのように、政府の対応の立ち遅れが被害を大きくした苦い経験をもつ。今こそ、主権者としての国民が政治や行政に働きかけて危機回避策を実現させる必要がある。

（『朝日』一九九九年七月三一日）

私達が注意深い生き方および他者と環境への危害「予防」を考え、「持続可能な社会」を追求したいと思うのも、二度と再び水俣病事件のような悲劇を繰り返したくないからである（丸山　2005：89）。

言うまでもなく、環境問題は過去の遺物などではない。廃棄物問題、大気汚染、水質汚染、土壌汚染、騒音問題、有害物質汚染問題はもとより、地球環境問題も一段と深刻化していると言われている。

また環境問題に関する研究も盛んに行われている。そして政策の場においても、環境省などの規制監督機関の整備、地球温暖化問題に対する世界的な取り組みである京都議定書の承認、またそれに参加しないアメリカに対する批判等々、いまや環境問題は社会問題として確立された感がある。特に企業や行政などの不作為によって対策が遅れ、その結果被害が拡大したという「水俣病事件の悲劇」は、環境対策こそ優先すべきであるという立場に説得力を与えている。

環境問題として水俣病事件を語ること、それ自体に何ら問題はない。水俣病事件に対して適切な対策がとられなかったことも間違いない。しかし水俣病事件には、環境問題以外の側面も多分に含まれていた。「水俣病事件とは環境問題である」という解釈は正当なものであるが、逆に正当であるがゆえに、かえってこの事件のとらえ方に一つの限定を付してしまっているのではないだろうか。

そもそも水俣病事件は、どのような問題として人びとの間で意識されてきたのだろうか。結論の一部を先取りするならば、水俣病事件は一九五六年五月に「公式確認」されたにもかかわらず、社会的な関心は決して高くはなかった。それが都市部の公害問題が深刻化した六〇年代後半頃から全国紙でも大々的に報道されるようになり、また訴

図3-1　『朝日』(全国版)における「水俣」関連記事件数

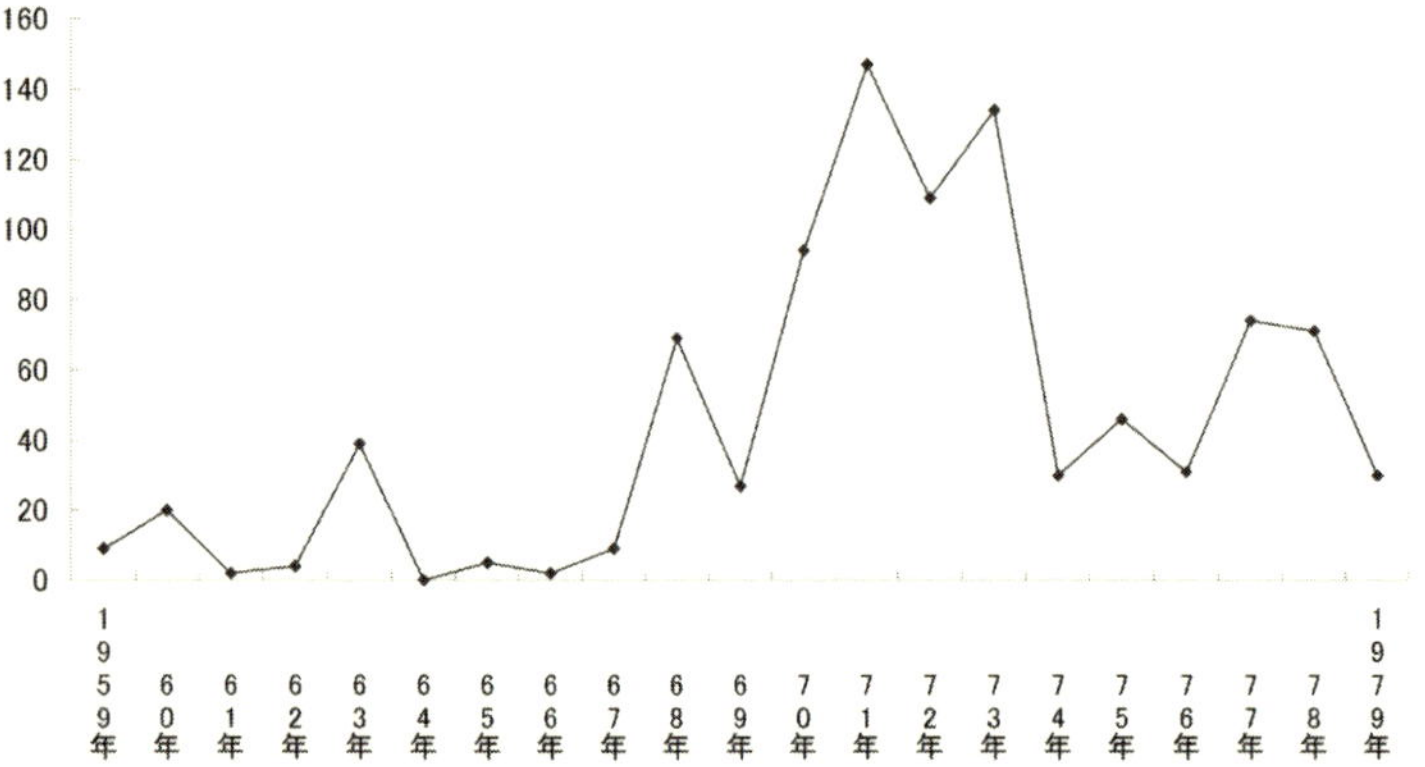

訟事件へと発展することで、大きな社会問題へと変貌していった。

本章では、一九五〇年代後半から一九六〇年代後半にかけて、水俣病事件がどのように表象されていたかに注目する。その理由は、この時期には水俣病事件が社会問題として構築されていっただけでなく、関心が低かった水俣病事件に俄然関心が集まるという日本社会の社会意識レベルにおける明確な変化が生じているからである。

そして本章では、事件報道にはその時代や社会意識が表出するという立場をとり、[1] 全国紙、とくに『朝日』の東京版を主に取り上げる。[2] ただし水俣病事件に対する報道が不十分であったことを批判することが主目的ではない。むしろ一九六〇年代後半以降、少なからず行われたはずの水俣病事件報道が有する問題について目を向けていくことが本章の目的である。

『朝日』全国版では、「水俣」関連の記事件数は**図3-1**のように推移した。記事の件数やその内容などを踏まえて総合的に判断し、報道時期を区分してみると、（1）初期報道期（一九五九〜一九六三年）、（2）報道停滞期（一九六四年前後）、（3）報道転換期（一九六五年〜）という三つの時期があることがわかる。[3] 初期報道期と報道転換期については、新聞の記事や社説の分析を通じて全国報道の特徴を明らかにする。報道停滞期については後の報道に影響を与えたと考えられる公害問題に対する社会問題意識の変容に着目する。具体的には、『厚生白書』や『公害白書』における公害問題、並びに水俣病事件に関する記述と、『朝日』における公害問題報道を取り上げていく。

二　初期報道期における水俣病事件の表象（一九五九〜一九六三年）

漁民騒動としての表象

水俣病事件に関して、『朝日』全国版において初めての報道が行われたのは、事実上、一九五九年一一月三日の朝刊記事「水俣病（熊本県）で漁民騒ぐ　警官七二人が負傷　新日窒工場に押しかけ」である。[4] 初めての全国報道にもかかわらず、すでに「水俣病」という言葉が使われているなど、水俣病事件に対する認識がなかったわけではないのだが、この報道に関していえばむしろ「漁民騒動」として意味合いのほうが強かった。この出来事は、漁民約一八〇〇人がチッソ水俣工場で警官隊三〇〇人と衝突して、警官、漁民、工場従業員に相当数の負傷者が出たものであり、報道でも漁民の「逸脱的行動」が克明に描写されていた。[5]

> 漁民たちは代表者と工場側との交渉が行われるのを待っていたが、午後一時半ごろ突然漁民のうち酒気を帯びた数百人が正門のサクを飛び越えて工場内広場になだれ込んだ。漁民はこん棒や竹ぎれを振りまわして保安係詰所をはじめ厚生課事務室、配電室、研究室などに次々に投石、電話線をひきちぎるもの、こん棒で窓をたたき破るなど乱暴の限りを尽くした。
>
> （『朝日』一九五九年一一月三日）

「逸脱者」としての漁民を効果的に描写しているのが報道写真である。この記事には二つの写真が掲載されているのだが、ひとつはハチマキをした漁民が石を投げる瞬間の写真（キャプションは「事務所の二階へ石を投げる漁民」）、もうひとつは壊されひっくり返った机や散乱した書類の写真（「メチャクチャに荒らされた新日窒事務所」）である。記事の本文には、水俣病について説明的に言及している箇所もあるものの、大きな文字の見出しや写真から受けるのは、漁民の「逸脱的行動」によって工場が荒らされたという印象のほうが強い。

このような記事の傾向は同日夕刊ではさらに強くなり、記事の大半が「同工場になだれ込み」、「手当たり次第にガラス戸をたたき破り電話機をひきちぎり」、「書庫から書類を持ち出して放火」などと漁民の「逸脱的行動」に関する記述で埋められていた。「〃水俣の騒ぎ〃静まる」という記事のタイトル、「工場の損害は一千万円」というサブタイトルからも、事件を「漁民騒動」として位置付けていたことが分かる。

しかしだからといって、そのような行動をとる漁民に対して、強い関心が払われていたとは言い難かった。たとえば記事本文では「〃水俣病〃で被害を受けている熊本八代、天草などの不知火海区の漁民」という記述があるにもかかわらず、水俣病とはいかなる病気か、またその被害にあっているとされる漁民の生活に対する言及はほとんどなかったのである。

このように報道は、「漁民騒動」の表層を記述するだけで、その騒動が発生する背景や要因についてはほとんど関心を払っていなかった。出来事が生じるがまま報じていたのである。それを象徴的にあらわしているのが、「漁民騒動」後に行われた「斡旋」や「調停」に関する報道である。一一月一三日、当時の熊本県知事が工場と漁民の対立解決のためにチッソ側から斡旋依頼を受けたという出来事があったが、これに対して報道は「（あっせん依頼がでる見込みなので）二度の漁民騒動まで起こした漁業被害問題の解決への手掛かりがついたと見られる」と、騒動の解決を安易に予測している。同様に一二月一七日には補償金が支払われているが、これに関する記事でも「（チッソ社長と漁連会長が）寺本熊本県知事ら調停委員立会いで調印、紛争は解決した」という報道が行われた。

しかし実際には、翌一九六〇年三月から四月にかけて、漁民が補償金をめぐって工場に座り込む騒動が再び発生した。この紛争に対する工場の対応や漁民の要求が正当なものだったかどうかはともかく、再び騒動が発生する火種が漁民と工場の間には存在していたことは確かである。ただ、ここで問題にしたいのは報道の予測が外れたことそれ自体ではない。安易に「解決した」と記事にしてしまう記者の意識、そしてその報道を受容する社会意識の問題なのである。当然のことだが、すべての人々が納得するような紛争の解決法などほとんど存在しない。採用された解決法に対して不満を持っている人に取材をすれば、「不満の声も……」「まだ解決していない」という内容の記事を書くこともできるはずである。そこまで立場を明確にしなくても、両論併記という形で紛争解決に不満な人の声を取り上げることはいくらでも可能であり、この「漁民騒動」問題を終結させまいとすることも十分可能である。それにもかかわらず、「解決した」とあっさり報道した。

「漁民騒動」に関するこのような報道から見えてくるのは、漁民と工場との間にある紛争の火種を黙殺しようという積極的な態度ではない。知事が斡旋依頼を受けたから、補償金が出たから、調停委員会が行われたから、それらの出来事を報道したにすぎないという非常に消極的なジャーナリズムの姿である。そして水俣病事件に対する関心の低さをそこに見て取ることができるのである(6)。

患者の記事の少なさ

このように初期報道は、水俣病事件に対する低い関心とともに始まった。事件全体への関心が低いなか、とくに水俣病患者に対する関心は低く、彼ら、彼女たちを取り上げた記事はきわめて少なかった。しかし患者の存在が完全に隠蔽されたわけでもなかった。たとえば一九六〇年四月二二日の「『水俣病』患者を訪ねて〝生ける人形〟少

女　四年間かえらぬ意識」という記事では、病気に苦しむ患者数人の姿が詳細に報道されている。

少女はもう四年間も意識を失ったままベッドに横たわっていた。病室の窓から流れ込む南国の日を受けて、少女のほおはふっくらと白かった。〝生ける人形〟と熊本大学の臨床教授たちが評した水俣病患者たちは、病原物質の論争、補償問題の難航をよそに、いまだ現地水俣市で廃人同様の生活を送っている。（中略）突然彼女は片手でベッドにつかまり立ったまま激しく体を上下に振り出した。のどの奥がクックッと鳴る。目を白くむき出し、歯を食いしばっている。ひどい全身ケイレンだ。約一分ほど続きパタッととまると「フーフー」と生き返ったように息をついた。（中略）食事はオカユなどやわらかいものをサジで口に一杯入れてやると反射的にゆっくりゆっくりのみくだす。茶わん一杯を約一時間もかかる。牛乳はよく飲むが、目はまばたきもせずあいたまま。〝ミルク飲み人形〟そっくりである。（中略）「ワシらは世界のどこにもない〝天然記念物〟みたいな病気になりましたケン、排水を出した会社が悪いとか何とかいっても始まりまっせん。原爆患者みたいに、なんとか国で面倒みてくれないもんでしょうか」と、患者の一人はその嘆きを述べた。

（『朝日』一九六〇年四月二二日）

このように水俣病に苦しむ患者の様子を詳細に伝える報道は確かに存在した。またこの記事では、写真も効果的に使われており、病院のベッドに横たわる少女の患者（キャプションは「生ける人形」）の姿が記事四段分のスペースを占めている。この少女の姿は被害者としての水俣病患者という解釈を十分可能にするものであった。しかし初期報道期において、水俣病の患者の写真が『朝日』全国版に載ったのは後にも先にもこの記事のみであった。

初期報道期における患者への関心の低さを象徴的に示すもう一つの事例がある。それは一九六〇年一〇月一五日に書かれた水俣病患者死亡に関する記事である。その内容は以下のようなものであった。

水俣病で昨年十二月から水俣市立病院に入院していた鹿児島県出水市米の津、漁業釜鶴松さん（五七）は、十三日午後肺炎を併発して死んだ。三十四人目の死亡者で、遺体は熊本大で解剖した。

（『朝日』一九六〇年一〇月一五日）

これが記事の全文である。この出来事に関してほかに関連記事があるわけではない。患者死亡の記事がベタ記事一本で終わってしまうくらい患者への関心が低かったのである。

医療報道・科学報道としての水俣病事件報道

患者の記事が少ない一方、水俣病の原因物質とその原因物質の発生源に関する論争についてはそれなりの報道が行われた。さらに初期報道期の中でも、一九五九年から一九六〇年前半までと、一九六〇年後半以降ではその報道内容に差異が生じていた。

「水俣病の原因」をめぐる議論には、①水俣病を引き起こす「原因物質」とは何かという議論と、②その原因物質の発生源は何かという議論、すなわち水俣病の「原因」は何かという二つの議論がある。[7] 後者の議論をすることは、水俣病発生の責任の所在を問うことにもつながる。当初は①原因物質をめぐる議論と②原因をめぐる議論が混在していたが、一九六〇年の後半以降は②の議論がなくなっていった。以下その流れを追っていく。

漁民騒動が起きてからわずか一週間後の一九五九年一一月一二日、東京工業大学の清浦雷作教授が「（水俣病の）原因は工場廃水とは考えられない」という現地調査の結果を通産省に報告したというベタ記事が書かれている。翌日の記事では、厚生省の諮問を受けていた食品衛生調査会が「（水俣病の）おもな原因はある種の有機水銀化合物」であると判断したことを報道している。もっとも「有機水銀化合物がなぜその地域にできるのか、それがどのように魚介に入りこむのかの問題が残る」、「この工場（チッソ水俣工場）から出た無機水銀化合物が原因だとすればなぜ無機が有機に変わるのか、問題が残されているという」とあるように、チッソ水俣工場の排水が水俣病の原因であるとまでは断言しておらず、両論併記的な記事が続いている。

このように水俣病の原因と原因物質をめぐる論争がはじまったのであるが、以降、議論が徐々に「原因物質」に関する論争へと移行していく。それを象徴的に示しているのが、一九六〇年の「水俣病をめぐる論争（上）学説まちまち――工場排水との関係も不明」（『朝日』一九六〇年四月二七日朝刊）、「水俣病をめぐる論争（下）さらに総合的研究――水銀説とアミン説と並行」（『朝日』一九六〇年四月二八日朝刊）、「水俣病　国際学会も追及へ――白木教授が渡英報告」（『朝日』一九六〇年一〇月四日朝刊）、「世界的に注目の水俣病　来年九月ローマでの　国際神経病理学会の議題に白木博次」（『朝日』一九六〇年一〇月二三日朝刊）という四つの特集記事である。これらの記事はそれぞれ四月と一〇月に二本ずつ書かれていたのだが、四月のものは「水俣病をめぐる論争」、一〇月のものは「国際学会での水俣病報告」と議論の力点が異なっている。

四月の「水俣病をめぐる論争（上・下）」は水俣病の原因物質とは何か、そしてチッソ水俣工場の排水が水俣病と関係しているのか、双方について言及している。この特集では水俣病の原因物質をめぐって、有機水銀説を主張する熊本大学、それを否定するチッソ、原因不明の有毒素だとする東工大の清浦教授の説がそれぞれ紹介されている。一応、記事の結論部で「厚生大臣の諮問機関である食品衛生調査会では清浦説をしりぞけ熊大側の意見をとり」と有機水銀説が有力であるとは報道している。ただ依然として原因物質が何かということについては「キメテのない諸説」としており、「化学的証明が必要」であるとしていた。確かに、水俣病の「原因物質」と「水俣病の原因」を巧妙に混同することでチッソの責任を不明確にしているこれらの記事は、小林直毅（2003）が指摘する「原因物質究明のイデオロギー」の最たるものと言えるかもしれない。

しかし混同されていたとはいえ、まだこの時点では「原因がもし工場排水にあることが明らかになったとしたら、工場の閉鎖という事態も考えられ」と、水俣病発生の責任の所在を問うような議論が少なからず存在していた(8)。つまり前述の区分で言えば、②水俣病の原因物質の発生源をめぐる論争についても不十分ながらも言及されており、チッソをこの事件の関係者として意識することが十分可能な特集ではあった。

確かにこの四月の特集はチッソ側の反論も取り上げており、その点ではチッソの責任の追及が不十分だったと指摘することができる。しかしそれでも一〇月の特集とは大きな違いがあった。一〇月の特集では、二本の記事のどちらにも「新日本窒素」や「水俣工場」などの「チッソ」を連想させる言葉が一つも出てこない。これらの特集記事では、東京大学の白木博次教授が水俣病の原因物質が有機水銀であることを国際学会で報告すること、水俣病が世界的にも注目されていることなどが中心的な話題になっていた。この特集では①水俣病の「原因物質」についての議論のみが行われ、②原因物質の発生源についての議論は皆無だった。

前項で水俣病の患者の記事が少ないことを指摘したが、初期の水俣病事件報道からは、加害者であることが明らかになろうとしていたチッソの存在も徐々に消えていった。こうして水俣病事件報道は「加害者」や「被害者」といった要素を含んだ社会問題報道としてよりも、科学問題報道の側面の方が強くなっていったのである。

もっとも、水俣病事件報道から社会問題報道の側面が失われていった理由として、次のようなものがあげられるかもしれない。水俣病の原因物質である「有機水銀」をチッソ水俣工場が排出している証拠が見つからないから慎重に報道していたのだと。確かに特集「水俣病をめぐる論争」では「無機水銀から有機水銀に変わる過程がわからない」とあるように、チッソ水俣工場が排出していたのは無機水銀であるとされ、水俣病の原因物質である有機水銀を排出しているという証拠はなく、慎重な報道をとっていたという見方もできるかもしれない。

しかし、チッソを追究するような報道が行われなかった理由が決してそのようなものではないことは、以下の記事とその後の報道のあり方を見れば明らかであろう。それは一九六三年二月一八日「水俣病の原因　工場の泥に水銀　熊大教授ら研究班が検出　『廃液説』証明される」という記事である。

> （熊本大学の入鹿山且朗教授が）「新日窒の工場内にあるスラッジ（泥）からメチル水銀化合物を検出した。このことは、水俣病の原因が工場の廃液にあるということをほとんど最終的に証明するもの」と発表した。
>
> これまで学界の定説となって明らかにされていたのは①水俣病の原因は有機水銀である②体内に有機水銀を含んでいる貝や魚が大量にいるのは水俣湾だけ③新日窒水俣工場の排水溝（こう）や水俣湾の泥の中には有機水銀がある、などの点だった。この点から水俣病は新日窒工場の廃液のために起ったと常識的には考えられていたが、論理的には、排水溝の有機水銀は、プランクトンや魚貝類が無機の水銀化合物を吸収しその後の動物反応で有機水銀になったのではない、ということが学問的に証明されていなかった。しかし入鹿山教授の発表によって学問的にも証明されたのである。（『朝日』一九六三年二月一八日）

この記事では、水俣病の原因がチッソ水俣工場であると断言している。前述したように、水俣病の「原因物質」は有機水銀であることが確定し、この記事によってその物質の発生源がチッソ水俣工場であることも明白になった。[9]すなわちこの記事は、それまでの水俣病をめぐる論争に決着をつけるスクープと呼べるものであった。しかも現在の視点からそういえるのではなく、当時そろっていた記事の情報だけからもそういえるものである。それにもかかわらず、この有機水銀発見関連の記事はこの報道のみにとどまり、続報がなされることがなかった。[10]

チッソ労働争議と水俣病事件報道

初期報道期における水俣病事件に対する関心の低さは、現在から見ると異様なほどである。しかし「水俣」に関する報道が少ないわけではなかった。有機水銀発見のスクープがあった一九六三年にはチッソ水俣工場で労働争議が発生したが、この労働争議に関してはかなりの報道が行われていた。記事件数でいえば、一九六三年の「水俣」関連記事はそれまでで最も多い三九件であり、そのうち三五件がチッソ労働争議に関するものであった（**表3-1**）。

表3-1　『朝日』（全国版）における「水俣」関連記事の内訳

	水俣病	労働争議	その他	計
1959年	9	0	0	9
1960年	20	0	0	20
1961年	2	0	0	2
1962年	1	2	1	4
1963年	4	34	0	38
1964年	0	0	0	0
1965年	4	0	1	5
1966年	1	0	1	2
1967年	7	1	1	9
1968年	68	0	1	69
1969年	27	0	0	27
計				176

地方都市である水俣市でも「大規模な事件や紛争」が起きれば、かなりの量の報道がなされていた。

この労働争議に関する報道は、前述の漁民騒動に関する報道よりも大きく行われた。「最終的あっせん案　熊本県地労委　水俣争議に提示」（『朝日』一九六三年一月六日）の記事を皮切りに、「あっせん案受諾の空気　合化労連代表者会議」（『朝日』一九六三年一月一〇日）、「あっせん案受諾を提案　合化労連大会」（『朝日』一九六三年一月一一日）、「合化労連、受諾きめる　新日窒水俣あっせん案」（『朝日』一九六三年一月一二日）、「闘争収拾で討議　水俣労組大会」（『朝日』一九六三年一月一三日）、「水俣労組大会あっせん受諾」（『朝日』一九六三年一月一四日）と立て続けに記事になっているからである。しかもこれらの記事は、一面か二面に掲載されていた。一面の記事が一本もなかった水俣病事件報道とは対照的である。さらに水俣病事件報道とは異なり、労働争議の報道は連続していた。記事の量、連続性、掲載紙面などすべての点において、労働争議の方が漁民騒動を含む水俣病事件よりも大きな扱いを受けていた。この時期、水俣病事件報道は、まるで労働争議に関する報道に駆逐されたかのようにほとんど行われなくなっていた。水俣病事件の報道は、一九六三年末まで待たねばならなかった。

不知火海に面した熊本県南、水俣市の漁村地帯に発生した水俣（みなまた）病の悲劇は、いまも続いている。大詰めに来た来年度の予算折衝で、水俣病患者の入院治療費国庫補助費百万円がやっと認められ、暗い見通しを立てていた厚生省当局をほっとさせた。しかし、その名目は「治療研究補助金」。性格があいまいなだけに、打ち切りに対する患者の不安は強い。厚生省としても、どうやって恒久的な対策に組み入れていくか、来年の新しい課題になりそうだ。水俣病のその後を現地に見た。（中略）（漁民の工場乱入、国会議員団の現地調査などから）わずか数年しかたっていないのに、水俣病は一般からだんだん忘れさられようとしているようだ。（中略）悲劇の後始末――それは親身な恒久対策を早く立てる以外にない。現地を見て無言の訴えを感じた。

（『朝日』一九六三年一二月三一日）

ようやく行われたこの報道から見えてくるのは、水俣病事件をふたたび社会問題として取り上げようという新聞記者の姿勢である。しかし「来年の課題となりそうだ」とまでいわれた一九六四年になっても報道が行われることはなかった。前述した写真付きの患者の記事と同様、この記事も単発で終わってしまった。

構築されなかった「水俣病事件」

現在の視点から見ると、初期の水俣病事件報道に違和感を覚えずにはいられない。とくに水俣病事件を大々的に構築できるはずの出来事がいくつも報じられているにもかかわらず、水俣病事件は社会問題にならなかった。もし水俣病事件が社会問題として人々の間で十分に意識されていたのならば、一九六三年二月の水銀発見のスクープは、原因物質を特定し、さらには水俣病問題の加害者を明確にする決定的な出来事になったはずである。それが単発の記事で終わってしまっている。

このことが意味するのは何か。本書の総説で小林直毅は一九五九年一二月三〇日に締結された「見舞金契約」とそれに関する報道を「このような物語は、『見舞金契約』の締結を、患者補償問題の『円満解決』と語り、『報われた患者の努力』と評価し、『水俣病、患者補償も解決』（『朝日』一九五九年一二月三一日、傍点、小林）とまで語る言説によって完結したのだ」と指摘している。熊本においては水俣病事件は終わっていないにもかかわらず、「解決」という報道が行われることで、「終わったものとして」表象されてしまったということになる。

しかし全国報道では、「見舞金契約」に関する報道は行われていなかった。ここに熊本における水俣病事件の構築状況と、全国的なレベルのそれとの違いが明確に現れている。[11] 本節で述べてきたように全国的なレベルに限っていえば、水俣病事件は社会問題になってはいなかったと考えるのが妥当であろう。新聞社、記者、もしくは社会全体が水俣病事件を重要な社会問題として意識していれば、漁民騒動、水俣病の患者、そしてチッソ水俣工場の排水からの有機水銀発見のスクープなどから、水俣病事件をセンセーショナルに報道することも可能だったはずである。しかしそれすら生じなかったことに、水俣病事件が構築されていない、される状況ではなかったという当時の社会の姿をうかがうことができる。

三　報道停滞期（一九六四年前後）

『厚生白書』[12]における公害問題の展開

スクープになりうる多くの記事が単発に終わり、水俣病事件は次第に報道されなくなっていった。とくに一九六四年には「水俣」関連記事は一本も書かれていない（前掲図3-1参照）。しかし報道が停滞していたこの一九六四年前後は、後の報道転換期を考察する上で見過ごすことのできない変化が政策や全国報道の次元で生じている。厚生省は都市部で深刻化していた公害への対策を打ち出し、また全国報道も公害問題を重要な社会問題として報道し、その対策を政府に要求していった。

厚生省が発行している『厚生白書』では、一九五〇年代から公害問題は言及されていた。しかし目次に「公害」という項目が記載されるのは、一九六〇年になってからである。この年の白書は、第七章の二節「公衆衛生と環境改善　生活環境の改善」の中で「公害問題その他」という項目を設定していた。そこでは公害問題について以下のような指摘がある。

> 人口が都市に集中し、産業が発達するにつれて、空気は汚染され、河川は濁り、騒音に悩まされるという快適な日常生活からはおよそかけはなれた煩わしい問題をおこし、健康にも大きな影響を与えている。

このように、公害問題を近代化、産業化の負の側面として取り上げていこうという動きが政府の側にあったことは間違いない。しかし「ようやく国としてもこの問題の解決にあたろうとする機運が高まり」とあるように、実際に行われていたことは各省庁（厚生省、通産省、科学技術庁）の間での調査会の設置や関係予算の承認などである。具体的な汚染の状況を調査したり、それに関するデータが白書に記載されたりしていたわけではなかった。また「公害」の項目が追加されたとはいえ、依然としてそれほど重要な位置付けではなかった。というのもこの項目が掲載されているのは、第七章という白書の中でも最後の章であり、また分量自体もかなり少ないものであったからである。ちなみにこの年の白書の序説で優先的に語られているのは社会福祉の問題であって、そこには「公害」という言葉は見当たらない。

翌一九六一年になると公害対策の必要性が認識され、具体的な研究会が設置されるようになる。

わが国の公害問題は近年いよいよ重大化してきた。（中略）このため、厚生省では昨年一〇月以来関係各方面の専門家の参集を得て、公害問題の実情の分析、公害に関する科学的研究成果の分析、公害防止対策としてとり上げるべき公害の範囲の検討、公害防止対策のあり方およびその実施上の諸問題の検討などを行なってきたが、現在の見通しでは本年度末までに従来学問的研究の比較的進んでいた大気汚染の問題については具体的結論が得られるものと考えられる。これらの結論に基づいて適切な公害防止対策が樹立されるよう望まれている。

この年の白書から具体的な公害のデータが記載されるようになる。ただその内容は大阪府などの都市部における「陳情」件数のデータであり、汚染状況やその被害についての記述はなかった。

これが一九六二年の白書になると、「公害の現状」という項目で各地（おもに都市部）での公害問題について言及が行われるようになっていく。

近年における第二次産業特に重化学工業の発展は、交通の発達、人口の急激な都市集中などとともに、大気汚染その他の公害を激化せしめ、公害の問題を急速に社会問題化せしめるに至った。一般に都市公害といわれるもののなかには、騒音および振動、ばい煙、粉じん、排ガスなどによる大気汚染、廃液や汚液による水質汚濁などが、また最近においては地下水くみ上げによる地盤沈下あるいは高層建築による日光しゃへいの問題も新たに公害問題として考えられてきた。そして、これらの公害は都市生活を不快にするばかりでなく、時には人々の健康すらおびやかすような事態を招くに至っている。

そして「特に最近深刻化の度を強めてきた大気汚染」に関する調査データが掲載されている。一つは「主要都市の降下ばいじん量」で、もう一つは「東京都および大阪市におけるスモッグ発生状況」である。翌一九六三年の白書では「公害対策」の項目が前半に掲載されるようになる。そこでも東京や大阪などの都市部で生じた光化学スモッグについて言及が行われ、様々な対策が講じられていることが記載されている。また水質汚濁問題（多摩川流域のめっき工場から青酸化合物が放出、一九六二年四月）についても言及が行われている。

このように都市部の大気汚染や水質汚濁等の問題が徐々に政策課題として取り上げられるようになってきていた。もっとも「その抜本的な対策を講ずるに当っては、まずその実態を把握するためのモニタリング網の整備、人体に及ぼす影響等に関する基礎的な研究が特に望まれる」とあるように、公害対策に対する認識はそれほど強いものではなかったとも言える。

「公害対策」の実施——水俣病事件への言及

一九六四年の『厚生白書』では、「公害」の項目は、以前より前半に掲載されるようになっている。[13] 四日市（大気汚染）、沼津、三島地区（大気汚染）、隅田川（水質汚濁）、東京都内、大阪市内（大気汚染）などにおける各地の公害対策も紹介されている。

政策面でも、一九六四年三月二七日に閣議決定によって公害対策推進連絡会議が設置されている。この会議は総理府総務長官を中心に関係省庁の事務次官によって構成されていた。また環境衛生局に新たに公害課が設置されるなど、政府、官庁レベルでの公害対策の体制が徐々に整っていった時期でもある。

しかしそれでも依然として熊本の水俣病が公害問題として論じられることはなかった。先に言及されたのは新潟水俣病事件の方で、一九六五年と一九六六年の『厚生白書』ではそれぞれ以下のように言及されるようになる。

特殊な問題として、三九年（一九六四年）[14]八月ごろから新潟県阿賀野川流域において発生した水銀中毒のような問題がある。この事件は河水中に含まれていたアルキル水銀化合物が、魚を媒介として人体に摂取されたものと推定され、重篤な中毒症状を起こし、二六人の患者中五人が死亡したもので、その発生源について目下究明が行なわれているが、水質汚濁上の問題に限らずこの種の重金属による慢性中毒問題はその性質が既存の法則によって防除しがたい面があり、今後その対策を十分検討する必要がある。（昭和四〇年（一九六五年）『厚生白書』）

特殊な問題としては、三九年（一九六四年）八月ごろから新潟県阿賀野川流域において発生した有機水銀中毒事件があるが、その原因が工場廃水にあるという疑いがあったので、水銀を使用してアセトアルデヒドを製造している工場につき工場廃水及びこれに原因する水系の環境汚染調査を四一年六月から三回にわたり実施し、目下その検討究明が行なわれており、今後こうした特殊な水質汚濁の問題について必要な規制を行なう等の対策を急ぐ必要がある。（昭和四一年（一九六六年）『厚生白書』）

しかし新潟水俣病は「特殊な問題」として言及されているにすぎず、重点が置かれていたのは工場用水の増加による工場排水の増加、質の悪化や大都市の家庭下水による汚染などであった。

このような傾向に変化が見られるのが一九六八年の『厚生白書』である。一九六七年に成立した公害対策基本法について「昭和四二年度（一九六七年度）は、公害対策にとってまさにエポックメイキングな年であった」と評価しており、また熊本の水俣病も「水質汚濁」の項目で論じられるようになった。

一般の河川の汚濁の問題のほかに、工場廃水の中に特殊な重金属等が含まれていたことによると思われる悲惨な事件について触れないわけにはいかない。

その第一は、昭和二八年（一九五三年）に熊本県水俣湾沿岸に起こった水俣事件である。塩化メチル水銀汚染による水俣病患者は、今もなお六九人（入院一三人、通院五六人）にのぼっている。

ほかにも新潟水俣病、富山県神通川流域で発生したイタイイタイ病が取り上げられ、現在の四大公害の枠組みが出来上がってきている（四日市の大気汚染は以前から言及されていた）。この傾向は翌一九六九年の白書でも続いている。

熊本県水俣湾沿岸地域及び新潟県阿賀野川流域における水俣病（有機水銀中毒）、ならびに富山県婦負郡及びその周辺地区におけるいわゆるイタイイタイ病（カドミウム中毒に他の誘因が加わる）のように、メチル水銀あるいはカドミウム等の微量重金属またはその化合物による環境汚染が人間の生命と生活を直接脅かし、重大な社会問題となる事態も発生している。

このように『厚生白書』を振り返っていくと、時代を経るにつれて徐々に水俣病（特に熊本の水俣病）の重要度が上がっていき、喫緊の政策課題になっていったのが分かる。ただしそれはあくまでも大気汚染や騒音などのほかの公害問題に対する関心の高まりと連動したものであった。白書における水俣病（「水質汚濁」の項目に記載）の位置付けは常に「大気汚染」の次であり、また「水質汚濁」の項目の中でも都市の河川や水源の汚濁の方に重点がおかれていた。『厚生白書』だけでなく一九六六年には『公害白書』（のちに環境白書）が発行されている。『公害白書』も『厚生白書』と同様に大気汚染、河川の汚濁、交通騒音といった都市公害を主に扱っており、水俣病、新潟水俣病、イタイイタイ病などは「その他の公害問題」として言及されている。とはいえ、水俣病の原因物質を「微量重金属による水質汚濁問題、水銀による環境汚染」として位置付け、その排出源についても「新日本窒素水俣工場の工場排水に含まれたメチル水銀化合物によるものであることが明確にされ」たと記述しているように、この頃には水俣病事件の原因は明確に記述されるようになってきている。

以降の『公害白書』でも、水俣病問題は水質汚濁による健康被害の代表的な事例としてイタイイタイ病と並んで論じられるようになっていった。そして一九七一年の白書では総説で以下のように述べられている。

> 排出物、廃棄物による局地的汚染の結果として、すでにわが国においては水俣病、イタイイタイ病、四日市ぜん息等その影響による悲惨な健康被害の発生をもみるに至っているが、さらに、地球的な規模における汚染の進行によりわれわれの生存の基盤そのものである人間環境の全面的な破綻の危険までも強く指摘されるに至っている。

図3-2　『朝日』(全国版)における「公害」「公害対策」関連記事件数

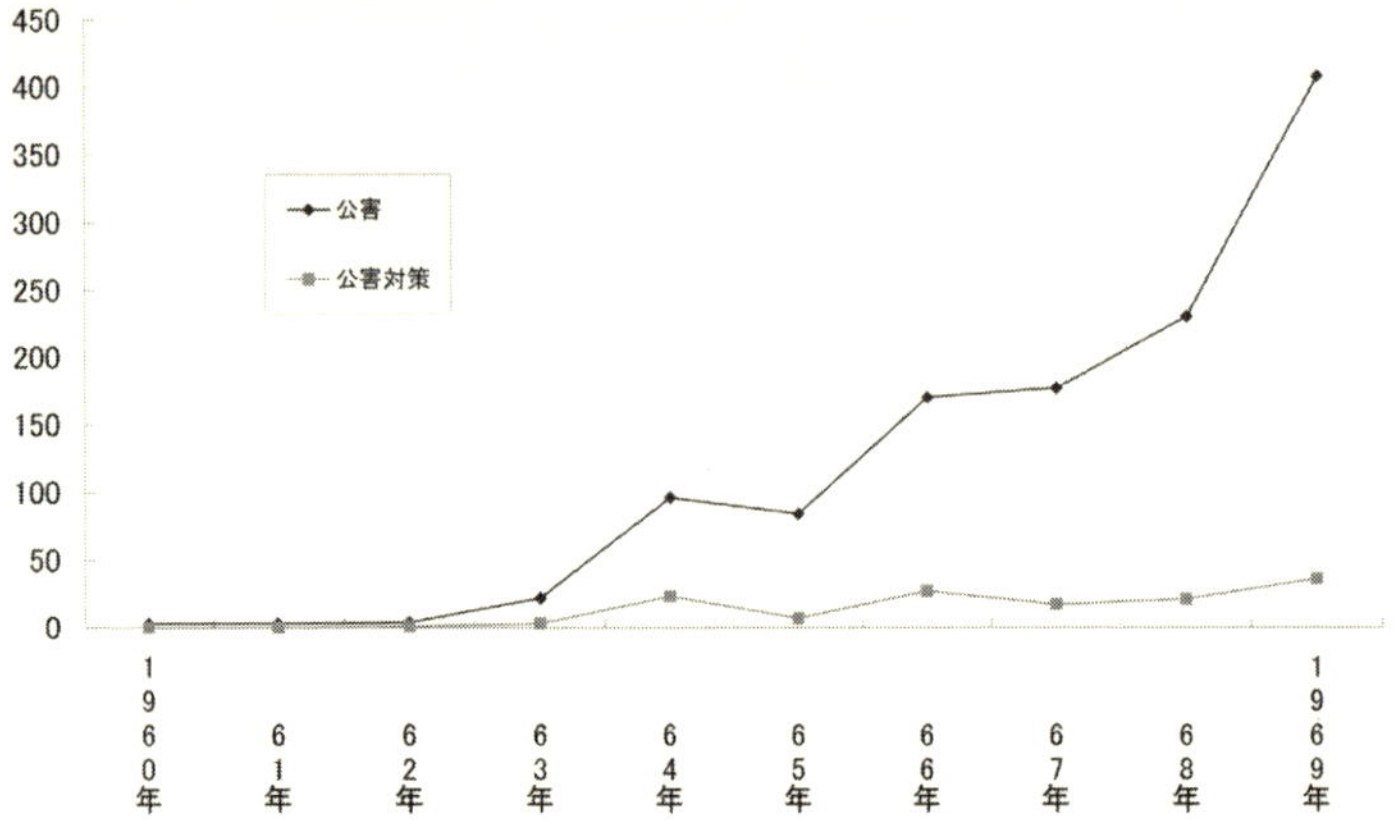

このように水俣病事件は、いわゆる「四大公害」の一つとしての水俣病の位置付けが明確になっていくと同時に、地球環境問題に対処する際の教訓として論じられるようになっていったのである

政府の公害対策に対する批判的な報道

政策の次元における公害問題の盛り上がりに連動する形で、全国報道も公害問題、公害対策を報道していった。タイトルに「公害対策」という言葉がはじめて登場する記事を探していくと「スモッグ対策きめる　東京都市公害対策審で　東京のスモッグ禍」(『朝日』一九六二年一二月二八日)という記事にさかのぼることができる。「公害」や「公害対策」に関する記事が増加するのは一九六四年頃からである(**図3-2**参照)。一九六二年までは年間一〇件にも満たなかった「公害」記事が、一九六三年には二二件、一九六四年には九六件、そして六九年には四〇八件と急増している。また『公害対策』記事も一九六四年以降、増加している。

また報道量の増加に伴って報道の内容にも変化が生じてきていた。以下のように、公害対策を求めつつ、行政の対策の「遅れ」を批判するような内容の記事、社説が書かれるようになっていった。

公害審議会でまとめた「公害に関する基本的施策について」の中間報告は、公害対策を練りなおし、本格的に推進するための原則的な考え方を示している。公害がますます深刻化しているとき、いまさら公害問題についての作文の段階ではあるまいというのが大方の国民感情であろう。しかし、公害問題にたいする関心はマスコミで先行しているのにひきかえ、行政と政治の次元では、いまようやく基本的な対策に着手しようとする段階に来ているにすぎない。

公害に取りくむ姿勢が中途半端に終わっていた根本的な理由は、ひとつには企業の側に公害に対する認識が遅れていたこと、またこれをうけて政治と行政の側に公害に対する決断がかけていたからにほかならない。

(『朝日』一九六六年八月九日)

もともと、高度成長が始ってから、もう十年以上も、公害問題は産業優先主義のもとで、ただ議論を重ねるだけで、その対策は放置されてきた。いまや、地域によってはもう収拾不能の感さえある。これから、さらにテーブルでの論議で時間をかせがれたのでは、全国的に手のつけようがなくなるに違いない。一般に原案というものは、いくつかの関門を通るごとに後退に後退を重ね、時間的には延期に延期を重ねる。こういう引延ばしの繰り返しは、多くの場合「拒否」と同じ結果になる。いまや実行のときである。(『朝日』一九六八年七月一八日)

政府や企業に対するこのような批判的な報道を見るかぎり、六〇年代後半には、公害問題を社会問題として認識できる状況が形成されていたと考えられる[15]。そしてこのような社会意識の変動期に、水俣病事件と同様の問題が新潟で発生し、再び報道が行われるようになっていった。

四　報道転換期（一九六五年〜）における水俣病事件の表象

遡及的に構築される「水俣病事件」と「かつての教訓」

水俣病事件が再び報道されるようになっていったのは、一九六五年以降である。この時期区分は、同じく水俣病事件報道について言及した高峰武の分類とは異なっている。[16] 高峰によれば、報道停滞期は一九六八年八月まで続いていたことになっている。確かに**図3-1**にあるように報道量の点からいえば、一九六八年から記事量は激変している。しかし後述するように一九六五年の報道には水俣病事件報道を考察するうえで見過ごすことができない転換が生じている。したがって本章では一九六五年以降を「報道転換期」として考察していく。

いわゆる規範的なジャーナリズム論の立場から見れば、水俣病事件を大きく取り上げるようになっていった報道転換期は評価されるべきなのかもしれない。しかしたとえどのような報道であっても、事実を取り上げてそこから一つの「現実」を作り上げていくということには変わりがない。その過程には、社会的な価値の分布や時代の支配的なイデオロギーが影響を与えており、報道転換期の水俣病事件報道であってもそれはかわらないはずである。

報道転換期の水俣病事件報道は、一九六五年六月一三日の記事「新潟に『水俣病』？　類似症状で二人死ぬ　有機水銀中毒と断定」から始まる。この記事が初期報道期のそれと大きく違うのは、直後の六月二二日に特集が組まれていることである。この特集は「新潟の〝水俣病〟望まれる水銀中毒対策」というタイトルで、科学面の大半を使用するそれまでの報道の中では最も大きな記事であった。リードに「いまや有機水銀中毒問題は、全国的な視野から検討されるべき時期にきたようだ」とあるように、水俣病事件を大きな社会問題として位置付けようという思いがこの特集には見て取ることができる。特集の内容は、有機水銀の毒性、摂取経路、有機水銀と工場排水との関係などが中心で、患者にはそれほど紙面が割かれていない。だが「いまこそ水銀中毒問題に本腰を入れないかぎり、日本の思わぬ地点に第三、第四の水俣病が相ついで発生しないとは保証できないのである」とあるように、水俣病問題が局地的な問題ではないことを指摘していた。とくに新潟の水俣病事件を「第二」としていることから、熊本の水俣病事件が「第一」として意識されていたことは明らかである。このように報道転換期の報道は、当初から水俣病事件を初期報道時よりも深刻に捉えていたのである。

また初期報道では「水俣」に関する社説は一本も書かれなかったのに対して、報道転換期では定期的に書かれるようになっていったのも大きな違いである。[17] たとえば、以下の社説は新潟の水俣病事件が明らかになったあとに書かれたものであるが、ここに以降の水俣病事件報道を象徴するようなある言葉が登場している。

水俣病の原因となった有機水銀を含む廃水を出している工場が、わが国のどこにどれだけあるかは、監督官庁がその気になりさえすればすぐにでも調査できるはずである。そして、その廃水中の有機水銀を一定値以下に抑える強制措置をとることも決して困難ではあるまい。発病者一〇五人、うち三七人が死に、残った六八人もひどい後遺症に苦しんでいるというかつての水俣病の教訓は、どこにいかされたというのであろうか。（中略）百人を超える水俣病の犠牲者の死と苦しみを無駄にしてはならないからである。

（『朝日』一九六五年七月一日）

ここで使われている「かつての水俣病の教訓」という言葉に、報道転換期における水俣病事件の典型的な表象の仕方があらわれている。「かつて」という言葉が過去を示す言葉であること、そして「水俣病」が熊本の水俣病事件のことを示していることをあわせて考えると、この時点で熊本の水俣病事件は過去の出来事として語られ始めている。しかも歴史論争のような評価の分かれる出来事としてではなく、すでに評価が確定した出来事として語られているのである。だが『朝日』全国版において、いつ水俣病事件が社会問題として語られたのだろうか。初期報道においてそれが行われていたわけではないことは、本章第二節からも明らかであろう。

そしてそのような確定した過去の出来事としての水俣病事件から未来への「教訓」が導き出され、それにもとづいて政府、官庁などの批判が行われるようになっていった。


公害やその紛争処理に関して、政治、行政の果たすべき責務は少なくない。むしろ、その姿勢いかんでは規制や解決は左右されうるといってもいい。水俣病の補償問題の足どりを振り返ってみる時、政治、行政のリーダーシップは十分だったとはいいがたい。行政は現実の動きに対応できず、各界の協力体勢はバラバラだった。政府が原因をボカすための逃げ道を捜し回ったこともある。何より解決を遅らせたのは「過度の政治的配慮」だったともいえる。その教訓を今こそ思いおこし、今後に生かすことは早期解決のためにもぜひとも必要なことであろう。

（『朝日』一九六九年五月二一日）


このような「教訓」という言葉は、二つの意味で問題を含んでいる。一つはこの言葉を用いて行政の批判をし、水俣病事件の責任を行政に負わせることで、初期報道期に水俣病事件をどのように報じていたかが問われずに曖昧なままになっていることである。前述したように、水俣病事件が社会問題として構築されずに終わったことに、消極的にとはいえ報道は加担していた。行政の責任を集中的に批判し問題化していくことが、逆にかつての報道に対して自己反省的な視点が生じる可能性を部分的に奪っている。

そしてもう一つの点は、ここで主張されている「教訓」そのものは決して間違っていないことである。水俣病事件に対する行政の対策が不十分だったことは事実であり、その点は批判されてしかるべきであるし、行政を批判する報道はジャーナリズムとして正当である。だがその「正しさ」こそが皮肉なことに「教訓」という言葉が持つ作用を不可視にしている。ジャーナリズムとしての一面の正しさは、「教訓」を主張する報道、ならびにそれを受容する日本社会が、かつて水俣病事件の構築に関して犯してきた不作為を免責するだけではなく、「教訓」がそのような不作為を免責する作用を有していることからも目を背けさせるのである。このように二重三重に積み重なる排除の論理を「かつての教訓」、およびそれを主張する「正しい」報道に見出すことができる。

「終りなき水俣病」

「漁民騒動」に関する報道の特徴の一つは、その騒動の和解、解決をめぐって安易な予測が行われたことである。知事が斡旋依頼を受けたこと、補償金が出たことをそのまま「解決の手掛かりがついた」と報道していた。本章ではその理由を水俣病事件に対する当時の関心の低さに求めてきたが、事件に関する関心が増した報道転換期には初期報道期とは対照的な報道が行われていた。たとえば、補償案が出された直後に書かれた記事のタイトルは「〃命の値段がこれか〃　水俣病補償案に怒る地元　〃まるでお恵み金じゃ　とても穴埋めにならぬ〃」（『朝日』一九七〇年五月二五日）というものだった。その小見出しも「わかりきった結果」、「抗議のすわり込み　『告発する会』宇井氏らつかまる」、「ひどすぎる　石牟礼道子さん」と補償案を批判したものになっている。補償案という「解決策」に対して不満を持つ人々の談話を積極的に掲載しているのである。このようなことは初期報道期では全く行われなかった。解決案を批判することで、水俣病事件は「終りなき」社会問題として構築され、繰り返し報道されていった。以下の記事は、水俣病第一次訴訟の判決の後に書かれた記事である。

裁判は勝った。が、今度の判決だけで、日本列島をおおう公害状況が霧消しないことだけは、これまで勝ち取られてきた新潟水俣病、イタイイタイ病、四日市の公害裁判と同じである。公害の「勝訴」を勝手に借りて、公害を収束できるかのような幻想をふりまく行政の姿勢こそ、判決という折り返し点で検討する必要がある。

（『朝日』一九七三年三月二一日）

今度の判決で、裁判所に提訴していた患者についての補償問題は一応、ケリがつくことになるかも知れない。しかし、それですべてが解決するわけではない。今後にまだ、多くの課題が残されている。チッソはもちろん、国、地方自治体もこれらの問題の処理を急ぐ必要がある。

（『朝日』一九七三年三月二一日）

このように水俣病事件が「終りなき水俣病」として構築されていくにつれて、社会問題としての要素、すなわち「被害者」、「加害者」、「行政の責任」なども固定化されて論じられるようになっていった。特に初期報道では曖昧だった「加害者」としてのチッソの位置付けが明確になるにつれて、チッソに対する批判も以下のように厳しいものになっていった。

不知火海に底はある。しかし、チッソが犯した人間的な罪の深さは、底知れぬものといわざるを得ない。

（『朝日』一九七三年三月一九日）

患者の人間性とひき比べて、会社側幹部（チッソ）が、いかに「ちっぽけでつまらぬ人間」に見えることか。「小さな人間が、大きな権力をにぎった時、人間による人間の冒とく、残虐行為は起きる」――戦場と日常生活に通ずる真理の存在のようだ。チッソは、水俣という小さな地域社会で、絶対的権力者の存在だったのだ。いちばんいけないのは、この人たち（チッソ関係者）が水俣病の実態をほとんど知らないという事実だ。（中略）要するに、チッソ幹部たちは、患者生活の実態、水俣病の病気としての実態、すなわち、自分たちが犯した人間的な罪の事実そのものをよく認識していない。それが交渉の段階で暴露していった。裁判長は判決前、一週間水俣に泊りこんで、患者生活の実態にふれた。チッソ幹部は患者宅に一週間分宿すべきだろう。そして患者たちが提起している「生命の問題としての水俣病」と、「人間のあり様としての水俣病」に身体で触れるべきであろう。

（『朝日』一九七三年四月一一日）

誤解なきように繰り返すが、「加害者」としてのチッソを免責しようという意図はない。[18] そうではなく、初期報道期と報道転換期でチッソに関する表象がここまで異なっているということ、そしてそのような表象を可能にするような変化が短期間で生じていること、さらにはその変化に対する認識が報道自体にはほとんどみられないことを問題にしているのである。

五　全国報道における「水俣病事件」の構築の変遷

漁民騒動や原因物質をめぐる学術的論争については、初期報道期でもそれなりに報道されていた。しかし、それぞれの事件や出来事が互いに関連していたとはいえず、また水俣病の被害者の報道もほとんど行われなかった。また現在からみればスクープになりうる記事にすら続報がまったくなかったことなどを考えると、当時の記者や新聞社、そして読者によって形成されている日本社会が、水俣病事件を大きな社会問題であると考えていたとは言い難い。初期報道期においては、水俣病事件はそれぞれの出来事が散発的に報じられただけで、社会問題としては構築されず、そして消えていった。

しかし一九六〇年代中盤以降、『厚生白書』や『公害白書』に見られる政策動向、そして全国報道からも明らかなように日本社会の中で公害問題の位置付けが急激に上昇してきた。大気汚染や水質汚濁といった主に都市部での環境悪化が、公害問題を深刻な社会問題としてとらえる契機になったと考えられる。社会問題としての公害問題の位置付けが確固たるものになるにつれ、新聞の報道も政府、官庁に公害対策を要求し、ときには対策の遅れを批判するようになっていった。

そのように公害問題への関心の高まりつつあった一九六〇年代中盤、新潟で再び水俣病事件が発生した。公害問題として水俣病事件を理解できる環境にあったこと、そして水俣病が一地方の問題ではなくなったことなどにより、新潟水俣病事件に対しては大々的な報道が行われるようになる。

報道は、以前の自らの報道姿勢に言及しないまま「かつての教訓」、「水俣病の教訓」を主張して政府、企業批判を展開していった。そこで行われていたのは、単なる水俣病事件の構築ではなかった。水俣病事件を構築できなかった自らの過去を塗り替えるという、時間を超えた「現実の構築」が行われていたのである。

それを行ったのは権力機関としての国家、政府ではなく、日々の現実を作り上げる報道機関だった。しかも国家、政府の無策を批判するという、ジャーナリズムとしてあるべき姿をとりながらである。

構築されざるものを意識すること――いわゆる「現実の社会的構築論」[19]が語られる際には、しばしばこのことが繰り返し主張されてきた。報道はその時代の社会問題意識の影響を受けながら、特定の「現実」を構築し、それ以外の「現実」の構築可能性を排除している。初期水俣病事件報道においても同様であった。構築されざるものとは水俣病事件だったのであり、意識すべきは初期報道期において水俣病事件が構築されなかったことである。これに対して報道転換期においては、水俣病事件が構築されていった反面、初期報道期において水俣病事件が構築されなかったというもう一つの「現実」が構築されることはなかった。

水俣病事件から得られる「教訓」があるとすれば、それは水俣病事件報道が有していたこのような二重三重排除の構造を詳細に記述し、そこで何が構築されなかったのかと問い直していくことに他ならない。本章はそのために二つの報道時期の間で起こった変化と断絶を考察してきたのである。

注

（1）このような立場についてでは、「ジャーナリズムのニュース・バリューは、社会の価値観の分布を反映し、同時に社会の多数派の価値観を集約、さらには突出させる機能をもち、それがニュースの内容や構成を規定していると見ることも可能なのである」（大石 2005：90）という指摘がある。

（2）本章では、朝日新聞社発行のCD－ROM（見出しデータベース）を使用し、「水俣」というキーワードで記事を抽出。その後、必要に応じてマイクロフィルムや縮刷版から記事本文を入手した。なお公害対策に関する記事の分析でも同様の手法を用いている。本章の分析は、このようなデータベースに大きく依存していることをあらかじめ断っておきたい。

（3）水俣病事件報道に関しては、チッソと漁民の間で「見舞金契約」が結ばれた一九五九年一二月三一日までを一区切りとする見解がある（高峰 2004、朝日新聞取材班 1996、参照）。確かにこの契約によって水俣病問題は「終わった」ものとされてしまい、その後の報道にも変化が生じたのでその区分には一定の説得力がある。ただし、これはあくまで熊本県での報道（ブロック紙、地方紙、全国紙の地方版）を区分したものであり、全国報道は熊本県での報道とは異なっている部分もある。朝日新聞の東京版では、見舞金契約の報道すら行われていないのである。本章では、全国報道に注目するという目的に従い、報道時期の分類も全国報道をもとに行っている。また水俣病事件報道の分析では「報道停滞期」は一九六〇年から一九六八年までとする見解が多い。しかし後述するように、記事件数のみならず、とくに記事内容においても一九六五年に大きな転換点を迎えている。したがって本章では、一九六五年以降を「報道転換期」として考察していく。

（4）傍点は筆者。以下も同じ。

（5）実際には、一九四九年の市制施行、一九五〇年、一九五四年、一九五八年の市長選が記事になっている。また一九五七年八月にも「奇病」に関する記事は一本書かれている。

（6）このような消極的なジャーナリズムに対しては、ジャーナリズム論を中心に批判が多い。本章ではその是非よりも、そのような報道しか行われなかったということに注目していく。すなわち「積極的な取材を行うこともないだろう」という報道する者の意識をそこに見ることができることが重要である。

（7）水俣病の「原因究明」と水俣病の「原因物質究明」の違いが報道では曖昧にされていったことについては、小林（2003: 115-128）参照。

（8）ほかにも一九六〇年四月九日には、水産庁が水俣病の原因物質を究明するように管轄の研究所に指示を出したことが記事になっている（「病原究明へ　水産庁が指示」）。この記事でも、水俣病の原因物質と原因と混同されているものの、「水俣病の原因は、まだよく分からないが、水俣市にある工場廃水に含まれる水銀と密接な関係があるといわれている」という記述も見られる。またこの記事と同じ面には水俣病補償について、チッソと漁民が争っている記事もあり、水俣病とチッソの関係が意識できる紙面構成になっている。

（9）より科学的な立場をとれば、チッソ以外にも有機水銀の発生源があって、そちらがより主要な発生源であるから、チッソが水俣病の原因であるとはいえない、という指摘ができるかもしれない、しかしそれならば、それを追究する報道が行われるか、科学者などに追究するように求める報道があってもよいはずである。

（10）水俣病に関する報道は二週間後の三月四日「通院治療も公費で負担　水俣病患者　医療行政」であり、この記事は水銀発見のスクープ記事とは関係はない。一九六三年はこのあとも労働争議の記事が目立ち、水俣病の報道が行われるのは労働争議が収まったあとの一二月三一日の記事「水俣病その後　現地にみる　医事・衛生」である。

（11）このことを端的に示すのが水俣病事件報道の件数である。朝日新聞熊本県版では、一九五七年に二四本、一九五八年に一三本、一九五九年に一三七本と、同紙全国版と比べても非常に多くの水俣病の記事が書かれている。このデータは水俣病研究会（代表：丸山定巳）作成の報告書に掲載されていた「熊本水俣病関連記事」を参考にした。資料は「水俣病研究会所有の新聞スクラップを基本に、熊本県立図書館所蔵の各紙および水俣市役所」の所蔵新聞スクラップに依拠して作成されたものである。

（12）白書の分析には、白書等データベース：http://wwwhakusyo. mhlw. go. jp/wp/index. htm、環境省のサイト：http://www. env. go. jp/policy/hakusyo/ を利用した。

(13)「公害」は第二部第二章に掲載されている。この年の白書は全二部一六章立て(第一部が四章、第二部が一二章)になっている。

(14)原資料では元号表記。西暦表記は筆者が追加。以下同じ。

(15)公害に関する世論調査は一九六七年くらいから行われているが、大々的に行われるのは一九七〇年代に入ってからである。その中でも一九七二年四月二四日の『朝日』の記事「『公害許せぬ』が半数 五年前より比率倍増」からは、公害に関する人々の関心の変化をうかがうことができる。また総理府広報室実施の世論調査も、七〇年代には公害に関する調査を数多く実施しており(『月刊 世論調査』70年6月号など)、そこでは大都市の欠点の第一位に「公害」が挙げられるまでになっている。公害としてあげられていたのは自動車の騒音・振動や排気ガス、ばい煙・粉塵、河川の汚れなどである。公害に対する態度でも「公害発生はやむをえないが、適当な補償はすべきだ」や「産業の発展を抑えても公害防止を第一にすべきだ」という意見が主流になってきている。

(16)高峰(2004)は水俣病事件報道を、一期(一九五六〜一九五九:公式確認から見舞金契約)、二期(一九六〇〜一九六八年八月:空白の八年。新潟水俣病発生)、三期(一九六八年八月〜一九七三年七月:政府による公害認定と裁判闘争、補償協定)、四期(一九七三年八月〜一九九五年:未認定患者の闘いと政府の解決策)、五期(一九九六年〜:関西訴訟と現在)に分類している。

(17)朝日新聞の水俣病事件に関する社説は、一九六五年:一本、六八年:三本、六九年:二本、七〇年:三本、七一年:一本、七二年:二本、七三年:二本、七五年:一本、七六年:二本、七七年:一本、七八年:一本、七九年:二本。多くの内容が、水俣病事件を社会問題として取り上げようとするものであり、政府やチッソに対して批判的なものである。

(18)社会問題の構築過程を批判的に考察することと、その社会問題の構築行為を妨害することとは同義ではない。本章のこのような立場は、社会問題研究における構築主義的アプローチの中の一つの立場に立脚している。社会問題の構築主義に関しては中河伸俊(1999)が参考になるが、本章は必ずしも中河の立場すべてに賛同しているわけではない。

(19)ここでいう「現実の社会的構築論」とは、現象学的社会学、シンボリック相互作用論、社会的構築主義などを含んだ広い領域のことを示している。

引用文献

朝日新聞取材班(1996)『戦後五〇年メディアの検証』三一書房

高峰武（2004）「水俣病とマスコミ」原田正純編『水俣学講義』日本評論社
丸山徳次（2005）「文明と人間の原存在の意味への問い　水俣病の教訓」加藤尚武編『〈新版〉環境と倫理』有斐閣
小林直毅（2003）『メディアテクストの冒険』世界思想社
中河伸俊（1999）『社会問題の社会学』世界思想社
大石裕（2005）『ジャーナリズムとメディア言説』勁草書房
内閣府『月刊　世論調査』一九七〇年六月号
『厚生白書』http://wwwhakusyo. mhlw. go. jp/wp/index. htm
『公害白書』http://www. env. go. jp/policy/hakusyo/

II

「水俣」の漁民・労働者・市民

第四章　「水俣漁民」をめぐるメディア表象

小林義寛

一　漁業被害と見舞金

差　入　書

近年、字大木曾樋門前付近に於て魚介不漁相覚候儀は原因一に貴社工場排出の穢水に帰し難く候得共漁民の事情御洞察被下、今般金貳千五百円を当組合に御寄付相成、御厚意拝謝致し候、元来右排水に関して嚢高砂町と御契約の次第も有之候得共尚且つ右の御寄付相受候に付将来如何なる不漁其他の故障相起こり候共当組合に於て決して苦情申し出さるは勿論、万一他より彼是申出候儀有之候共当組合に於て之を引受け断して貴社に御迷惑御懸申間敷、又向後組合に於て如何なる変動相生し候共本約定は漁業相続者に継続致可申候、仍て一札如件。(1)

一九〇七年(明治四〇年)に三菱製紙所と高砂漁業組合(兵庫県)との間で取り交わした差入書であるが、どこかでみたことのあるような文言でもある。これに始まる瀬戸内海の事例に関して、河野通博は一九五五年までを概観しながら、漁業被害に対する補償の多くが見舞金であり、また、住民運動と漁民との間の団結がほとんどみられないこと、さらに一九五五年以後においても、漁業協同組合(以下、漁協)の行動が条件闘争であり、住民運動との共闘や連帯感が醸成されていかない姿を明らかにする(河野通博 1988)。「水俣」においても、漁業被害に対する一九二六年の見舞金や、その後の被害に対する漁場の買い上げなどがみられ、一九五九年の「漁民騒動」と「見舞金契約」、およびその後の「漁民」あるいは「患者」と地域住民との関係をみると、河野の指摘には肯けないわけではない。

他方で、そこに、P・ブルデュー(1988,1990)やM・ド・セルトー(1987)に依拠しつつ、「漁民」あるいは漁協の実践や戦術をみることも可能であろう。とくにド・セルトーは、戦略と戦術とを区別し、システムのなかで既存のシステムを利用(流用)しながら、いいかえれば、あり合わせでなんとかしようとするブリコラージュのような、ゲリラ的な戦術を民衆の実践、と位置づける。それを「水俣」で考えれば、たとえば見舞金と引き換えに一切の今後の要求をおこなわない旨の申し入れをしつつも、その後に要求をしたり漁場を売ったりするような、「漁民」あるいは漁協の「したたかな」姿に、実践の姿をみるようなことである。実際には、一九五九年の「騒動」やそれによる「見舞金」は、二〇〇四年九月一一日に筆者たちのインタビューに答えた松崎忠男さんいわく、「生活ができない」ゆえのやむにやまれない行動であったとしても、そしてそれは不知火海沿岸に関わり、単に「水俣」限定でないとしても、「漁民」や「漁協」のゲリラ的な戦術として語られる可能性をもつ。

もっとも、この議論を、漁協のもつ独特の性格を等閑視したままで展開するには問題があるであろう。他の協同組合とは異なり、漁協は、その歴史的な経緯から、経済事業機能とともに漁業権管理機能をもつ。(2) その漁協特有の性格の形成過程は水俣漁協や不知火海沿岸の漁協の活動を理解する上でも、意義があろう。とりわけ漁業権あるいは漁場をめぐってはそれを抜きに考察することはできないはずであり、単純に戦術や実践といってしまえる類のものではない。たとえば、地先漁場の占有利用権をめぐる明治期の混迷は周辺地域に大きく影響を与えたであろうし、おそらくは「漁民騒動」も、それを前提に理解する必要があるかもしれない。(3) また、明治以後の資本主義経済の展開過程との関係のなかで、漁協の漁村経済更生に関わる役割、行政のあるいは国家政策の末端組織的な役割およびその組織形態――「前近代的」、「封建的」ともいわれる組織およびその運営、「漁民」出身でない者も含めた「漁村ボス」等――、漁業転換も含めた水産行政や漁業政策等との関係などを捉えなければならないであろう。

とはいえ、ここでは、そのようなことを前提に、「水俣漁民」の位置づけについてみていくことにする。というのも、岡本達明が看破したように、「水俣病」の奥深くには不知火海の「漁民」の問題があり（岡本達明 1978：30）、その上に、「水俣」に関わる言説が構築されているからである。いいかえれば、「水俣」あるいは「水俣病」に関わる言説には「漁民」表象が伏流しており、そして、その表象の形成には、「漁民」が、あるいは「漁民」を含めた「水俣」住民が否応なく「近代」ないしは資本主義経済に巻き込まれていく過程が大きく影響しているからである。そこで、以下、まず一九五四年、五五年を中心に新聞報道をみながら、当時の漁業政策における基本的な認識を把握しておく。そして、その後、「水俣」および周辺「漁民」を素描しつつ、「漁民」がいかに表象されていったかをみていこう。その過程で、初期の「水俣病」事件の新聞報道に散見される「漁民」の描かれ方を対照すれば、メディア言説がいかにそのような「漁民」表象の構築過程を前提にしていたかがわかるであろう。

二　忘れられていた「漁民」

目にみえない「漁民」
壮麗、海のデモ行進
　十五日催される水俣市公民館、本社共催の第一回恋路島一周帆走競技大会は各方面に予想以上の反響と興味を集めているが、十日は大会関係者漁業地区代表者二十五名が商工会議所会議室で競技の具体案に就て最後的協議を行った。忘れられていた漁業関係者を対象とした社会体育だけに地区民の喜びはたいしたもので、茂道、湯道《ママ》、月ノ浦、梅戸、丸島、舟津海岸全部落から三十余隻が参加の見込み。
（『熊日』一九五四年七月一一日）

『熊日』の小さな記事である。何気なく新聞を読んでいれば誰も注目しないようなごく小さな記事。けれども、ここにある表現は意味深長である。「忘れられていた漁業関係者」……後の節で参照する「漁民」の位置づけをみれば理解できるであろうが、おそらく「漁民」は「忘れられていた」のだ。事実、一九五六年の水俣病「公式確認」以前の二年間の新聞報道には、漁業関係の記事は皆無といってよいほどみあたらない。にもかかわらず、この記事は出来事の「事実」を伝え、その記述としては単に状況の素朴な表現をしたに過ぎないのかもしれないが、「漁民」の位置を考えたときに、この素朴さが素朴であるがゆえに価値的であることに気づく。

　たとえば、この記事において「事実」といえるのは「協議を行った」ことだけである。「予想以上の反響と興味を集めている」ことも、「地区民の喜びはたいしたもの」も、「参加の見込み」も、確固とした「事実」として確定しているわけではない。その上で、「忘れられていた」と修飾される「漁業関係者」が、そのような言葉によって彩られた表現のなかに位置づけられることによって、明示されない「漁業関係者」の位置が暗黙に社会構造上劣位（ヴァルネラビリティ）にあるとして示唆され、了解されている。実際、後にみるように、「漁民」はみえない存在であり、それゆえに、「忘れられていた」のは、ある意味では「事実」である。とはいえ、そのことは後に詳述する「漁民」の位置づけをみることによって理解するとして、ここでは、少ないとはいえ、水俣病「公式確認」以前二年間の新聞報道における漁業関係の記事をみておこう。

一九五四年六月一九日の『熊日』は水俣市の「産振推進計画策定」を伝える。単純に書かれていることだけを信じるならば、水俣市の産振推進計画には漁業は含まれていない。土地の高度利用、農業経営の改良、農民生活の向上が目標とされ、各種計画が立てられていることが記事では伝えられるが、漁業に関してはなんら記述がみられない。同様に、一九五五年五月二一日『熊日』の「新しい市政」という新市議座談会では、漁業に関しては、無所属革新系の松永直による一言、「丸島漁港を整備することも必要だ。牛深でとれたイワシ類は水俣を素通りして」だけである。が、これも現実的には「水俣漁民」に対する振興とは直接の関係のない提案である。

実際、港の整備に関連しては、水俣病「公式確認」報道までの間に、港の改修や貿易港化に関して、各紙とも、大きな紙面を何度となく割いている。しかし、漁業関係に関しての港湾整備に関する記述はほとんどない。一九五五年三月一五日と二四日の『朝日』が袋湾を遠洋漁業基地にする計画を伝えるが、現実的には、この計画自体、不知火海を漁場とする「漁民」とは直接の関係のない計画にすぎない。[4]『西日本』一九五五年八月一八日には、先の市議の提案とは異なる丸島漁港改修が政府の第一次整備計画漁港として指定され、地元漁民を喜ばせている、と伝えている。

漁業関係の報道で特記できるとすれば、漁協の分裂を伝える報道であろう。一九五四年一一月一一日の『朝日』の報道は、漁協の分裂を国会の解散と関連させ、分裂の背後に政党色があることを伝え、記事を終える。漁協の分裂の原因、漁場の行方などについてはなんら情報がない。その意味では、主眼は政党の対立にあるかのようだ。それに対して、一九五五年二月一三日の『毎日』が新漁協の設立を伝えるが、そこでは、分裂の原因、漁区の行方を伝え記事を終えている。なお、漁協の分裂はその後に内紛へと発展したようであるが、それは、一九五五年三月二九日の『西日本』に、四月七日の『朝日』では新漁協に県より認可が下りたことが伝えられる。ここで、各紙の報道を並列するから事の顚末がみえてくるが、それぞれ一紙では理解不能である。

その他には、単発的に、湯堂、茂道港の防災工事(『熊日』一九五五年七月一五日)や築磯による不知火海の新漁場開拓(『毎日』一九五五年七月二〇日)が伝えられる。

「公式確認」までのほぼ二年半、「漁民」に関連する記述はこの程度である。「忘れられた漁民」は忘れられたままどこにもみえない。後の節で述べるように、多くの水俣市民にとっては「漁民」はみえない存在である。舟津はみてはいけないし、湯堂、茂道は市街からはかなり遠い存在である(5)。

沿岸漁業構造改善事業と漁業協同組合

一九五〇年代後半、この頃より始まる高度経済成長期は漁業にとっても大きな構造転換期でもあった。不知火海「漁民」にとっても、この頃より始まる政府の漁業政策、とくに農林漁業基本問題調査会漁業部会による「漁業の基本問題と基本対策」という答申を受けて作成された、水産庁による「沿岸漁業構造改善事業」(以下、沿構あるいは沿構事業)が大きな意味をもとう。

由比浜省吾は、一九五〇年代後半の基本問題調査会や、第一次沿構立案当局――九年計画の第一次沿構事業が開始されたのは一九六一年であるが――の現状認識を次のように述べる。すなわち、日本漁業の八割を占めて底辺を形成する沿岸漁業は、小規模経営であり、生産性、生産技術、所得も低く、狭隘な漁場に多くの就業者を抱えている。それが高度成長を続けている他産業との所得格差を増大させているので、それを打開するための構造政策である、と。そして、この認識に基づいての漁業政策目標は、「経済合理性に基づいた生産構造の改善」と、「漁業世帯の生活水準を当該地域との均衡を確保」することにおき、政策内容としては、「就業構造対策、経営構造対策、近代漁村建設、沿岸漁業改良、指導制度確立」の五点とされた（由比浜省吾 1988:328）。とりわけ漁業に関しては、農業とは異なり、未利用資源の開発の方針から「沿岸から沖合、沖合から遠洋へ」が奨励され、資本装備による高度化の結果、遠方出漁可能な漁業者を沿岸から「押し出し」、他産業への転換による「間引き」の実施により沿岸漁業の密度低減の結果、沿岸漁民の漁獲量と所得の相対的上昇が計られた（同329）。結果的にいえば、「押し出し」も「間引き」も効果があったとはいいがたく、後継者の脱漁業化の結果としての漁業従事者の高齢化が目立つだけとなった（同330）、と結論づける。

この沿構事業は、当然に漁協にも影響を与えた。島秀典によれば、高度経済成長期の漁協は二つの条件の相乗効果に依存しながら、組合経営の再建を達成し、発展を成し遂げた（島秀典 1988:215-216）。島のいう二つの条件とは経済的条件と政治的条件とであるが、政治的条件とは漁協の国家政策の末端組織的な役割であり、沿構事業等の政策の施策として、漁港の整備、市場施設などの生産基盤、手段の拡充が漁協を通じて計られ、それを利用しながら漁協の経済事業は拡大された。また、経済的条件は次のように説明される。重化学工業化という日本経済の構造変化が国民所得の継続的な上昇をもたらし、それによる魚価高騰が漁家経済の全般的な向上をもたらした。いわゆる「魚価高騰依存型」と呼ばれる経営体質であり、「漁民」は魚価上昇により貧しさからの解放と「生活の充実」が達成できるという錯覚に陥り、生産至上主義——獲れば獲るほど金になる——による漁獲競争と投資競争とが展開された。重化学工業化の進展は、若年労働力を吸引し、結果として漁村から都市への大量の若年層の流出を招き、不足した労働力を補うために「漁民」は設備投資による機械化を進め、魚価高騰を基盤とした生産性の向上を目指した。漁協はこのような状況に依存しつつ、経済事業の拡大をおこなってきた（216-217）。

このような政策の有り様および漁協の体質が、先の新聞報道のおこなわれた時期から始まり、以後、確実に進行したのであるとすれば、若干であるとはいえ先にみられた報道の内実も、これらの条件を背景に展開されている、と理解できよう。すなわち、沿岸「漁民」にとってはなんら利益にならないような施策を伝える記事ではあるが、漁業政策上あるいは漁協にとっては、沿岸「漁民」に対して有意義ともいえる計画の報道といえる。

しかし、先に記したように、五〇年代後半、沿構事業を展開するにあたって当時の現状認識に「漁村の貧しさ」があるとして、けれども、はたして、この頃までの「水俣漁民」は確実に「貧しい」といえるのであろうか。それについて、次節以後、「漁民」の生活を振り返りながら、「漁民」表象とあわせてみていこう。

三　「漁民」という隠喩連関

徳臣助教授談

病原体がなんであるかはまだまだ時間がかかるが、われわれは内科的の臨床像の全ぼうをつかむため現地を視察にきたわけだ。驚いたのは現地の生活環境だ。脳疾患であることは間違いないと思う。

（『熊日』一九五六年九月一〇日）

前節の沿構事業に関わる基本認識にもあったように、一般に、あたり前のように「漁民は貧しい」と語られる。そして、わたしたちも、そのように感じている。だから、わたしたちは、「水俣病」が顕在化した後に語られる「漁民」表象に、なんら違和感も覚えなかったのかもしれない。いわく、「『衛生状態の悪い』漁村に発生した、『栄養不良』な『貧しい漁民』の間の奇病」と。

けれども、「はたして『漁民』は実際に貧しかったのであろうか」。患者さんや患者家族とのインタビューを経ながら、不知火の豊穣な海をみたときに感じた疑問でもある。しかし、確かに「漁民は貧しかった」。ただ、その「貧しさ」の位相が異なるのだ。「貧しくても豊か」な「漁民」の生活と、それを「貧しい」としてしか表象しない言説。そこにある位相差はどこに由来するのであろうか。

ところで、「漁民は貧しい」と語るが、この「漁民」には「患者」と「患者」でない「漁民」とが存在する。同様に、「患者」にも、「漁民」の「患者」と「漁民」でない「患者」とが存在する。たしかに、「水俣病」が公式に確認された初期には「漁民」の「患者」が多く、その後も多くの「患者」は「漁民」の間で確認された。けれども、「患者=漁民」というわけではない。にもかかわらず、「患者」は「漁民」とほぼ等号で結ばれ（が、言説的には「≠」は「=」化されているのであろう）、「漁民の貧しさ」と「患者の貧しさ」とが連関されて語られる。「漁民」と「貧しさ」との隠喩が「患者」のおかれている状況の「貧しさ」と連関され、「漁民」と「患者」とが互換可能な位置におかれる。

しかし、一体に「漁民」とは誰を指しているのであろう。伊藤亜人は、社会経済的、生態的特質からみた上で、村落における漁労活動の視点から、「漁村と農村と区分を明確に定義することは容易でない」と考える。そして、「〝漁民〟という用語も本来的には農民に対置する人々を指す語であり、〝——民〟という接尾語が一定の文化的伝統や一体性を共有する永続的な社会範疇ないし集団性を指すもの」であり、兼業形態とはなじまない用語であることから、漁民を漁労活動の側面によって定義し、考察をおこなう（伊藤亜人 1983：333）。そこで、伊藤は、漁民を「単に漁撈活動に従事しているというだけではなく、漁撈を専業とし、漁撈文化——社会の顕著な伝統によってその地方住民の間で格付けされてきた漁撈民」（同333）とする。この定義にならって漁民を位置づけたとき、「貧しい」と語られ、「『漁民』騒動」と語られる「漁民」自体にも、漁民と漁民でない「漁民」とが混在していることになる。しかも、その「漁民」のなかには、たとえば漁民の集住地であった「舟津」に移住後、賃労働等、非漁民となった者など、「漁村」地帯に住んでいるだけの者をも含んでいる場合もあるであろう。そして、その上で、「漁民採用」として「補償」の一環でチッソ水俣工場に採用された「患者家族」、あるいは、汚染により漁業従事が可能でなくなった「患者家族」も、「漁民」と呼ばれる。[6]

また、「水俣病」患者多発地帯は、漁民が多く、かつ、「ナガレ」「ナグレ」と呼ばれる、天草地域からの移住者が多く集住する地域、とされる。が、主に大正期に水俣へ移住してきた天草出身者がすべて漁民であったわけではない（久場五九郎 1978、鶴見和子 1983）。とくに、鶴見和子に従えば、「ナガレ（ナグレ）」は「日本窒素水俣工場ができた後」、「第二次大戦前」の移住者（鶴見和子 1983:170-171）であり、工場への賃労働を目指しての移住者も少なくない。しかし、「漁民」に対する蔑視は、単に「天草零落（アマクサナグレ）」（岡本達明 1978 : 26）というだけにあるわけではなく、別な論理で構成されているし、また、鶴見が漂泊性に結びつけたようには「ナガレ（ナグレ）」は単純に漂泊であるとはいいがたい。それは、たとえば角田直一に従って移住と漂泊とを定義すれば、鶴見のいうところの「ナガレ（ナグレ）」は、「故郷」から離散したような、ディアスポラ的とでもいえる漂泊とは位置づけがたく、むしろ移住に位置づけたほうがよいように思われるからである[7]（角田直一 1978 : 269）。と同時に、元来漂泊性をもっていた漁民が水俣に存在するとした場合、そのそもそもの漁民に対する視線と鶴見のいう「ナガレ（ナグレ）」に対する視線との間には異なった論理が存在するであろうし、漁民の共同性はあったとしても、元来の漁民と「ナガレ（ナグレ）」との間の関係には微妙なものがあったであろう、と考えられる。そのような意味では、ここでも「漁民」のメタファーが拡張されている。すなわち、「漁民」＝「ナガレ（ナグレ）」＝「貧しい」……「患者」、と。

ここまでで、「漁民」「患者」「ナガレ（ナグレ）」が、たしかに重なり合いはあるが、それぞれに異なる内包と外延とをもつにもかかわらず、あたかも同一集合における若干の外延の相違であるかのように位置づけられている。しかし、それぞれに対する視線にはそれぞれの論理があり、それが重層化されている、と考えたほうがよいであろう。[8]にもかかわらず、作動する言説の現実は、それらを隠喩連関において発動する。

次節では、まず、鶴見が「ナガレ（ナグレ）」を漂泊と関連づけてはいるが、それに関係しつつ、漁民の位置を簡単にみておこう。その際には、必要に応じて、水俣の近代史を参照する。その上で、先にみた一九五六年の水俣病「公式確認」前後の新聞報道における「漁民」を語る言説の時期の「漁民」の姿をみておこう。その後、水俣病「公式確認」から「漁民騒動」および見舞金契約までの新聞報道を通じて、当時の「漁民」の状況を参照しつつ、言説的に構築され、表象された「漁民」について考察する。そうすることで、先にみた隠喩連関——「漁民」「患者」「ナガレ（ナグレ）」がそれぞれ異なった論理をもった視線であるにもかかわらず重層化され、隠喩的に連関されている——がメディア表象を介して地域内の「市民」を「漁民」「患者」「ナガレ（ナグレ）」と「労働者」「市民」等の分裂へと駆動していく力動の初源——そしてそれは「水俣」内部およびその周辺のみならず「水俣」と熊本ひいては「水俣」、熊本と中央あるいは日本といった地理的、空間的懸隔とも関連する——へとつながる糸口をみていくことにもなるであろう。

四　「豊かな」海——「水俣」および周辺「漁民」素描

この海はかつては水俣・葦北の漁民たちが楽しみにしていた漁場だったのだ。黒の瀬戸の激しい潮流にのった魚群は一度湾内でひと息入れたのち不知火海へ散っていく。ボラ、コノシロ、カタクチイワシ、エビ、チヌ、魚の種類も多く、湾内だけで年間の水揚げ高が七千万円を越えるという一級漁場だった。この好漁場に舟が出なくなってからすでに久しい。四年間のブランクで、皮肉にも湾内の魚群はおびただしい繁殖をみせた。夕日を浴びてキラキラ光る水面を、時折り魚がとぶ。だがその魚は毒魚なのだ。

（『熊日』一九五九年一一月七日「海をかえせ」より）

近世以後の不知火海漁民

よく知られているように、元来、漁民は漂泊者である。漁獲を求めて各地を移動する。そのような漁民が定住化し、今日的な意味での漁民として定着していったのは近世の頃以後といわれる。幕藩体制の確立にともないながら、漁業権域（圏域）の固定化と漁民の定住化がすすんでいく。また、宮本常一によれば、それは漁労技術の発展や他国（藩）漁民の進出などとも関係しており、九州西辺では近世に漁民が定住化し、漁業を専門とする漁村が発達してくる（宮本常一 1960：162）。とはいえ、漁場の不安定さによる漁民の移動はみられたようである。とくに、家船《えぶね》(9)にみられるような漁民の姿は漁民の定着がすすんだ後にも、昭和にまで残存していたようである。また、諸藩による漁業権域（圏域）の固定化がすすみながらも、宮本常一と河野通博によれば、漁民の共同性ともいえる、漁業権をこえた漁もおこなわれていたようである（宮本常一、河野通博 1974：90-92）。

漁村の大きな特徴の一つとして、すぐれて商品経済を前提にしている（岡本達明 1978:15）、といわれる。若干の異論はあろうが、(10)漁村の存在は農村との交易を前提としており、沿岸や内陸の地域社会との関係なしに考えることはできない。(11)また、二野瓶徳夫は、漁業生産は、近世以来の商品経済の発達もあり、商品生産として発達したとし、漁業生産が商品生産であることから、漁業に近代的な関係とは若干異なった、資本制生産の早期発展をみる（二野瓶徳夫 1962:292）。とくに、漁業生産の特質は、海産物外の物資を漁業生産外に求めることになるため、なんらかの形態での兼業をのぞけば、海産物売買の結果による貨幣での購入や直接的な物品交換にたよることになる。[12] ここに、漁民と農民との間に相互の関係が生じる。そのような意味では、漁民の貧困は農民の貧困であり、かつ、両者を抱えるその地域社会の貧困でもある、といえよう。

ところで、一般的には、農民あるいは農村による漁民あるいは漁村に対する視線には、相互依存的な関係にあると同時に、生活様式や感情等を異にすることから、差別的な視線がみられる。とくに、近世以後、定着していった漂泊する漁民は、定着に際する不適応や農民との生活習慣等の相違に緊張をもたらしたであろう。とりわけ家船《えぶね》漁民の生活様式の相違は社会的な緊張の契機となったのではないであろうか。[13]

さて、そのような漁民の状況を背景に、不知火海一帯に視点をあててみよう。

不知火海は豊かな漁場であり、おそらくは西彼杵などの近在に家船があったことから、家船あるいはそれに類する漂泊漁民がいたもの、と推測できよう。[14] それが幕藩体制の確立とともに定着していったのであろうが、天草の場合（岡本達明　1978：22-27）、そこにとりわけ特異な出来事が加わる。天草、島原の乱である。乱後、天草は天領とされ、百姓が移住させられ、定浦制による独占的な漁業権が設定され、農と漁が分断される。その結果生じた漁民に対する農民の意識を岡本達明（1978:24）は次のように述べる。「不知火海の場合、漁民に対する農民の意識を形成した要因は、農、漁の本質の差、疾病、貧困の三つであると考えられ」（同1978：24）、土地をもたずに船で生活する人として漁民を「舟人」と呼び、彼ら彼女らの間に多くみられたといわれる血族結婚という優生学上の問題により生まれた現象を通して、農民による漁民に対する伝説さえ生まれ、「農民のなかに根強くあった、癩の統、肺病の統などと同系列の上に漁民を置くことにな」（同1978：25）り、古い舟津ほど顕著にみられる漁民の被差別化が生じた。それは、その後の、近代に入り、漁民差別のあり方が通婚の禁止として現象し、その結果として漁民の間での血族結婚が必然化していくこととなる（岡本達明　1978：23-25）。

明治以後の「水俣漁民」

明治初期より天草には、人口増の圧力の結果、出水、芦北、八代球磨および海外へと島民の大量移住がみられる。当時の芦北郡水俣村に、その結果、舟人による舟津が生まれ、また、その他の漁村地帯も形成されていく。すなわち、「『天草ナガレ』は芦北の女島や福浦、水俣の小松原や湯堂や茂道などの浜に掘っ立て小屋をたてて漁を始めた」(色川大吉 1983：33)。ここに先に記した「ナガレ(ナグレ)」が生まれる。それゆえ、当然のように、「水俣」においても、漁民あるいは舟津に対する意識は継続されていく。舟津との通婚は忌避され、漁民は病と同列に扱われる。

当時の「水俣」は貧しい寒村に過ぎず、貨幣経済にさらされつつも、製塩以外にはわずかながらしか賃労働はみられなかった。多くの農民自体、貧しい生活のなかにあった(岡本達明、松崎次夫 1990)。そのため、天草からの移動人口を吸収し得なかったのであろう。この頃の移住者には豊かな漁場を求めての漁民が多かったようである。[15]が、明治末期に「工場」ができるが、低賃金による劣悪な労働であったため、人びとの羨望の的とはなり得なかった。とはいえ、この明治を通して、「水俣」は変貌していく。そして、鶴見のいう「ナガレ(ナグレ)』は、その後、大正期に「新工場」が時の好景気とともに活気を呈していった頃の「水俣」への移住者である。[16]

「工場」が人びとの羨望を集めていく頃、「水俣」の人びとの生活感覚や価値観自体も変容していった。たとえば、多くの農民の間でイトコ婚がみられるようになっていく。冠婚葬祭の際の贈答交換などの「義理」の増大がそれを強化する。また、「銭」としての収入増大による次男三男の分家も可能になっていく。そうして、階層構造の変化と田畑の離合集散による「水俣」の経済構造の転換がみられるようになる。その意味では、たしかに豊かな漁場とはいえ、大規模漁業でない零細漁家である、「水俣漁民」の不安定な収入と労働生活は、蓄積的で安定あるいは定期的な生活形態とは異質であろう。おそらくは、「漁民」は、「水俣」を変貌させていった生産体制に取り残されていったのであろう。

「水俣病」公式確認期の「水俣漁民」

それでは、水俣病「公式確認」の頃の「漁民」の生活はいったいどんなものであったのであろうか。時間をさかのぼるが、明治年間、天草から「水俣」へ移住してきた漁民による「水俣」の海の豊かさを語る様子を参照すると、この地域の魚種、漁獲の豊かさが推測できる（久場五九郎 1978たとえば245-251など）。また、筆者たちのインタビューに対して、坂本フジエさんは、一九五六年頃には春エビが大漁であったと語り（二〇〇三年一二月二日）、松崎忠男さんは「二〇万から三〇万人が不知火で生活しているといわれていた」とした上で、一九五〇年代に豊漁であった様子を語った（二〇〇四年九月一一日）。松崎さんによれば、当時は一網一〇〇万といわれていたし、津奈木では、かつて「三日漁に出ればチッソの一月分になる」といわれていたのに「漁は細りチッソの給料は上がる」といわれていたようだ。両者の語りはたしかに記憶をたどってのものではあるが、不知火海のイワシ漁が一九四九年をピークとして空前の好況を迎えた（最首悟 1983）こと、また、魚種の豊富さからすれば（小島麗逸 1983）、あながち肯けないわけではない。そのことは、本節冒頭で引用した、一九五九年一一月七日の『熊日』「水俣病」特集（2）「海をかえせ」からもわかる。そこでは、水俣湾の魚種の豊富さ、漁獲の多さが指摘される。それによれば、年間水揚げ高が七〇〇〇万円（当時）をこえる一級漁場である。そのようなことを鑑みると、「漁民」は一概に「貧しかった」わけではない。インタビューに際して坂本さんが語ったように、病気に直面して「栄養をとらなければ」と魚を大量に摂取した「漁民」は多くいたであろう。海にいけばいくらでも魚は獲れた。

けれども、ある意味、たしかに「漁民」は「貧しかった」のであろう。当時の保存技術からすれば、長期保存は可能ではないし、農作物のように蓄積可能ではなく、農民を主体に考えれば、「その日暮らし」ともいえる。定期的な生業形態ではなく、その意味でも、農作業や「会社勤め」とは異なり、不安定ではある。しかも、大規模漁業ではなく、資本蓄積的でもない。いわゆる「資本制生産様式」からすれば異質な存在であろう。そのような視線でみれば、「貧しい」。が、それはそれに過ぎない。農民や「会社勤め」、自営業者が当たり前のように一概に貧しかったり豊かであったりしないのと同様に、「漁民」も一概に貧しかったり豊かであったりするわけではない。ただ、当時、不知火の海は豊かな魚種と漁獲を保証していたことだけはたしかなようである。それゆえに、「漁民は貧しい」、と簡単には語り得ないであろう。ただし、その後、不知火海が汚染されるにつれて、また、「水俣病」問題が拡大するにつれて、「漁民」の生活は貧しくなった。実際、松崎忠男さんによれば、一九五八、五九、六〇、六一年と、芦北「漁民」の、水俣やその他への出稼ぎや移住が多くなった。津奈木では、チッソ関係者が一九五八〜五九年頃から一番裕福な家庭であった。漁業ができなくなったので、「水俣病」によって貧乏になった、と語った（二〇〇四年九月一一日インタビュー）。

五　「漁民」＝「病の統」――他者化する隠喩

水俣の奇病は〝毒物説〟

（前略）守住県公衆衛生課長は奇病の原因について次のとおり語った。

対策会議では毒物説が有力だった。どんな毒物であるかはまだわからないが、偏食によるビタミン不足、同地方に多い血族結婚による遺伝的因子も間接的原因として考えられる。奇病の原因が細菌やビールスではないということはほぼ確実だ。

（『西日本』一九五七年一月二〇日）

血統を語る言説——「漁民＝病マケ」

一九五六年五月一六日の水俣病「公式確認」に関する報道以後、見舞金契約までの新聞報道をみると、量的側面でいえば、この間、「漁民」に関係した報道は増大する。しかし、一九五八年六月二日に『熊日』が報じた——「産振の構想決まる」として——「政府の新農山漁村建設計画」と並行して推進する産業振興計画の調査費についての記事には、先にみた沿構事業の基本認識とは異なり、予定されている基本線に漁業が存在していない。とくに、水俣病「公式確認」後であり、その後の「水俣病」に関連した対策として漁業転換や魚礁新設等について数多くの報道がみられるにもかかわらず、市の産業振興計画に関しては、それと関連させる記述はない。また、たとえそれがあったとしても、沿構事業との関連を考えてみると、現実的に、その対策自体、「水俣病対策」との関連には若干の疑問が残るであろう。単純に沿構事業の一環とだけ位置づけても、それらはなんら違和感のない事業でもある。とすると、先にみたように、沿構事業が結果として成功したとはいいがたいのと同様に、対策事業自体も失敗に終わったことは理解できる。

さて、水俣病「公式確認」後当初、奇病の原因をめぐる報道のなかに、「漁民」に対する視線に特徴的なものがみられる。一九五六年八月二五日『熊日』は「水俣奇病にメス」として医学者による研究会を報じるが、そこでは「現地の環境衛生に力を入れることを」決定した、と。三節冒頭で引用した、同年九月一〇日の報道では、「水俣奇病で一人死ぬ」として、熊大医学部の現地視察を報じ、「驚くべき生活環境」の見出しで、徳臣助教授談の「驚いたのは現地の生活環境だ。脳疾患であることは間違いないと思う」を掲載。同年一一月七日では「水俣の奇病」のもと、対策委の中間発表を報じ、中毒性のものではないかという報告を掲載する。その報告の終わりには、「水俣地区の委員会では患者が漁業関係者のみに限られているところから漁業家としての生活環境に関係があるということに意見が一致」と。また、本節冒頭に引用した一九五七年一月二〇日の『西日本』では、「水俣の奇病は〝毒物説〟」としながら、県公衆衛生課長の談話を掲載している。そこでは、「漁民」の栄養不足と「血族結婚」に間接的原因が求められている。

すべて発表報道なのだが、「漁民」と「患者」とが一体化され、その生活環境が問題、と「漁民」と「奇病」とが明らかに隠喩的に連関されている。たとえば、実際には「漁民＝患者」（三節参照）ではないにもかかわらず、生活環境についての談話を引用しながら、「漁民」の生活環境と水俣病とが関連づけられる。その上で、「貧しい漁民」の生活環境ゆえの「奇病」と位置づけられ、「患者」の発生が語られる。ここにも、岡本達明（1978）が指摘したような、「漁民」と「疾病」および「貧困」とが短絡され、語られる様子がみられる。いいかえれば、三節で指摘したように、外延と内包とが異なるにもかかわらず、「漁民」、「患者」、「奇病」が互換可能な位置に置かれ、「漁民＝患者＝奇病」と隠喩が連関されていく。「漁民の貧困」による栄養不足（偏食によるビタミン不足）や生活環境、ゆえに「奇病」が発生、と。すなわち、ここでは、わたしたちではない「彼らとしての漁民」の位置づけの上に、「彼らの病」として「奇病」が位置づけられている。その上で、「彼らとしての漁民」の位置づけは、さらに「血族結婚による遺伝的因子」として語られる。それは、公衆衛生課長の談話に如実にみられ、そこには、舟津に対する農民の伝説（三節参照）があり、それが「奇病」発生の間接的因子として栄養不足とともに関連づけられている。しかし、彼は当然のように「血族結婚」を語るが、実際には、「毒物説」の報告に際して、「偏食による……血族結婚……」を挿入する必要はない。にもかかわらず、当然のようにそれは挿入され、その彼の談話が当然のように報道される。けれども、公衆衛生課長はいったいどこからどのようにその情報を得て、「漁民」の間に「血族結婚」が多いとしたのであろうか。しかも、実際には、「水俣」に生じた移住民による新たなる舟津は明治、大正期のものである。

また、三節でみたように、地域社会の変容——「工場」が羨望を集めて以後の変化——は、農民の間にも「イト

コ婚」を生んだ。あるいは、

イトコ婚か、ハトコ婚か、水俣の地ごろ（地の者）は、ほとんど血族結婚たい。それは、血筋の分ってとる、まずは安心して結婚できる。結核にしても、一人でも結核患者が出れば「統」になるわけたい。「あそこは結核の統やで」ち。血統とはまず健康であること。それで親族結婚になってしもうたったい。系図をたどってみれば、水俣はイトコになればほとんど結婚、終戦まではほとんどそうじゃ。（久場九五郎　1978 : 225）

それならば、地域的には多くの「血族結婚」がみられることになる。それにもかかわらず、「漁民の血族結婚」が強調され、公的な場において公職にある者によってそれが語られ、それになんの疑いもなく報道がなされている。

このような姿を考えてみると、公衆衛生課長にしてもそれを伝える報道にしても、その両者には、「漁民の血族結婚」は自明のものとして疑われていないことがわかる。「血族結婚」は自然的事実であり、ゆえに不自然な挿入であるにもかかわらず、違和感が問われることもない。その上で、「間接的因子」とはいえ、そこに原因の一端が求められる。公衆衛生課長の談話には、「優生学上、漁民は癩の統、肺病の統」と同列であることが前提となっており、そこに「奇病」も加えられている。「談話の事実」を伝えたに過ぎないのであろうが、それゆえにこそ、報道もそれを自明の事実として、疑ってはいない姿がみえる。そこには、S・ソンタグ（1982）や波平恵美子（1982: 19-84、2000）が考察した「隠喩としての病い」の典型がみられる。

ソンタグは、癌やエイズのような病気をとりあげ、それらの周りにはさまざまな神話や想像力がつきまとっており、それが患者をスティグマ化し、また患者にとっての病気の経験を耐えがたいものにしている様子を、『隠喩としての病い』で明らかにした。そこでは、癌が多くの比喩――勝ち目の定かでない泥沼の戦争、秩序の崩壊、環境汚染も含めた汚染などのイメージと結びつき等——で語られる一方で、癌自体がひとつの隠喩として、悪い事件や状況、あるいは暴力的な強硬手段でしか対処できないと思える状況を語るのに用いられている様子を考察し、病気の隠喩観を一掃し、非神話化する必要性を説いた。また、波平は、東北にみられる「病マケ」——ハンセン病と結核であるが、その患者を出した親族——について考察をおこなう。とくにハンセン病はそこでは「通婚の忌避」の対象とされていることが報告される。波平は、「病マケ」になる病気の特徴として六つの特徴をあげるが、その六番目には「珍しい」があげられている[17]（波平 2000：112）。

波平の「病マケ」に関する考察をもとに考えてみると、前記の伝説、談話、報道は、あたかも「漁民＝病マケ」として位置づけているかのようである。[18]「癩の統、肺病の統」、「通婚の忌避」、「血族結婚」による特定の親族として「漁民」をみるまなざし、その上に「奇病」が節合された。それはさらなる排除の論理をうむ。また、「血族結婚」や近い親族間の婚姻によって語られる隠喩は、W・アレンズが「人喰い」の神話を隠喩として考察したように（アレンズ 1982）、異民族を他者化する言説——「あいつらは俺たちと違って人喰いをするし近親婚もする」——であるとすれば、「漁民」を「彼ら」として他者化する隠喩でもある。わたしたちとは異なる「彼ら」である「漁民」は、だから「血族結婚」であり、「病」をもち、「貧しい」。

もっとも、その後、工場排水との関係が指摘されるにつれ、この言説は消えていくように思われるが、それは、単に前景化していないだけのことである。遠い存在としての「漁民」を背景に「漁民」表象は形成されている。そのため、それは別の形態で発現する。しかし、先にもみたように、別段「漁民」が一様に「貧しい」わけではない。むしろ、一様に「貧しく」なったのは水俣病「公式確認」後であることを、ここでもう一度確認しておこう。

「怒れる子ども」という隠喩

「漁民」をめぐる報道は、その後、漁獲制限と生活保障および補償へと転換されていく。漁獲制限とそれに対する密漁が何度となく報道され、「漁民」のおかれている状況が語られ、生活保障としての漁業転換や漁場開拓、築磯、窮乏状態の「漁民」対策と生活補償が主張される。(19) また、「漁民」の生活困窮状態は早期原因究明への主張ともなる。しかし、ここで、これまでとは異なり、水俣病「公式確認」前の「漁民」は「豊か」である必要性が生じる。これまで報道では描かれたことのなかった、忘れられた「漁民」の姿の要請であり、しかもそれはかつて「豊かであった」でなければならない。でなければ、現状の「漁民の困窮状態」を説明できない。それに答えるかのように、四節で引用した、『熊日』一九五九年一一月七日の「海をかえせ」は、水俣湾の魚種の豊富さ、漁獲の多さを指摘し、一級漁場における水俣「漁民」を登場させる。だが、この一九五九年は、いわゆる「漁民騒動」が発生した年でもある。

一九五九年八月六日、水俣漁協による要求に対するチッソ回答に怒り、交渉会場への乱入、一〇月一七日、県漁連主催の漁民総決起大会に対するチッソ交渉拒否による投石、一一月二日、県漁連不知火海沿岸漁民総決起大会における工場乱入、など。その様子を伝える八月七日の『西日本』の記事には、「工場側が漁民をいままで甘く見すぎて過去四年間の交渉でほとんど誠意を見せていなかったことが一挙に漁民の不満を爆発させたといえよう」と伝える。八月一七日の出来事に一八日の『熊日』は、「水俣騒動」と名づけ、一九日には「実力行使」に対する市民の声をいくつか掲載し、二〇日の社説では「話し合いは冷静に」と呼びかける。一一月二日の出来事に対しては、翌日の『熊日』「新生面」では「暴力で〝水俣病〟が解決できるものならもうとっくに解決しているはずだ」と、漁協の暴力に対して批判的な見解が述べられる。そして、「暴力沙汰をこうみる」において三名の識者の見解を「交渉はもっと冷静に」とまとめる。が、同日の夕刊では「水俣騒動の背景」として、「誰もかれもが漁民を見捨てていたのだ」、「漁民の生活に何らかの支柱が与えられない限り、不祥事は繰り返され、漁民の血は流れるだろう」と好意的に解説する。とともに、翌日社説では「偶発的、自然発生的な行為であると信じたい」が「世論が硬化した」ことを伝え、「世論を不利にするな」と訴える。そうして、六日からの、「水俣病」特集が始まる。「県民も南の端のできごととして、無関心であったようだ。被害者の救済を祈りながら、過去をみつめ、あらゆる角度から水俣病にメスを入れてみよう」と特集は始まる。

他方、中央紙では、『朝日』は一一月三日、「水俣で漁民また騒ぐ」と「暴徒と化した不知火海の漁民」とを、そして四日には「不知火の漁民騒動始末記」として「策謀のにおい漂う」と漁民への政治的扇動が市民の間でも聞かれることを伝え、話し合いによる解決を呼びかける。『毎日』も三日に「漁民ら二千人　工場に押かけ乱闘」と、漁民の暴力を伝える。

さて、ここで再び、遠い存在としての「漁民」が現れてくる。暴力行為、市民世論との懸隔、偶発的な衝動、政治的策謀による操作可能性といったような表現、それは、わたしたちとは異なる「子ども」の属性でもある。理解不能な存在を「子ども」のように表象する、一般によくみられる現象である。いいかえれば、理性によって自己統御できず、自己の意志ではなく力のある他から簡単に操作されやすく、衝動的に行動してしまうような、未だ「自立した市民」とはいいがたい存在として、「子ども」のように描写することは、異文化との出会いのなかでよくみられる。異文化と出会ったとき、その他者を、野生、動物、狂気、子ども等と表象し、わたしたちと異なる存在と位置づける、あるいは、わたしたちより劣位の存在、と。「漁民騒動」は、その意味では、理解不能な異文化のごとく表象されている。すなわち、それは「内なるオリエンタリズム」とでも呼べるような視線でもある。どちらにしろ、これらは他者化する隠喩でもある。ここでも、「漁民」は他者化される。

先に三節でみたように、そもそもの「漁民」自体、忘れられ、捨てられ、置き去りにされた存在でもあった。忘れ去られた存在が起こした大きなできごと、これまではみることなくすますことができたが、もはや目を背けることさえできない。でも、彼ら彼女らはわたしたちとは異なる見知らぬ存在である。ゆえに、「子ども」のように位置づけよう。[20] 統御不能な、「理性」のおよばない「子ども」の行為……なぜなら、彼ら彼女らは「漁民」であり、「貧しく」、「病」におかされているから。

自明性の循環

おそらく、報道は「中立」「公正」に「事実」を伝えているのかもしれない。けれども、「事実」は他方で意図せずとも「暴力」的となることもある。疑われることも、問われることもない、自然的事実の世界、それは常識の世界である。そうして、それに寄り掛かりながら、自明性の言説空間が構成される。ここでは、「漁民」がさまざまな隠喩の連関のなかに位置づけられ、しかもそれらの隠喩は、どれもが自明性のなかに置かれている。自明性の世界は、それ自体をカッコに入れることがなければ、当たり前の事実としてわたしたちの日常生活の世界の判断基準、準拠枠となる。あらゆる隠喩が自明性のなかで循環構造をなし、それゆえにそれぞれが正当性を付与し合い、疑うことを不能にする。「漁民は貧しい」ゆえに「病気」になる。「漁民」は「病気」になる「血統」ゆえに「貧しい」。「漁民」はわたしたちと違い「理解不能」であるから「理性」で統御不能である。なぜなら、「漁民」は「血族結婚」をし、それゆえに「病」におかされやすく、「貧しい」。隠喩連関する自明性の円環、どれもが問われることがない。

報道される断片としての「事実」、しかしそれが自明性のなかのある断片であるならば、それが発動する力は大きい。一つの隠喩の断片が連関する隠喩全体を正当化する。隠喩連関全体が報道によって正当性を付与される。

とはいえ、これらは報道する記者個人や機関の責任に単純に帰せられる問題ではない。言説に関与するあらゆる存在がそこになんらかの責任を共有している。その上で、今日のわたしたちの問題は、他方で、語られる側自体も自明性の言説空間のなかにあり、にもかかわらず両者ともにそれを疑うことすらなく声を上げ、お互いがお互いを正当化し合っていることにあるのではないであろうか。そうして気がつくと、そのうちのある声が称揚され、代理―代表と化している。しかし、一体にその声のサバルタン性は……G・スピヴァックの問いかけ（1998）を考えてみたい。語る場も力も許されていなかった存在が語ることが可能になったとき、それはもはやサバルタンといえるのか。とりわけ、ここでは、たとえ語られる側と同じ時空にあった存在であるとはいえ、そしてそれが非常に感銘的でわたしたちに問いかける力をもっているとしても、代理―代表として多くの場で称揚され、語る空間を自らも保持しているような存在を、これまで語られる側としてしかみられてこなかった存在と同列に簡単に位置づけうるのであろうか。[21] 他方で、それにもかかわらず、語ることが可能になり、そして声を上げたとき、そこにはいかなる葛藤と実践が関わっているのであろうか。また、そこにおける語る戦術あるいは戦略との関係のなかで、オーセンティシティと観光化との関連を考慮して、「環境都市水俣」の有り様を問い直していくことも、今後の課題として考えていきたい。当然に、この章では「漁民騒動」までを対象としたが、その後の展開を検討することがその前提であり、それらは、そこからみえてくるものを通しての、課題である。

注

（1）瀬戸内海水産開発協議会（1956）『瀬戸内海水質汚濁実態調査』。引用は、河野通博（1988:339-340）による。なお、昭和二六年に高砂町で再燃した海水汚染問題に対して三菱は、この差入書をもとに漁民の要求を拒否した（同340）。

（2）島秀典はそれを以下のように説明する。「漁業権管理機能を基礎とした地域原理に基づく漁村共同体と経済事業機能を基礎とした職能原理に基づく協同組合という、組織原理の全く異なる二つの組織」の結合（島秀典　1988：210）。

（3）明治期に天草漁民が「水俣」を漁場の一つとしており（久場五九郎　1978）、「漁民騒動」期に漁場とは関係なく芦北から「水俣」へ漁にいっていたりする姿（松崎忠男さんへの二〇〇四年九月一一日インタビュー）からすると、「漁民騒動」自体も、不知火海沿岸の「漁民」および漁協と漁業権の形成過程との関係で捉えることに意義があるのではないであろうか。

（4）袋湾に枕崎等からの遠洋漁業船が「エサ」を購入しに寄港するので、ならばいっそ遠洋漁業基地化してはどうか、という計画である。エサとしてのイワシ漁を考えれば沿岸「漁民」の利になるであろうが、直接的な沿岸「漁民」への振興計画とは考えがたい。

（5）たとえば、RKK熊本放送の村上雅通さんは「水俣市民」の意識について、「水俣」の「漁村」は貧しく、「水俣病」は貧しい「漁民」のかかった奇病であり、われわれとは違う、「水俣」は違うところにいる人びと、という意識、と語った（二〇〇三年一二月一日）。また、芦北在住の松崎忠男さんも次のように語った。すなわち、「水俣」へいくというのは熊本へいくと同等な感覚で「水俣」での出来事は全く知らなかった。そのため、当初「水俣病」に関しては全く知らず、一九五五年頃は「風の噂」で原因のわからない病気として、「水俣」の奇病として、また一九五六年頃に病気とチッソとの関係を知った、と（二〇〇四年九月一一日）。なお、当時、松崎さんは新聞もラジオも、当然テレビも所有していなかった。その意味では、彼の情報源は「風の噂」だったのであろう。

思うに、この「漁村」と「水俣市街」との懸隔は、それを包み込む「水俣市」と周辺地域、また、それら周辺地域と熊本市街、さらに、それらを包含する熊本と東京または中央あるいは日本国との懸隔である。そして、それらは地理的、空間的懸隔であると同時にわたしたちの意識の懸隔であり、メディアを介した力関係の懸隔でもあり、その意味では言説が作動する力動は基本的には一方向的であろう、もしそれを変える試みがなされないのであれば。

（6）舟津に関しては岡本達明を参照（1978：21-27）。また、「漁民」以外の移住者に関しては、たとえば色川大吉（1983：33-34）を参照。

坂本フジエさんは、筆者たちのインタビュー（二〇〇三年一二月二日）に答え、「漁民騒動」を振り返り、チッソ水俣工場への乱入でひどかったのは「患者」出の人ではなく、「漁民」出の人、と答えた。坂本さんの認識も、「漁民＝患者」でない。なお、坂本さんのご主人は、チッソ水俣工場に「漁民採用」され、働いていた。

（7）角田直一は移住と漂泊を次のように定義する。「移動には移住と漂泊とがある。移住は漂泊の結果であり生活の中心をある場所から他の場所に移すことであるが、漂泊はある中心から離れてあてどなくさまよい、そしてやがてその中心に帰るか、または中心をはじめからもたないで『さすらい』の中に生活の全部をかけている」（角田　1978：269）。なお、天草から「水俣」への移住民の聞き書きに関しては久場五九郎（1978）を参照。

（8）その意味では岡本達明（1978）の指摘は示唆的である。岡本は「水俣病は、他律の構造——資本および権力による患者の圧制と、自立の構造——民衆による患者の圧制との二重構造をもって」（同27）おり、その自立の構造——民衆による患者の圧制である「心の水俣病の根の構造として、伝染病のさらに奥深く不知火海の漁民の問題にいき当たる」（同30）と述べる。

（9）家船とは、日本の海上漂泊民の総称（野口武徳　1974:131）であり、船が生産手段および生活拠点でもあるような、船を家とする漁民であり（角田直一　1978：270）、その行動範囲、交易の範囲はかなり広域にわたる。なお、家船は「九州西辺にはきわめて多く、ことに肥前西彼杵半島の瀬戸、蠣の浦、崎戸などの漁民は久しく家船形態を解体しないで、その根拠地として知られていた」（宮本常一　1960：162）。木島甚久は、家船が固定化し定住化する有力な理由として、「豊かな漁場」をあげる。また、行政上の理由の一つに、天草島原の乱後の幕府の宗教政策をあげる（木島甚久　1944：49-54など）。家船については、上記の他、野口武徳（1983）、宮本常一、河野通博（1974）、宮本常一（1975）、伊藤亜人（1983）なども参照。

（10）漁村の食糧事情の状況が考慮されるが、漁獲が主食でなかったと確実にいうことはできない。たとえば、宮本常一、河野通博（1974：99-101）および篠田統（1974：190-193）などを参照。「漁村が農村との交易を前提としている」のは、漁獲のみによる栄養摂取を前提とできないことによるが、宮本、河野は異なる可能性についても語っている。

（11）伊藤亜人（1983）は、漁民・漁村社会の特質を理解するために、農民、農村社会との相互関係の理解の必要性を主張する。「ほとんどすべての漁撈社会は、農民との交易を基盤とした密接な関係を前提とするものである。したがって沿岸および内陸の地域社会における農民社会との生態学的・社会経済的な相互関係は、漁民・漁村社会の特質を考える上で欠くことのできない背景となっており、しかも両者の関係は社会・法制的な体制によって維持されていたのである」（同322）。また、家船のような形態を考えた場合、かなり広域にわたる行動範囲、交易範囲との関係で考える必要があろう。不知火海沿岸に関しても、折口信夫の着想をもとに展開した谷川健一らに依拠すれば、琉球諸島との関係性は考慮する必要があろう。当然に、家船的な生活形態を前提にすれば考えられ得る発想である。

（12）とくに、家船の場合、その交易等を含めた漁業外労働は女性労働に依存していたようである（野口武徳　1974：133および伊藤亜人　1983：348-349）。

（13）野口武徳は、家船の定着の様子を描きながら、定着していった家船漁民への差別について述べる（1974：133-136）。

（14）明治初期に天草の漁民が不知火海の漁場の中心として「水俣」あたりをあげていることからすると（たとえば久場九五

郎 1978:78)、漁民の基地としての「泊まりおき」や交易圏として等、天草と「水俣」との関係は考えられる。

(15)おそらく、不知火海をめぐる漁民の間には先の宮本、河野の指摘するような漁民の共同性のようなものがあったのであろう。そして、それが基盤となって、移住が可能になったのかもしれない。明治年間よりも数代前に天草からの移住を語る者(久場五九郎 1978)や、松崎忠男さんへの筆者たちのインタビュー(二〇〇四年九月一一日)において芦北から「水俣」へ漁場とは関係なく漁にいった様子が伝えられたが、明治期の天草漁民も「水俣」を漁場の一つとしており(久場五九郎 1978)、宮本、河野のいう越境性がみられる。

(16)その意味では、鶴見の「ナガレ(ナグレ)」は、単純な誤解なのか、意図的なのか、戦略的意図があるのか——それは鶴見が描く「漂白性」をめぐっても。そもそも共同研究でありながら若干の相違をみせる色川と鶴見との位置づけはなんなのであろうか。たしかに鶴見の「漂白と定住」というダイコトミーは魅力的ではあるのだが。

(17)波平のあげた六つの特徴は以下である(2000:109-112)。一、慢性的症状で、治癒に長期間が必要。二、治癒することなく悪化し、死に至る。三、著しい後遺症状を残す。四、ハンセン病や結核の場合、家内感染する傾向が高く、同一家族内で複数患者の可能性が高い。五、「社会的に問題視された」病気であった時代を経ている。六、「珍しい」病気である。

(18)松崎忠男さんはインタビューで、「水俣病」の噂を聞いた当初には「結核」を思い浮かべて「はやり病」と受け止めていた、と語った(二〇〇四年九月一一日)。

(19)これらの主張や対策が完全に沿構事業とは無関係になされていたのであろうか。「漁民は貧しい」という言説は、一節でみたように、沿構事業の基本認識でもあり、とられた対策も沿構事業と同時期に類似した事業としておこなわれている。その意味では、高度経済成長政策のなかに巻き込まれた漁業政策が、名を変えて「水俣漁民」への対策としておこなわれた、とみることができるかもしれない。とした場合、具体的に「水俣漁民」への対策はなんらなされていなかったのかもしれない——たとえその対策がなんら功をなさなかったとしても。

(20)けれども、熊日は、それに対して若干アンビヴァレントな、微妙な視線を投げかけている。県中央から無関心で置き去られた存在としての「漁民」に向き合ってみよう、と。ここには中央紙と県紙との差異がみられるのかもしれない。県紙ゆえに、県内のできごとゆえに可能な視線といえるのかもしれない。

(21)その意味では、水留真由美(2005)による石牟礼の再評価は、非常に示唆的ではあるが、若干の留保がおかれる必要があるように思われる。

引用文献

アレンズ、W.（1982）折島正司訳『人喰いの神話』岩波書店
伊藤亜人（1983）「漁民集団とその活動」『日本民俗文化体系5（山民と海人）』小学館、三一七―三六〇
色川大吉（1983）「不知火海民衆史」色川大吉編『水俣の啓示（下）』筑摩書房、五―一六四
岡本達明（1978）「自由の蒼民」岡本達明編『近代民衆の記録7（漁民）』新人物往来社、九―三二
岡本達明、松崎次夫編（1990）『聞書　水俣民衆史1〜5』草風館
角田直一（1978）「十八人の墓」岡本達明編『近代民衆の記録7（漁民）』新人物往来社、二六三―三二九
河野通博（1988）「漁場環境の悪化と漁民の対応」西日本漁業経済学会編『転機に立つ日本水産業』九州大学出版会、三四一―三五二
木島甚久（1944）『日本漁業史論考』誠美書閣
久場五九郎（1978）「天草漁民聞書」岡本達明編『近代民衆の記録7（漁民）』新人物往来社、三五―二五九
小島麗逸（1983）「地域経済循環の崩壊」色川大吉編『水俣の啓示』筑摩書房、一六七―二二八
最首悟（1983）「不知火海漁業の移り変わり」、色川大吉編、『水俣の啓示（下）』筑摩書房、二四三―三二一
篠田統（1974）「漁村の食事」宮本常一・川添登編『日本の海洋民』未来社、一九〇―一九三
島秀典（1988）「漁業協同組合の現代的役割」西日本漁業経済学会編『転機に立つ日本水産業』九州大学出版会、二〇七―二三一
スピヴァック、G.（1998）上村忠男訳『サバルタンは語ることができるか』みすず書房
ソンタグ、S.（1982）富山太佳夫訳『隠喩としての病い』みすず書房
鶴見和子（1983）「多発部落の構造変化と人間群像」色川大吉編『水俣の啓示（上）』筑摩書房、一五五―二四〇
ド・セルトー、M.（1987）山田登世子訳、『日常的実践のポイエティーク』国文社
波平恵美子（1982）「医療人類学」祖父江孝夫編『現代の文化人類学②』至文堂、一九―八四
――（2000）『病気と治療の文化人類学』海鳴社
二野瓶徳夫（1962）『漁業構造の史的展開』御茶の水書房
野口武徳（1974）「家船と糸満漁民」宮本常一・川添登編『日本の海洋民』未来社
――（1983）「船霊とエビス」『日本民俗文化体系5（山民と海人）』小学館、三九四―四二〇

ブルデュー、P.（1988,1990）今村仁司他訳『実践感覚1・2』みすず書房
水溜真由美（2005）「石牟礼道子と水俣――ゆらぐ〈共同体〉像」北田暁大・野上元・水溜真由美編『カルチュラル・ポリティクス1960/70』せりか書房、一九八―二二一
宮本常一（1960）「九州の漁業」地方史研究協議会編『日本産業史大系8（九州地方篇）』東京大学出版会、一五八―一七七
――（1975）『宮本常一著作集20』未来社
宮本常一、河野通博（1974）「漁村と港町（対談）」宮本常一・川添登編『日本の海洋民』未来社
由比浜省吾（1988）「地域漁業再生の課題と展望」西日本漁業経済学会編『転機に立つ日本水産業』九州大学出版会、三二八―三三五

第五章　「チッソ安定賃金闘争」をめぐるメディア言説

大石　裕

一　はじめに――水俣病の「報道停滞期」

一九五九年一二月に結ばれた「見舞金契約」を境に、水俣病事件に関する報道は一気に減少する。一九六〇年以降、水俣病の原因物質の解明、新潟水俣病の公式発表（一九六五年）など、この問題に関連する様々な出来事が生じていたにもかかわらず、一九六八年までいわゆる「報道停滞期」を迎えたのである（朝日新聞取材班 1996）。「報道停滞期」が始まってから間もなく、水俣という地域社会は、水俣病とは異なる社会問題によって全国から注目を浴びることになった。それが、チッソ（新日窒）の労使紛争、すなわち一九六一年から六三年にかけて生じた「安定賃金闘争」である（第三章、参照）。本章では、この労使紛争とこの問題をめぐる新聞報道に関して考察を加える。その理由は次の通りである。

第一に、ここで言う報道停滞期とは、現在から見ればマスメディアが報道すべき問題を報道しなかった、いわゆる「ジャーナリズムの不作為」の時期にあたると評価できることである（もちろん、後述するように、この時期水俣病関連報道が行われなかったわけではない）。この問題については、ジャーナリズム論やニュース論の観点からの検証が可能である。その場合、チッソの労使紛争を重視し、この問題を積極的に報道したジャーナリズムの側の意識、特にマスメディアのニュース・バリューが重要な問題となろう。第二に、そうしたジャーナリズムの意識やニュース・バリューの形成要因としての、社会の構成員の意識、ないしは社会の価値観の分布、すなわち当時の支配的価値観が問題となるであろう。その対象は、水俣という地域社会を中心としながらも、水俣市と直接にかかわる行政単位としての熊本県、さらには日本社会にまで及ぶことになる。第三に、そのなかでも特に、水俣病事件に当初ほとんど関心を示さなかったチッソの労働者の意識がここでは重要な研究対象となる。というのも、その後日本で活発化した公害や環境問題をめぐる住民運動や市民運動において、労働組合やその構成員が、公害の発生源である企業、そして対策が遅れた自治体などに対して批判的な態度を示し、活動する例も数多く見られたからである。第四に、これら一連のチッソの労使紛争から「排除」された水俣病、水俣病患者、漁業関係者、そして関連団体の、水俣という地域社会における位置づけについて考察することが可能になるであろう。すなわち、本章での分析を通じて、水俣という地域社会の文脈において、水俣病事件という社会問題を再考する手がかりが得られると考えられるのである。

このような問題意識から、安定賃金闘争が生じた当時の日本の政治、社会、経済状況について、まず労働争議や労働運動を軸に検討してみる。

二　一九六〇年前後の世相と社会意識

戦後復興と社会意識の変化

日本社会は、第二次世界大戦後急速な復興を成し遂げた。戦後の一〇年間、経済成長率は平均八・五％と高い数字を記録し、一九五五年には生活水準もおおむね戦前平常時の水準に戻り、経済の課題は戦後の復興から、独立国家にふさわしい経済の自立の達成という目標へと変わっていった（宮崎 1989 : 8参照）。その当時、幅広い世論の支持を得ながら、こうした傾向を先導していたのが、後に「保守本流」と言われる勢力であった。この勢力は、後述する「六〇年安保闘争」をへて、「日米協調、経済大国志向、改憲問題への慎重な対処の三本柱を内容とし（中略）、官僚出身の戦後保守政治家集団の政策能力に大きく依存する」（山口 1985:97）ことの妥当性と正当性を主張していた。この主張は日本社会に広く受容され、当然視されるようになった。特に、「経済大国志向」は、人々の生活水準の向上という目に見える変化と連動しながら普及し、産業政策の中で具体化され、その後の高度経済成長を支えることになった。

実際、この時期、テレビ、電気洗濯機、電気冷蔵庫などの耐久消費財に対する需要が急増し、日本社会は本格的な消費社会ないしは大衆社会の様相を見せ始めていた。それに関しては、①耐久消費財の普及度が高まるにつれて、量産効果によりコスト、価格が低下し、それがさらに普及を促したこと、②その過程でデモンストレーション効果が強く作用し、他方、耐久消費財の普及とともに中流階層意識が一般化していったこと、などが指摘されている（香西 1981 : 133）。

ここでは、労働者の意識と密接に関連する階層・階級意識を中心に、当時の人々の社会意識について検討してみる。ＮＨＫ世論調査所は、人々の「帰属階層意識」に関して、総理府の調査を時系列的に要約し、一九六〇年にすでに「中流階層意識」が七七％にまで達し（中の上四％、中の中四一％、中の下三二％）、その傾向が一九七〇年まで継続していたことを報告している（ＮＨＫ世論調査所 1982 : 70-71）。同時に、「暮らし向きの将来の見通し」についても、「楽観的な見通し」を持つ人の割合が一九六〇年代の終わりまで直線的に増大し、六八年の段階で「良くなっていく」三四％、「悪くなっていく」一〇％にまで達したことも報告している（同 68-69）。このように六〇年代の高度経済成長が、人々の階層意識や将来の見通しに対しかなりの影響を与えたことがわかる。

その一方、ここで注目すべきは、当時の「階級帰属意識」（男性のみ）に関する調査結果である（同 70-71）。一九五五年当時の人々の階級帰属意識は、「労働者」七四％、「中産階級」二三％であり、労働者意識がかなり高かったことがわかる。その後、高度経済成長が軌道に乗り、産業構造の転換が進み、一般の国民の所得も急増していったが、それにもかかわらず六七年調査を見ると、「労働者」六三％、「中産階級」二〇％と、その変化は一定程度にとどまっていた。

これらの結果は、経済復興や経済成長により産業構造の転換が進み、生活水準が確実に上昇する中で、「階層帰属意識」に関しては多くの人々が中流へと変化したにもかかわらず、「階級帰属意識」に関しては、「労働者」と回答する人々の割合が依然として高い水準にあったことを示している。実際、労働の現場を見るならば、一九五〇―六〇年代にかけて、人口増加が進み、企業労働者が急増するにつれ、労働組合、労働組合員、労働争議の数は増加していった。

こうした社会的背景の中で忘れてならないのは、国内の政治闘争と労働争議の象徴ともいえる「六〇年安保闘争」と「三井三池闘争」のもつ意義である。労働組合の多くは、これらの闘争を積極的に支援し、参加していた。これらの運動をまとめ、その中心的な担い手となっていたのが、一九五〇年七月に結成された日本労働組合総評議会（総評）であった。後述するチッソの労働争議のピークとも言える安定賃金闘争の一方の勢力は、総評系合化労連（合成化学産業労働組合連合）に属するチッソの労働組合であった。この労働組合は総評の方針や運動に強く影響を受けていた。そこで、この二つの闘争を順に概観することにしたい。

六〇年安保闘争

まず、「六〇年安保闘争」についてだが、一九五九年に総評系組合を中心に「安保改定阻止国民会議」が発足した。この闘争には、「岸首相への嫌悪感に代表される太平洋戦争への心理的な決算と、敗戦から一五年を経ての戦後民主主義そのものの確認の儀式」（保阪　1986：10）という側面が存在した。同時にこの闘争に関しては、「戦争にたいする平和、軍事同盟にたいする中立、政治反動と軍国主義にたいする民主主義、それに生活破壊にたいする国民生活の擁護の、それぞれのたたかいの結節点」（小野ほか　1980：277）という性質も有していることが主張された。

安保闘争は、東京、なかでも国会議事堂周辺を中心に行われていたが、それに呼応して各地方でも活発に闘争は繰り広げられていた。熊本県でも、六〇年四月二六日に「県内安保共闘第一五次統一行動、熊本市内で一万人のちょうちんデモ」があり、水俣市の地区集会では総評組合員を中心に一二〇〇人が参加した（上田編　1981：236）。また、同年五月のメーデーの水俣での地区集会には四〇〇〇人が、そして五月一五日の安保共闘水俣地区集会には一二〇〇人が参加した（同：237-242）。

安保闘争は、六〇年六月に大きな山場を迎えた。四日には、「ゼネスト」が「政治スト」として決行され、「この統一行動では、総評を中心に五九単産約四〇〇万人がなんらかの実力行使に参加し、全国六〇七ヵ所約一〇〇万人が集会やデモに参加した」（総評四十年史編纂委員会編　1993：323）。六月一五日には全学連主流派が国会突入をはかり警官と衝突、犠牲者を出すに至った。翌一六日には、計画されていた米国のアイゼンハワー大統領の訪日が中止された。一七日には、こうした運動の過激化を憂慮した在京の新聞七社が「暴力を排し、議会主義を守れ」という宣言を出した（七社共同宣言）。この宣言については、安保闘争による社会不安の高まりといった「事態収拾に少なからぬ役割を演じた」という評価がある一方で、当時の新聞社が抱いていた社会の「木鐸意識」が「デモに立ち上がった国民の姿とズレがなかったかどうか」という指摘もある（朝日新聞取材班 1966：98-99）。六月一九日午前〇時、新安保条約は自然成立し、これら一連の混乱の責任をとるかたちで岸内閣は六月二三日に退陣を表明した。

熊本県でも、この時期、反安保を掲げた様々な運動が展開されていた。ゼネストが行われた六月四日には「県内安保共闘統一行動。一万四四〇〇人集会、時限スト参加など労働者、学生一〇万人が参加」（上田編 1981:241）した。また、一五―一八日にかけては、「県安保共闘、各地区各単産二三ヵ所で三万一〇〇〇人が集会、部分・全面スト突入。熊大、熊商大、熊女大生など市内デモ行進のあと自民県連前に夜半まで座り込む」（同：243）といったように、労働組合は学生などと共闘しつつ、積極的に運動を展開していた。

三井三池争議

このように安保闘争は、熊本県、さらには水俣市の労働運動にも少なからず影響を与えていた。それと並んで、ここで注目したいのが、福岡県大牟田市と熊本県荒尾市で生じた「三井三池争議」である。というのも、一九五九―六〇年にかけて生じたこの闘争は、戦後日本の労働争議ないしは労働運動を象徴する出来事であると同時に、後述するようにチッソの安定賃金闘争にも大きな影響を及ぼしたからである。また、一九六〇年四月七―九日に熊本県大牟田市で開催された「総評臨時大会」において「安保と三池を一本化」という方針が打ち出されたことからわかるように（上田編 1981：241）、三井三池争議は六〇年安保闘争と連動して展開され、労使紛争が大規模化したという点からも、注目すべき争議・運動ととらえられるからである。ただし、そのことが同時に、三井三池争議の極端までの政治化という事態を招いた点は留意されるべきであろう。実際、「安保闘争が条約の自然成立によって目標を失ってからは、反体制のエネルギーは三池闘争に結集されていく。一方、三池労組の政治的傾斜と大衆闘争の発展に危惧を抱く体制側は、会社を全面的に支援するようになった」（NHK取材班　1995:138）という状況が生じていた。そこで次に、チッソの安定賃金闘争を取り巻く当時の社会状況を知る重要な手がかりとして、この争議について概観してみたい。

この当時、三井三池争議をはじめ労働争議が頻発した背景としては、労働者に対する企業支配が一段と進んできたことが指摘できる。すなわち、「技術革新→年功的熟練・自立的作業集団の解体→昇給・昇進管理の厳格化→小集団活動による『自発性』の吸引→企業との運命共同体意識の形成→労働管理機構と労働組合組織の融合」（五十嵐　1998:253）という方針が打ち出され、実行に移されていった。労働組合は、順調に進む経済成長の中で、この方針を受容し、従属せざるをえないという側面をもっていた。しかしその一方、労働組合は先に指摘したように、労働者階級に帰属意識をもつ多くの労働者によって構成され、また労働運動に対する期待も強かったことから、そうした企業支配に対し反発を強めるという側面も持ち合わせていた。

また、三井三池争議が生じた直接の原因として、エネルギー（政策）の転換が進められていたことがあげられる。この点に関しては、「『高度経済成長』のエネルギー的基礎を、石油に求めていた独占資本は、『石炭から石油へのエネルギー革命』＝石炭産業斜陽化を唱え」、「炭鉱労働者七万五〇〇〇人の首切り『合理化』の方針が立てられ、その中心の攻撃目標に、日本最大の炭鉱で、強固な労働組合運動が展開されている福岡県の三井三池炭鉱をえらんだ」（塩田　1982:261-262）と説明されている。なお、この争議については、『労働白書一九六一年版』において、次のように記されている。

石炭産業の合理化は（昭和）三五年にはほとんどの大手各社に及んだが、とくに三井三池では（中略）、一二七八名の指名解雇をめぐって労使が激しく対立した。この闘争では一月二五日、会社側がロックアウト、これに対抗して組合側が無期限ストを実施して以来、一一月一日のロックアウトおよびスト解除に至るまで二八二日という長期の作業停止が行なわれ、（中略）労働運動の焦点となった。争議は四度にわたる中労委のあっせんによって漸く解決をみたが、結果は、解職者は全員離職することとなった。（労働省労働統計調査部 1961：246）

三井三池争議を見ると、この当時の労働争議の典型的な傾向や出来事が見て取れる。第一は、前述した企業支配が進むことにより、労使間の対立、紛争がきわめて深刻な状況を迎え、度重なる実力行使によって流血事件も数多く生じたことである。従って、その収拾や解決にあたっては、石田博英労働大臣（当時）をはじめとする政府の介入、そして中労委（中央労働委員会）のあっせんが必要とされた。

第二は、経営陣などによる労働組合の分裂と組合の切り崩しが行われ、その結果、経営者側の方針を受け入れる「第二組合」が生まれ、それが争議の推移に大きな影響を及ぼしたことである。ちなみに、第二組合による三井三池労組の分裂については、次のように説明されている。

（第一組合と第二組合との）分裂理由を考えるばあい、階層的上昇へのこだわりや管理者と同一の価値観の共有というよりも、職制とのしがらみや、「第二（組合）に行けば立ち上がりの資金として二万円やる」といった生活の臭いのする、かなり泥臭い人間関係がはたらいていたものと思われる。（カッコ内引用者：平井 2000：188）

このように労働者にとってまさに身近な要因が働いていたからこそ、経営陣と第二組合によって「早期解決、借金は嫌、柔軟闘争に切り替えよ」（同：181）というスローガンが掲げられることになり、それが組合の分裂と争議の収拾に影響したと考えられるのである。

第三は、この争議では、三井三池労働組合の属する三鉱連（三池を含む九州の炭鉱三山と北海道の炭鉱三山から成る）、そしてその上部組織である日本炭鉱労働組合（炭労）や総評が闘争支援や指導を積極的に行い、この争議がそれらの影響を受けつつ推移し、全国的な争点となった点である。こうして三井三池争議は、当時の労働争議を集約する労使紛争として位置づけられるようになったのである。

三　チッソ安定賃金闘争

安賃闘争の位置づけ

このような政治的かつ社会的背景の中で、水俣という地方都市で深刻な労使紛争、ないしは労働争議として一九六二年四月から六三年一月にかけて、チッソ安定賃金闘争（以下、安賃闘争と略す）が生じた。この争議を含む主要な労働争議に関して、『労働白書』一九六三年版、一九六四年版は次のように要約している。

年間を通じての主要な争議としては、例年どおり春季における賃上げをめぐる一連の争議、夏季および秋季末における一時金をめぐる一連の争議があげられる（後略）。炭労の政策転換をめぐる争議等はかなり激しく行なわれ、海員組合の時間短縮をめぐる争議、長期にわたるストとロックアウトが行なわれついに年内の解決をみなかった新日本窒素水俣工場をめぐる争議などとともに注目された。

（労働省労働統計調査部　1963：275）

経済闘争の面では全般的な激化はみられなかったが賃金闘争とならんで時間短縮闘争がとり上げられ、また最低賃金闘争もかなり活発に行なわれる一方、合理化反対闘争もいくつかの分野で展開されたのが特徴であった。（中略）ここの争議についても、新日本窒素水俣工場の争議が解決して以来とくに目立った争議はなかった。（同 1964 : 270）

これらの記述から、深刻な労働争議として水俣の安賃闘争が当時多くの注目を集めていたことがわかる。なお、この争議の直接の争点となった、経営者側が打ち出した「安定賃金」という方針とそれに対するチッソ労働組合の主張は次のように説明されている。

こんどの大争議の背景には石油コンビナート化で経営合理化をはかろうという会社の強い意思が働いている。このためには年中行事みたいなストをやられては困る。そこで他会社なみの賃金を保障するかわりに組合はスト権を放棄してほしい――という問題の〝安定賃金協定〟を打ち出したわけだ。組合側とすれば、最初から伝家の宝刀のスト権を捨てて丸腰になるのは基本的権利をわざわざ捨てるようなもの、あくまでも撤回させるというわけで協定をのむのか、のまないのか双方の力くらべに発展してしまった。（『熊日』一九六二年八月一二日）

このように安定賃金方式の導入というのは、労働組合や労働者側にとってきわめて重要な意味をもっていた。当時の労働者にとって「伝家の宝刀」であるスト権を失うことは、自らの権利を主張するための機会を大きく減少させることに直結すると考えられたからである。したがってチッソ労働組合は、強硬な姿勢をとらざるをえなくなり、会社側と全面対決することになった。この争議は、『熊日』、『西日本』、そして全国紙（特に西日本版）によって大きく報道された。しかしそれとは対照的に、水俣病事件に関する報道は激減していったのである。

一九五〇年代チッソの労働組合運動

ここでは、安賃闘争の前史として、一九五〇年代におけるチッソの労働組合運動について、主に『新水俣市史(下)』によりながら概観する(水俣市史編纂委員会 1991)。チッソ水俣工場では、終戦直後に労働組合が結成された。一九五〇年前後の労働不況の時代、チッソ水俣工場でも人員整理が進められ、五〇年にはレッドパージも行なわれた。それを受けて組合側は団体交渉に入ったが決裂し、スト権を確立し、実力闘争に入った。しかし、組合からの脱退者が続出し、第二組合の結成も行なわれた。その後、レッドパージを容認する第二組合が圧倒的な支持を集め、争議は終息した。五一年には、チッソ水俣労組は、化学工業関係組合の全国的な組織である合化労連に加盟し、最も強力な組合としてその中核的な位置をしめるに至った。

一九五三年になると、チッソ労組は、ベースアップの要求、社員・工員制の撤廃、定年の引き上げ等を要求して団体交渉を行なったが、決裂した。その結果、時限ストを繰り返し、最後には無期限ストに突入し、二七日後にこの争議は解決をみた。五五年の統計を見ると、水俣市の労働組合員数は四八九〇人であったが、そのうちチッソ水俣労組員数は三六四一人であり、水俣という地域社会の中でこの組合が圧倒的な勢力を誇っていたことがわかる。

一九五〇年代半ばから、チッソ水俣工場の人員縮小が進み、就業機会が減ったことから、他地域への人口流出が進み、水俣市の人口は減少するようになった。その後、全国的に経済が好況を迎えたことで、水俣以外への就職は一段と増加するようになった。

労働争議の深刻化

このように、チッソ水俣工場は水俣市民に対して多くの就労機会を提供し、またチッソ労組も水俣市内では一大勢力を誇っていた。六〇年代になってもチッソ労組は、六〇年四月に「新日窒水俣労組二六六六人、三時間一〇分の全面スト」（五日）、「全面二四時間スト」（一一日）を行うなど、度々ストを決行し、活発に運動を展開していた（上田編　1981：229-231）。その際、主たる目標として、前述した安保反対が掲げられ、労働組合員は政治集会にも積極的に参加していた。

こうした傾向は継続していたが、一九六二年二月、チッソ労組は、賃上げ、初任給引き上げ等を要求し、スト権を確立し、三月になって団体交渉を行なった。その後、三月から五月にかけて波状的にストライキが行なわれた。その中で、四月一七日にチッソの経営者側は突如として「安定賃金回答」を行った。こうした回答を行った企業側の事情は次のように説明されている。

・三二年（一九五七年）以降（化学工業：有機合成化学）は、石油化学工業の成立発達によって、従来の他の化学工業部門を圧倒するほどの高度成長を遂げたものである。（中略）新しい技術、新しい製品の出現によって、新・旧事業分野の交代が急テンポで進み、大きな変化を見せつつあった。（中略）昭和三四年（一九五九年）ごろには、いよいよ本格化してきた貿易の自由化は、日本の企業としての新規事業等のための設備の新設、増設の断行による企業規模の拡大、企業合理化、生産向上へとかり立てていった。このような時期に新日窒は従来の有利な条件となっていた自家発電を利用したカーバイト工業から、石油化学工業への転換が他社と比べて遅れていたことも、安賃争議の要素の一つともいえる。

（水俣市史編さん委員会　1991：515）

このように会社側は、急激に進む産業構造の転換や新規事業への切り替え、それに対応したチッソという企業の体質改善の必要性を強く感じていた。こうした背景の中で、会社側は「安定賃金回答」を示したのである。その主な内容は、以下の通りである（同：520-524）。

・賃金引き上げ——一人当たりの平均増加額：昭和三七年度、別に定める同業各社（東圧、日東、日産、東亜、宇部住友の七社）の平均妥結額より五〇〇円減じた額。昭和三八年度、同上妥結額に五〇〇円を加算した額。昭和三九年度、同じく一〇〇〇円を加算した額。昭和四〇年度、昭和三九年度に同じ。

・合理化に関する協定——組合は企業の合理化に協力するものとし、会社はこれがための人員整理は行わない。会社は組合員の転勤、転出に当たっては、賃金その他の労働条件を異動前に比べ、不利にならないよう配慮する。

・会社側の基本的な考え方（一）——十分な賃上げが保証されるかぎり、組合にとって春闘時のストライキは必要ないはずである。

・会社側の基本的な考え方（二）——安定賃金の回答を条件に、他社に例を見ない経営権の放棄ともいうべき〝合理化のための人員整理は行わない〟ことを約束しているのは、安定賃金協定を組合に求めた真意を具体的に示したものである。

このようにチッソの経営者側は、組合に対し合理化による人員整理を行わないことを約束し、それと引き換えに同業他社の賃金を参考にしながら賃金を決定することを提案し、春闘ストライキを実施しないことを求めた。労働組合は、むろん会社側のこれらの提案を拒否した。その後、合化労連などの支援もあり、争議は長期化していく。その際、労働組合は、次のような見解を表明した。

四月一六日までは、いままでの慣行にしたがって、団交を続けてきましたが、会社から四月一七日になって、突如として安定賃金方式なるものの回答があり、組合はその内容を検討した結果、安定賃金は合理化のための組織破壊を狙ったものであるとその本質を見抜き、これを拒否する態度を決定、ストを続けながら会社にこの回答の撤回と同業他社なみの回答を求めました。

（合化労連新日窒水俣労働組合　1962：4）

このようにチッソ労組は、安定賃金方式の提案を「組合組織の破壊」を目的とするものと判断し、強硬な対決姿勢を崩すことはなかった。その後、労使双方の主張は平行線のままだったことから、こうした状況を打開するために労組側は五月に中労委にあっせんを依頼した。しかし、あっせんは不調に終わり、六月になって中労委は「あっせん打ち切り声明」を発表した。七月になると、組合は断続的に九六時間ストを行ったこともあり、労使関係は一段と険悪になった。その結果、七月二三日会社側はロックアウトを行うに至った。そして翌二四日には、組合運動に対して批判的態度をとっていた労働者が新たに労働組合（第二組合＝新労）を結成した。前述したように、チッソという企業、そしてチッソの労働者や労働組合は、水俣という地域社会にとって、まさに核となる存在であった。したがって、安賃闘争の深刻化と「経営者」対「労働組合」、さらには「経営者・新労組」対「旧労組」という対立は、この地域社会に深刻な影響をもたらした。水俣が二分され、その中間に位置する地域住民にしても、様々な形でこの争議に巻き込まれることになったのである。

ロックアウト期間の新聞報道

チッソ水俣工場のロックアウトは、一九六三年一月二二日まで長期間続くことになった。ここでは、この期間の労働争議の動向に関して、おもに新聞の報道、解説、論評によりながら検討してみる。会社側による工場のロックアウトが始まり、労組側が無期限ストに突入した七月二三日の報道の見出しとリード記事などは以下の通りである。

・ロックアウト通告、組合側全面ストで対抗、新日窒水俣。新日窒水俣工場（北川勤哉工場長）がついにロックアウトに入った。同工場労組（組合員三千四百人）は安定賃金協定を拒否して闘争中だったが会社側は二十三日午後四時半組合側にロックアウトを通告、同六時半実施に入った。（写真）ロックアウトを宣言した新日窒水俣工場正門の掲示板。（『熊日』七月二四日）

その際の報道の重点は、経営者対労働組合という図式に加え、次に見るように、新たな紛争の要因となった新旧労組の対立にも置かれていた。

・激突する新日窒水俣労組、工場とりまくピケ隊、新労組の就労はばむ。会社側も強硬な態度。春闘の解決もみぬまま四月十七日から安定賃金協定問題をめぐり労使双方が完全な並行線をたどり四ヶ月余の紛争を続けている新日窒水俣工場では二十三日会社側がロックアウトしたため組合側はただちに工場正門前をはじめ市内に拠点、支点を設けたピケを張り、さきにできた組合執行部に対する批判グループ民主研究会、係長主任団などで作った新労組の就労を徹夜で警戒した。（写真）工場正門前の組合員のピケ。（『熊日』七月二四日夕刊）

・旧組合と衝突必至、新日窒、緊張した空気。（『熊日』七月二六日）

・新労、ぶつかりげいこ、新日窒争議、静かな対決つづく。（『熊日』七月三〇日）

なお、『熊日』の七月二四日の夕刊の記事では、労働争議に関する市民の表情に関しても報じられている。それは、「新日窒でもっている町だけに商店街はとくに複雑な表情。〝第二組合がまだまだ少数なのにロックアウトはすこし早すぎたのではないか〟という市民もおり、〝はては第二の三池争議にもなりかねない〟と心配顔だった」というものである。「新日窒でもっている町」に住む水俣の人々にとって、この紛争が深刻な地域問題として受け止められていることをこの記事は強調している。

また、「第二の三井三池争議」という住民の心配も現実味を帯びるようになってきた。例えば、旧労組に対する合化労連など総評系組合の支援の様子については、「三池オルグ水俣へ、六百人、緊迫する新日窒争議。（写真）新労組員とこぜりあいする炭労オルグ」（『西日本』七月二八日）と報じられている。

このように、安賃闘争は三井三池争議とも連動することになる。八月に入っても、この労働争議は連日新聞紙面をにぎわしていた。中労委が地労委（地方労働委員会）にあっせんの権限を委譲したこともあり、解決への期待を盛込む記事も見られるようになった。例えば、『『流血避けよ』の声高まる。新日窒水俣争議新局面へ、平和解決盛上げ、地労委の努力に期待」（『西日本』八月九日）という記事がそれにあたる。

しかしながら、依然として新旧労組の対立は続き、その中で新労組が強行就労を行い、工場生産の再開を八月一一日に行った。その結果、両労組の間の対立は一層深刻化し、翌一二日は乱闘事件が生じた。その前後の新旧労組の対立の模様も、以下に見るように多くの記事で報じられた。

- 新日窒水俣工場、争議を現地に見る、三池ばりの会戦模様、ヤマ近し？　新労の強行就労。（『朝日』八月一〇日）
- 新日窒水俣強行就労、新労ピケを突破、四百人旧労の不意をつく。（『熊日』八月一一日）

・流血ストに市民の怒り、暴力は許せない、新日窒水俣。憎しみ捨て規律を。主婦たちも武装姿で、家族ぐるみの決起大会。長期戦で勝てる、太田議長見通し語る。（『熊日』八月一三日）

その後、期待を寄せられた地労委のあっせんも不調に終わり、ロックアウトも一ヵ月を迎え、地域住民やマスメディア自身が争議の長期化に対する危機感を高めるようになった。それにともなって、この労働争議に対する批判的論調の記事が数多く掲載されるようになった。

・争議がいやになった、会社に辞表、自衛隊に。新日窒水俣工場の従業員。（『毎日』八月二一日）
・お先真っ暗、新日窒争議。ロックアウト一ヶ月、〝じっくり長期戦〟旧労、小康保つ〝仮処分待ち〟。いや気さす市民たち。（『熊日』八月二二日）
・ドロ沼闘争の様相、ロックアウト一ヶ月、水俣新日窒。〝早く解決して〟強まる町の声。（『西日本』八月二二日）
・水俣争議、巻き込まれた主婦と子ども、お家にばっかり夏休み。いがみあい心配の母親。（『西日本』八月二三日）

八月下旬、第二組合の新労は、「安定賃金方式」を認める方針を打ち出し、八月二七日には熊本地裁が業務妨害排除の仮処分を決定した。しかし、旧労はそれに対し異議を申請するなどして抵抗し、新労によって何度か試みられた強制就労は失敗に終わった。その後新労は、九月一一日に会社に対し、①安定賃金のもとに他社なみ以上の賃金を獲得する、②身分制の撤廃を実現する、③完全雇用の達成、などを内容とする要求を提出した。そして、九月一七日には「労使共同宣言」を発表するに至った（新日本窒素水俣工場新労働組合　1963：47）。

われわれは、（中略）国民経済における企業の社会的使命を強く心に刻み、労使相たずさえて今日の難局を乗り切るため、ここに次の通り宣言する。

一　会社と組合は相互信頼の基礎の上に立って、あらゆる問題を平和的話合いによって解決する立場を堅持し、円満な労使関係の確立を期する。

二　会社は近代的労務管理の確立をめざし、円満な労使関係の確立を期する。

三　組合は斗争主義を排し、生産性向上と企業の合理化に協力する。

この宣言の後、新労は安定賃金協定に調印し、会社側は本格生産を再開しようとした。しかし、やはり旧労のピケ隊に阻まれ、争議はさらに長期化していく。この間も、「会社経営側・新労」対「旧労」という対立は続き、それに対する外部から、とくに総評や社会党からの支援や働きかけも活発になっていった。新聞もそれらの問題や出来事に関してさかんに報道していた。以下はその一端である。

・社党対策委を設置、新日窒争議、成田局長水俣入り。（写真）工場正門前のピケ隊を激励する成田組織局長。（『熊日』九月一七日）

・本格生産で論争、新日窒労使、互いに強気のＰＲ合戦。（『熊日』九月二一日）

・旧労、市内をデモ行進、新日窒争議、新労入構で緊迫も。（写真）各単産旗を先頭に市中デモの工場労組。（『熊日』九月二六日）

・総評からの支援資金、水俣労組、岩井事務局長迎え集会。（『朝日』九月二六日）

・（特集）新日窒争議今後の見通し、労使一歩も退けぬ、職権あっせんがヤマ場、自由化攻勢への苦悩、新手

の合理化攻撃、高度の政治的解決を。（『熊日』九月三〇日）
・入構であわや衝突、新日窒争議、警官二百人が出動。（『熊日』九月三〇日）
・水俣など四つが中心、岩井事務局長、秋闘の方針語る「水俣の争議の見通しは明るい。今後も資金カンパ、大衆運動を続けて勝ち抜く」。（『熊日』一〇月三日）
・水俣おおう黒い雲、一〇〇日越した新日窒争議。〝団結〟堅い工場労組、新労・会社は組織崩壊待つ。（写真）ピケ小屋は冬ごもり態勢。（『毎日』一一月五日）

また、この時期の報道の特徴としては、この争議が水俣という地域社会に深刻な影響を及ぼし、それゆえに地域住民の間から生じてきた紛争解決を望む声を積極的に取り上げていたことがあげられる。そのいくつかを掲げる。

・ストの中の水俣商店街、売り上げ二―三割減。衣料、電器店など、不渡り手形ふえる。（『熊日』九月一四日）
・（社説）水俣に不幸が来ている、県民として迷惑、不幸はだれが背負う。（『熊日』九月二六日）
・婦女子を巻き込むな、水俣争議人権問題、法務局が本格調査。（『西日本』九月二六日）
・板ばさみになった商店街、新日窒争議。二つの労組から圧力？　苦肉の策〝中立商店〟結成。（『西日本』一〇月四日）
・水俣商議所、なり手がない会頭、争議で商店二派板バサミ。（『朝日』一一月八日）

これらの記事に見られるように、チッソ水俣工場という、水俣最大の企業の生産活動が停滞し、地域経済に深刻な打撃を与えたことに加え、この争議が地域社会を二分したことが大きく報じられた。これらの報道は、水俣市民の「厭戦」気分の広がりと高まりに寄与したと言える。それに関連して、「この争議で最も直接的な打撃を受けたのは新日窒関連産業と、下請工場」であり、「水俣市内の商店街はストの影響で商店の浮き沈みが激しくなってきた」という深刻な影響をこの争議が地域社会にもたらした点も重要である（水俣市史編さん委員会　1991：560-561）。

こうした世論の風潮をうけ、地労委は一一月から一二月にかけて積極的なあっせん工作に乗り出した。その結果、一九六三年一月一三日に労組側が、そして同二一日に会社側があっせん案を受諾し、二月一日に第一次就労が行われ、この争議は一応の解決をみた。両者が受諾したあっせん案の骨子は次の通りである（『西日本』一月二二日）。

①長期賃金協定は、三七年度ひとり平均増加額二六〇〇円、三八年度は同業八社の妥結額に五〇〇円を加算した額、三九年度は熊本地労委の仲裁で労使が協議する。という三年間の安定賃金を組合側が認めること。

②会社側は希望退職などの方法で過剰人員を整理する。

③組合側は指導者二人（長野新日窒労連委員長、江口旧労委員長）が自発的に退職する。

④あっせん案を受諾した日を含め向こう五日間を争議体制解除期間とし、それぞれ争議施設を旧に復する。この期間、会社は賃金を補償しない。

このように、三年間の期限つきとはいえ安定賃金方式が導入されたことに象徴されるように、この争議は会社側の主張に近い形で決着をみた。しかし、ここで注目すべきは、そうした争議の解決の内容よりも、争議が解決したことそれ自体、そしてそのニュースを聞いた地域住民の反応に焦点をあてる報道が数多く見られた点である。この時期、安賃闘争の収拾期の新聞報道の概要は次の通りである。

・（記者座談会）水俣争議の回顧と問題点、殆どなかった〝流血〟、労使生産点で対決。解決でわく地元、ねばった会社側、労使とも高い授業料、新労と旧労との違い。人員整理に問題残る、真の平和はこれから。市や商店街の影響。（『熊日』一月二二日）

・水俣停戦の立役者〝両荒木〟イキもぴったり。地労委、寝食忘れ一五八日。警官延べ五万五千、治安の維持に功績。（『熊日』一月二二日夕刊）

・水俣争議解決を喜ぶ県民。シコリを残さずに、なごやかさ取りもどせ。会社損害は十億円、新日窒、労組も五億円失う。延べ五万六千人動員、県警、水俣争議の警備白書。（『西日本』一月二二日）

・ほっとした水俣市、みんな手放しの喜び、争議解決、明るい笑顔とりもどす。（写真）半年ぶり握手。（『西日本』一月二二日）

・黙々と元の職場へ、水俣工場労組員、激励にも堅い表情。（写真）第一次就労で入構、作業現場に入る工場労組員。（『熊日』二月二日）

・第一陣、喜びの就労、新日窒水俣工場、労組員百九十四日め。（写真）受け付けで就労命令書を出す就労者（『西日本』二月二日）

このように、安賃闘争という労働争議をめぐっては、各紙ともそれに高いニュース・バリューを認め、じつに積極的に報道した。その報道は、「経営者・新労」あるいは「旧労」のいずれか一方の主張を支持したり、加担したりしたわけではなかった。しかし、この争議によって水俣という地域社会が非常に混乱し、地域社会の不安を増大させたという報道姿勢は一貫して採用されていた。実際、そうした視点からの記事や解説、そして論評が数多く掲載された。それはまた、争議の終結が平穏な地域社会を呼び戻すという側面を中心とする報道姿勢へと接続されていった。争議の終結によって地域住民が安堵の表情を見せていた点が強調され、その種の報道が数多くなされていたという事実は、新聞各紙のそうした姿勢を示すものであった。

このような報道姿勢が、労働組合の主張、そして労働運動に対する否定的なイメージに結びついても何の不思議もない。それによって、経営者側の強引とも言える安定賃金の方針の問題性はしだいに後景に退いていった。それに代わって、争議を長期化させ、地域社会の不安を増大させる労働組合、労働運動という評価が、明示的ないしは黙示的に新聞報道の中に盛り込まれるようになった。そうした傾向は、結果的には強硬姿勢をとり続ける旧労の労働方針に対する批判を強化させ、会社経営側の主張を後押しし、安定賃金制度の導入に寄与したことになったと捉えられるのである。

労組、患者との共闘へ――「恥宣言」

水俣市史編さん委員会は、「（昭和）三七年三月二八日、安定賃金制をめぐって争議に突入して以来、翌三八年一月二二日の安賃争議妥結協定調印、そして続いた人員整理問題の決着で、実に四年ぶりの平和を取り戻したといえる」（水俣市史編さん委員会　1991：620）という言葉で、「チッソ争議（水俣工場の安賃闘争）」という節を終えている。「平和を取り戻した」という、こうした理解は、上述の新聞報道と同様である。ところがその後、旧労に対する職場での差別が進み、その事態は深刻化していったのである。

> 闘争が終わり、（中略）組合活動家については工場外に出すということで、八幡プールの埋立地のところで、カーバイドの残渣などを車に積んだり、清掃作業をしたり、その他の作業をさせられました。その後、高熱と劣悪な労働条件のところでカーバイドを製造するところに行かされたりしました。（山下　2004：77）

ここで注目すべきは、このように職場で差別的な待遇をうけ、劣悪な労働環境に置かれた労働者の意識が、水俣病事件とその患者に対する関心、さらには支援へと向かっていったことである。それを経験した旧労組合員の一人は次のように批判的に当時を回想している。

> 闘争終結後、一年ぶりに与えられた仕事は、下水道工事であり、機器のスケール落しであり、草むしりや便所の掃除やら、お茶わかしの仕事だった。（中略）会社を憎み、抵抗し、がむしゃらにたたかっていながら、身体の中にはチッソという企業のシミが残っていたのである。それに気づきはじめたのは、五ヵ年合理化計画が発表された（昭和）四二年ごろからであり、やがて俺たちは〃捨てられる〃ということを、そのころから実感として受けとめはじめた。（中略）労働者が公害闘争に立ち上がるには、先ずどうしても組織を乗り越える必要がある。それがないかぎり、そのたたかいには限界がくるだろう。
>
> （傍点引用者：松崎　1970：8-9）

また、別の組合員は、後に労働組合が水俣病の問題に取り組めなかった理由を次のようにまとめている（合化労連新日窒労組教宣部　1973：408）。

①患者の身になって考えなかった。
②漁民の実力行使の現象だけみて本質を見抜けなかった。
③補償を多くとられると、自分達が困る、として自分さえよければの考えがあった。

このような労働者の意識の変化は、しだいに水俣病患者との連帯を促すようになった。一九六八年一月に「水俣病対策市民会議」が発足すると、組合員の中にはその会員になる者も現れるようになった。そして同年八月には、チッソが有機水銀母液を韓国に輸出しようとした際、労働組合は厳重に抗議し、その輸出は中止された。八月三〇日には、旧労は水俣病を直視し、この事件に関与してこなかった自らの姿勢を率直に反省する「恥宣言」を公表した。それは、「水俣病に対し、労働者として何もしてこなかったことを恥とし、水俣病と闘う!」というものであった。この宣言の基盤には、労働者の次のような意思が存在していた。

組合からも、市からも、そして国家そのものから見捨てられ、生活に困り、魚網を売り、田畑を売って、水銀におかされて、自由に動けない身体を引きずり、歯ぎしりをしながらもなお、資本にたいし、権力にたいして執念ぶかくたたかいを挑む水俣病患者、家族の人たちから労働者たちが何を学びとるのか。(中略)資本のあらゆる妨害や嫌がらせを突き抜けて、水俣の労働者として、人間の名にかけたたたかいを続行しなければならない。(松崎 1970:9-10)

水俣病の「公式確認」(一九五六年)から約一二年たって、チッソの労働運動は水俣病と正面から向き合い、反公害運動の路線を打ち出すようになった。実際、旧労は一九七〇年五月二七日には「加害企業の労働者としては初めての八時間の『公害スト』を決行し、会社に反省を求め」(山下 2004:82)ることも行っている。こうして旧労の組合員と水俣病患者との連帯は、労働運動を超えて展開していくことになったのである。

四　安賃闘争と水俣病報道の停滞

労働運動と労働組合の公害闘争

　これまで論じてきた諸点を参照しながら、水俣病事件の報道の停滞と安賃闘争との関連を中心に、いくつかの観点から考察を加えることにしたい。この問題について検討するにあたり、まず日本の労働組合と労働運動について検討を行う。これらの組織や運動の特質については、「日本では『企業一家』主義に支えられた企業内福祉の先行や企業別労働組合という組合の組織形態から来る制約、さらには組合運動のナショナル・センターのイデオロギー的分断（総評と同盟）と民間セクターの組合組織率の低さなどの構造的要因に規定され」ていたことが指摘されてきた（カッコ内引用者：山口　1989：261）。これが「日本型労働運動」の特質と呼ばれるものである。

　本章で検討してきた安賃闘争は、労働組合と労働者が経営者側と真っ向から対立し、最終的には多くの成果は得られなかったものの、日本の労働運動史上特筆すべきものとして語られてきた。しかしながら、「水俣で典型的に見られますように、（公害の）被害者に対して苛酷なのは多くの場合、会社よりも労働組合であります」（カッコ内・傍点引用者：宇井　1971：115）という指摘にもあるように、チッソ労働組合が被害者である漁民や患者と敵対していた時代は長く続いていた。その点では、チッソ労働組合によって展開された労働運動にしても日本型労働運動の枠を超えたものではなかった。さらに言うならば、水俣病という公害事件が表面化し、地域社会に新たに要素が加わったにもかかわらず、安賃闘争に見られたように、チッソの労働運動はその影響をほとんど受けなかった。それどころか、水俣病事件に関しては経営者側と「共闘」していたとも言えるのである。

　チッソの労働組合は、確かに経営者側と厳しい対立姿勢をとり、労働待遇の改善という方針を前面に掲げ、激しい闘争を繰り広げた。しかしその一方で、水俣という地域社会にもたらしつつあった深刻な被害に対しては会社側と共同歩調をとっていた。チッソ労働組合や組合員にとって、水俣病事件というのはその視野の外にあったというよりは、会社とともに水俣病の加害者とも言うべき立場をとり続け、この問題に関するチッソの責任を積極的に否定する姿勢を見せていたのである。実際、工場の操業停止に関する県議会の審議では、水俣市選出でチッソ労組に籍を置いていた社会党の長野春利議員は工場排水と水俣病の因果関係が不明確であることを根拠に、操業停止に対して反対意見を述べたのであった（本書第一章参照）。また、「（いわゆる漁民騒動が生じた後の一九五九年一一月）四日からこんどは従業員の漁民糾弾が始まります。五日には労働組合が漁民の非難決議をします。そして六日にはこんどは水俣地区労がほとんど同じ内容の決議文を発表します」（カッコ内引用者：宇井　1971：114）というように、労働組合は水俣病の患者のみならず、当事件の被害者である漁民に対しても、まさに「苛酷」な姿勢をとり続けていたのであった。

公害問題に対する労働組合のこうした消極的、さらには否定的な姿勢は、必ずしもチッソ労働組合に限られていたわけではなかった。一九七〇年に発行された『公害と労働運動』を見ると次のような記述がある。

> 労働組合が公害問題に立ち遅れているということは、いまや一般的常識になっている。数年前までは、日本の労働組合は賃金闘争が主になり、職業病とか労働災害にたいする取組みが非常に弱かった。ところが、社会保障討論集会をつみかさねるなかで職業病、労災問題について下からの突き上げでたたかわざるを得なくなってきた。しかし、公害問題となるとまだまだ立ち遅れているというのが実情だと思う。（川上　1970：27）

この指摘にもあるように、日本の労働組合は、企業内の労働条件の改善を主たる闘争目標としていた。そのため、公害の被害者や地域社会との連携に対する関心は低水準のまま推移していた。実際、日本の労働組合の中核に位置していた総評にしても、自らの運動の歴史を振り返るなかで、「公害の防止が総評の運動方針に登場するのは一九六七年から」であり、「総評の活動は反公害の運動に集中して行われ、国民的関心事にたいして組織を上げての活動となった」のは一九七〇年の総評大会以降であったことを明らかにしている（総評四十年史編纂委員会編　1993:496-497）。このように、日本の労働運動自体の公害問題に対する関心が高まるのは六〇年代後半以降、あるいは七〇年代になってからであった。

「恥宣言」の背景

前掲の「身体の中にはチッソという企業のシミが残っていた」という言葉、そして先に言及した工場排水と水俣病の因果関係が不明確であることを根拠にチッソ労組に籍を置く長野県議の発言に象徴されるように、たとえ安賃闘争に参加した組合員にしても、当時は「企業一家」主義から逃れることは困難であり、水俣病事件をはじめとする公害問題に対する関心も低いままであった。この労働運動が水俣病に正面から向き合うためには、自らが属する企業、すなわちチッソという企業をまずは批判し、さらには否定する必要があった。次の言葉は、そのことを集約するものである。

労働組合が、その企業とふっ切れた地点に、自立の思想を構築していくとき、公害闘争の展望がひらけてくるのではなかろうか。（松崎　1970 : 8）

こうした見解にたどり着いた組合員の中から、前掲の「恥宣言」が生まれたのである。ただし、漁民や患者と連携するようになった組合員の多くが、「企業一家」主義の中で周辺に追いやられ、排除されていた旧労の組合員であったことは強調されるべきであろう（合化労連新日窒労組教宣部　1973、松崎　1970、山下　2004 参照）。この点を考慮するならば、いくつかの日本の公害問題を事例にあげながら、当時の労働組合（員）の置かれた状況を説明する次の指摘はかなりの説得力をもつ。

（労働組合員は、患者である：引用者）彼ら（および彼らを支援する他の組合員）を排斥しなければ組織の自己同一性が保てないというのは、組合最大の皮肉である。（中略）だがもっと問題なのは、そのような患者自身が公害の犠牲者であること、すなわちすでに排除された存在であることを積極的に隠し（受け入れ）、かろうじて組織のさらに遠い周辺に包摂してもらわなければ生きられないという厳しい現実である。（間庭　1990：114-115）

労働運動、そして労働組合が水俣という地域で公害闘争に関与しなかったという問題については、当時漁民や水俣病患者の置かれていた状況もあわせて考慮する必要があろう。一九五九年一一月の漁民騒動に対する批判的な見方、そして同年一二月の「見舞金契約」を水俣病の「解決」と見なすような、水俣という地域の社会的風潮、さらには社会構造が存在していたのである。すなわち、この「解決」によって水俣病の存在を再度潜在化させる力がこの地域社会に存在し、以下に示すように、被害者もある部分そうした力の存在に従わざるをえない力学が働いたというわけである。

水俣市民は（チッソの雇用力、チッソが設立した生活協同組合「水光社」、チッソ付属総合病院、チッソが発足させた文化同好会「尚和会」を通して：引用者）あらゆる層が、チッソの直接的間接的支配のもとにおかれていた。（中略）水俣病の被害者は、水俣病の問題でチッソの責任を問う行動をおこす前に（中略）チッソに従属する水俣地域の拘束からの脱出をはからなければならなかった。（飯島　184：179）

「企業城下町」という日本社会では一般に用いられる言葉がある。水俣もむろんその例外ではない。この言葉には、一つの企業に対する地域経済の依存度の高さという意味が込められているが、当然それだけではない。上記の指摘は経済的側面のみならず地域住民の日常生活、さらには地域住民の意識そのものがチッソという企業の支配に組み込まれていることを示している。逆から見れば、地域住民の日常生活、そしてそれを支える地域住民の意識が、地域社会の支配構造を再生産しているのである。水俣病事件の直接の被害者である患者とその家族、この事件によって漁業被害をこうむった漁民、そしてチッソの労働組合員は、こうした水俣という地域社会の構造、さらにはそれを包含する日本の社会構造の中で、生活し、労働運動や住民運動を展開しなければならなかったのである。

報道停滞期

これまで述べてきたように、旧労を中心とする労働運動が、患者と連携し、公害闘争としての色彩を強めたことは新聞によっても大きく報道された。

- 満場に怒り盛り上がる。痛ましい姿に静まり返る会場。自治労全国大会、水俣病の子らの訴え。（『熊日』一九六八年八月二八日）
- 薄らぐ〝タブー意識〟、水俣病。市民の関心も高まる。対策市民会議、機関紙通じて訴え。患者の家庭を支援、新日窒労組。（『朝日』一九六八年三月三一日）
- 水銀廃液、韓国へ輸出計画、チッソ水俣工場。百トンをもてあまして。直前、労組の抗議で中止。（『朝日』一九六八年九月二日）

・県総評、水保病患者を支援、来月の大会で決議へ。（『熊日』一九六八年九月三日）

こうした報道が、水俣という地域社会において反チッソ、反公害という世論を高め、水俣病患者に対する労働運動の支援を強める方向に作用したことは想像に難くない。しかし、ここで再度問題にしたいのは、一九六二年四月から六三年一月に激化した安定賃金闘争時の「報道停滞期」である。この間、水俣病事件に関する報道がまったくなかったわけではない。地元紙である『熊日』を中心に水俣病事件にとっては重要な出来事が報道されている。

・水俣病と認定か、診査協議会、脳性マヒの一五人。（『熊日』一〇月七日）
・胎児にも水俣病、松本熊大助教授、近く解剖結果発表。（『熊日』一一月二〇日）
・波紋投げる「胎児性水俣病」再び社会問題に、二九日に注目の最終診査。（『熊日』一一月二六日）
・二例は水俣病と診定、脳性マヒ患者の解剖結果、熊大医学部、松本助教授ら発表。（『熊日』一一月二六日）
・〝成人水俣病と同じ〟水俣の脳性小児マヒ、〝有機水銀が移行〟、熊大松本助教授が発表、母体通じて胎児に、早くも補償金期待？（『西日本』一一月、二六日）
・注目される補償問題、水俣病、脳性小児マヒにも。（『毎日』一一月二七日）
・脳性小児マヒは水俣病、診査会で正式診定、一六人が全員該当、治療費は公費負担に。（『熊日』一一月三〇日）
・（特集）水俣病、悲劇はまだ終わっていない、原因究明にまる三年、救済措置なく、社会不安広がる、胎児も病魔の犠牲、絶望的な患者、漁民。（『熊日』一二月八日）

しかし、これらの報道量は、労働争議と比べると著しく少ない。既に述べたように、一九五九年一二月の「見舞金契約」によって、この事件はいったん「終結」したというイメージが流布し、また労働者の間に階級意識が残存し、労働組合がその受け皿となっていたことにより、水俣という一地方都市で生じた社会問題が、安賃闘争へと絞り込まれていったというのが実情であろう。この風潮の中で、日本のジャーナリズムは、当時労使紛争が社会紛争の中心的位置をしめ、また公害問題が全国的にそれほど顕在化していなかったこともあり、安賃闘争の報道へと傾斜していき、この時期、水俣病報道が停滞していくことになったと考えられるのである。

五　むすび——住民運動・市民参加論再考

これまで、戦後日本の社会運動や地域紛争については、多くの研究が蓄積されてきた。その中で、例えば片桐新自は、「組織連関視角からの地域政治へのアプローチ」と題した論文の中で、対立関係が顕在化した争点に関して、それを調整する機関が存在しているか、欠如しているかという基準によって、「対決型ネットワーク」（調整機関が欠如）と「調停型ネットワーク」（調整機関が存在）とに分類したことがある（片桐　1995：108-114）。この図式に依拠するならば、本章で検討してきた安賃闘争は、対決型ネットワークと調停型ネットワークの間を何度も往復することで長期化し、最終的に「解決」したととらえられる。しかし、安賃闘争と水俣病との関連を考えてみると、この図式だけでは不十分なことが了解される。「経営者対労働組合」、そして「旧労対新労」という地域紛争が、「チッソ対漁協」「チッソ対水俣病患者」という深刻な地域紛争、そして公害問題それ自体を潜在化させてしまったからである。そして、その原因の一端はマスメディア報道にもある。この時期の水俣という地域社会では、地域紛争の重層化、あるいは地域政治という場での優先順位をめぐる地域紛争間の紛争といった状況が見られたのである。その結果、水俣病事件をめぐる地域紛争は、社会レベルにおいて一時期潜在化してしまったのである。そして、マスメディアはこの傾向に加担したと捉えられるのである。

また、公害紛争をめぐる住民運動に関しては、政治参加論ないしは市民参加論の立場から、その意義を積極的に評価する研究者も数多く存在した。その主要な一人である篠原一は、こうした運動に支えられた参加民主主義を「代表民主主義の空洞化に対する人間の復元作用」(篠原 1977:2) と位置づけた。そして、一九六〇—七〇年代に生じた市民参加の動きに関して「政治参加は、一般的にいって、間接的、制度的、中央的なものから、直接的、非制度的、地域的なものへと次第に拡がりを増しつつある」(同:37) という診断を下した。しかし、安保闘争や三井三池争議と連動し、それに積極的にかかわっていたチッソの労働運動が、水俣病をめぐる地域紛争に対して理解を示さなかったという事実は、こうした市民参加論に対して再考を促すものである。もちろん篠原自身「コミュニティの欠如によって運動の中に広汎な労働者層をとりこむ余地が乏しいことによって、日本の市民運動はえてして孤立化の運命を辿りやすい」(同:114) ことは認識していた。

しかし、水俣病事件と安賃闘争との関連に見られるような、地域紛争の重層化、あるいは地域紛争間の紛争といった問題意識を、こうした市民参加論がどの程度獲得していたのか疑問が残る。そして、日本のマスメディアは、この種の問題意識から水俣をはじめとする地域紛争や住民運動をどの程度報じてきたのか、やはり疑問である。

これらの問題点は、ジャーナリズムの社会的機能のみならず、地域紛争、社会紛争や住民運動、社会運動について検討するうえで、多くの示唆を与えてくれる。それをジャーナリズム論やマス・コミュニケーション論に引き寄せてみるならば、メディア・テクストの生産過程と消費過程に働く力学、そしてメディア・テクストとなった社会問題を分析する場合には、社会の支配的な価値観とともに、それに対抗する複数の運動や価値観の間の関係、対立、紛争にまで視野を拡大しなければならないことを、ここで論じた事例は我々に教えているのである。

引用文献

朝日新聞取材班（1996）『戦後五〇年メディアの検証』三一書房
五十嵐仁（1998）『政党政治と労働組合運動』お茶の水書房
宇井純（1971）『公害言論Ⅰ』亜紀書房
上田穣一編（1981）『熊本県労働運動史年表』熊本県労働組合総評議会
小野道浩ほか（1980）『総評労働運動三〇年の歴史』労働教育センター
NHK取材班（1995）『戦後五〇年そのとき日本は、第二巻』NHK出版
NHK世論調査所（1982）『図説戦後世論史（第二版）』日本放送出版協会
片桐新自（1995）『社会運動の中範囲理論』東京大学出版会
香西泰（1981）『高度成長の時代』日本評論社
川上武（1970）「公害と医療」『公害と労働運動』労働旬報社、二一〇―二一九
合化労連新日窒労組教宣部（1973）『安賃闘争』
合化労連新日窒水俣労働組合（1962）『安定賃金闘争の斗い――全国のなかまに恥ずかしくない斗いを：1962年春斗』
塩田庄兵衛（1982）『日本社会運動史』岩波書店
篠原一（1977）『市民参加』岩波書店
新日本窒素水俣工場新労働組合（1963）『やっぱり私たちは正しかった』
総評四十年史編纂委員会編（1993）『総評四十年史』第一書林
平井陽一（2000）『三池争議――戦後労働運動の分水嶺』ミネルヴァ書房
松崎次夫（1970）「俺たちと水俣病闘争」『賃金と社会保障（旬刊）』一九七〇年八月二五日号、四―一〇
間庭充幸（1990）『日本的集団の社会学』河出書房新社
水俣市史編さん委員会（1991）『新水俣市史（下）』ぎょうせい
宮崎勇（1989）『日本経済図説』岩波書店
山口定（1985）「戦後日本の政治体制と政治過程」三宅一郎ほか『日本政治の座標――戦後四〇年のあゆみ』有斐閣、五七―一七〇
――（1989）『政治体制』東京大学出版会

山下善寛(2004)「チッソ労働者と水俣病」原田正純編『水俣学講義』日本評論社、七三―九五

白書

労働省労働統計調査部(1961)『労働白書一九六一年版』労働法令協会
労働省労働統計調査部(1963)『労働白書一九六三年版』労働法令協会
労働省労働統計調査部(1964)『労働白書一九六四年版』労働法令協会

新日窒水俣工場安賃闘争の経過表

1962年	
2・7	新日窒労組賃上げ、初任給引き上げ等を要求。
2・12	スト権確立。
3・16	団体交渉始まる。
3・28	製造部門24時間スト。
4・10	24時間全面スト。
4・11	無機部門120時間スト。
4・16	有機部門無期限スト突入。
4・17	会社側から安定賃金協定等に関する回答提示。労組側これを拒否。
4・20	会社側前回同様の回答提示。
4・21	無機部門72時間スト。
4・25	団体交渉再開。
5・9	合化労連中闘委で安賃粉砕のための支援共闘を決定。
5・10	労組側、中労委のあっせん申請。
5・12	県総評中心の熊本県新日窒労組支援共闘会議発足。
5・16	総評、合化中心の新日窒春闘支援共闘会議発足。
5・18	中労委のあっせん開始。
6・6	中労委のあっせん不成立。
7・9	全面96時間スト決行。
7・16	全面96時間スト決行。
7・20	重点部門のスト決行。
7・23	会社、ロックアウトを通告。
7・24	新労働組合結成。
8・6	熊本地労委、労使双方に勧告。
8・11	新労組、強行就労。
8・27	熊本地裁。業務妨害排除の仮処分決定。
8・28	新日窒労組(旧労)熊本地裁に仮処分決定取消しを申立。
1963年	
1・13	新日窒労組臨時大会であっせん案受諾。
1・21	会社側、あっせん案受諾。
1・22	妥結締結書に調印。15時以降スト、ロックアウト解除。
2・1	新日窒労組員、第一次就労。

出典)水俣市史編さん委員会(1991:622-624)

第六章　水俣病をめぐる「市民」の思想と心情

伊藤　守

一　はじめに

ここに一枚のビラがある。一九七一年の一一月から一二月にかけて、新聞に折り込まれて水俣市内の各家庭に配達された数多くのビラのひとつである。そこには、次のような文面が印刷してある。

従来の認定患者さんは純粋に医学的見地から認められたものであり、疑わしいという性格のものではないと理解しようとしてきましたが、その従来の患者さんの倍近くの三千万円要求の根拠を市民の前に正確に示して下さい。水俣保養院に勤められ、昨日までたしか運動会等に参加されていた川本輝夫さんは、新認定患者さんの中では重い方ですか軽い方ですか……患者さんの程度を知る基準にしたいと考えますので、失礼ですが市民に教えて下さい。私達は心配するのです。いずれ判決が出て、水俣病問題も解決をみる日が来るでしょう。まとまった金が患者さん並びに家族、遺族に支払われるでしょうか。その時に、市民は皆さんに心からご苦労さん、良かったなぁ！と喜びの言葉をかけてくれるのでしょうか？

私達はこの点を心配するのです。新認定患者の皆さんは、会社をにくんでも、皆さんの立場を少しでも理解してあげよう、微力ながら役立てばと思い署名捺印した私達市民を敵とされるのでしたら、言葉はございませんが……

私達が心から願うのはただ一つ、市民に愛される患者さんであり、理解される行動であって欲しいのです。(1)

このビラは、川本輝夫ら一八人の新認定患者がチッソ水俣支社の正門前に座り込み、多くの支援者が駆けつけた状況のなかで、水俣の「市民有志」の名で配布されたものである。文面の最後で、「市民に愛される患者さんであり、理解される行動であって欲しい」と水俣病患者と家族に要求するビラを、今日私たちはどう理解すればよいのだろうか。そもそもこの文面でなにが「語られて」いたのだろうか。

本章の目的は、一九七一年の一一月、川本輝夫がチッソ水俣工場正門前に座り込み、チッソとの直接交渉を求める運動を開始した時期に、水俣市内の各家庭に配られた「市民有志」ビラのエクリチュールとその「思想」を読み解くことで、医学の立場でも有機水銀中毒という狭義の捉え方をされた「水俣病」とは異なる、もうひとつの水俣「病」が生まれる根源的な問題を析出することにある。

ところで、なぜ「市民有志」ビラに注目するのか、この小論の問題関心をはじめに述べておく必要があろう。

「水俣病事件報道にかんする批判的ディスクール分析の試み」と題する論考のなかで小林直毅は、水俣病事件にかんする多くの報道を検証する際の目的と意義について、次のように指摘している。少し長くなるが、重要な指摘であり、本稿の論述の狙いを読者に理解してもらうためにも引用しておこう。

「そもそも新聞やテレビなどのマスメディアも、そこで展開するジャーナリズムも、戦後日本の社会制度の一つとして成立し、戦後日本社会に形成され、それを正統化していたイデオロギーと無縁ではいられなかったはずである。それゆえに、冒頭に提起した『新聞やテレビなどのマスメディアは、水俣病事件をどのように報道してきたのであろうか』という問いに答えようとすることが、じつは、戦後日本社会の構造や変動、そこに立ち現れたイデオロギーの特性を如実に明らかにしてくれるのである。むしろ、水俣病事件報道のかかえてきた問題を検証する試みは、とりわけ高度経済成長期における広範な世論やイデオロギー、人びとの意識の特性、当時の地域社会や産業政策の問題などへと肉薄する作業でありうるし、またそうでなければならない。つまり、こうした試みは、戦後のマスメディアとジャーナリズムの制度的、イデオロギー的問題を解明していく作業である以上に、高度経済成長期において『開発国家、日本』を構想させ、それを正統化するイデオロギーと、さらに、その『主体』の産出、誘導のプロセスを照射する試みにもなるのである」(小林　2004 : 120)。

彼が指摘するように、水俣病事件報道が抱えてきた問題を検証する試みは、「高度成長期における広範な世論やイデオロギー、人びとの意識の特性、当時の地域社会や産業政策の問題などへと肉薄する作業」でなければならない。本稿が分析の対象とする各団体から配布された大量のビラは、この分析視点から言えば、水俣という地域で暮らす人々の社会意識を、彼ら自身の言葉を通して、新聞やマスメディアの言説以上に、指し示すものであると考えることができる。一九六〇年代に国家的プロジェクトとして「開発国家、日本」が構想され、それを正統化するイデオロギーが喧伝された時代の中で、いかなる「主体」の産出が行われたのか。水俣で配布された当時の「市民有志」

ビラは、その経緯を雄弁に物語るものではないだろうか。そして、今日に至るまで、長きにわたり、水俣病の患者を苦しめてきた「差別」の根源をも。

二　川本輝夫らの座り込みにいたる経緯

「認定促進の会」の結成

冒頭に掲げたビラが語る内容を理解するために、まず当時の社会的文脈にふれておこう。なぜ川本輝夫ら一八人の新認定患者がチッソ水俣支社の正門前に座り込みをすることになったのか。そこに至る歴史的経緯をみておく必要がある。

一九六八年は、水俣病事件にとって、ひとつの歴史的転換の時期であった。その年の一月には水俣病の患者を支援する「水俣病市民会議」（発足当時は「水俣病対策市民会議」であった）が結成され、また「水俣病公式確認」から一〇年以上の年月が経過したこの年の九月に、政府によってはじめて水俣病が「公害病」として認定されたからである。

公害認定を受けて、患者たちはただちに新たな補償を要求した。一〇月から一二月にかけて患者組織「水俣病患者家庭互助会」はチッソとの補償交渉に入るも、「第三者機関による補償基準」が提示されない限り、具体的な補償に応ずることはできないとするチッソの主張を突き崩せず、厚生省に補償問題をゆだねるか否かをめぐり厳しい判断を迫られる。この過程で、「水俣病患者家庭互助会」の内部に対立が生まれ、翌年の四月「互助会」は「一任派」と「拒否派」とに分裂する。その後、「拒否派」は自主交渉を目指すものの、チッソ側に一蹴されこれを断念し、渡辺栄蔵を代表として提訴に踏み切ることを決断する。六九年六月のことである。

こうしたなかで、厚生省は水俣病補償処理委員会をつくり、見舞金契約を改定する調停案を提示する。七〇年五月二七日、「最高で死者四〇〇万円、生存者年三八万円、死者の場合には五九年に受け取った三〇万円は利子付で差し引かれる」という調停案を「一任派」は呑まされてしまう。

公害病認定を受けて、補償問題が再燃し、患者組織も分裂するという緊迫した流動的な事態が続くなかで、「拒否派」は六九年六月一四日に提訴にふみきることになる。ちょうどその同じ日に、「認定促進の会」というグループが旗揚げされた。水俣病の認定申請を棄却された川本輝夫が、自分と同様に棄却された患者たち、これまで申請をためらってきた人たち、認定の対象外とされてきた死者の遺族たちに、「力を合わせて認定を勝ち取ろう」と呼びかけたことから始まった運動だった。それまで、水俣病の患者たちは、さまざまな差別とともに困窮に苦しんできた。差別されることを恐れ、水俣病であることを隠した。こうしたなかで、多くの患者たちが申請を断念してきたのである。「認定促進の会」は、行政からも見放され、水俣の人々からも虐げられてきた患者たちとともに、「認定を勝ち取る」ことを目指したのである。それは、患者や家族の支援グループも含めて、認定された患者の補償と賠償問題にだけ人々の目が限定されていた時期に、はじめて「潜在」患者の問題を提起し、水俣病の公式確認から一三年目にしてようやく「認定制度」の壁に挑んだ、画期的な一歩だった。

川本自身、政府が水俣病を公害病と認めた直後の一九六八年九月、三年前に死んだ父親の分と一緒に、認定申請を出した。しかし、翌年の五月に出た結果は「否定」であった。その直後、審査で棄却された他の一一人を説得して再申請を勧め、同時に埋もれたままの潜在患者の家々をまわって、新たに申請を働きかけた。「金目当て」「いまごろになって補償金がほしいのか」という声に象徴される周囲の差別や圧力に抗しての闘いである。

六九年九月八日、再申請者九名、新規申請者一九名分、あわせて二八人分の申請書を取りまとめ熊本県知事に提出した（その後、何人かは周囲の圧力に耐え切れず申請を取り下げている）。しかし、翌七〇年六月の認定審査会では、三二人中五人が認定されただけで、一六人が保留、一一人が棄却という結果に終わる。(2)

認定申請を二度も棄却された川本が次に打って出た方法は、行政不服審査法の適用を受けることであった。前回までの認定審査は、熊本県条例に基づく認定制度によるものであった。しかし、六九年一二月に施行された「公害健康被害救済法」によって、認定審査が国の制度になり、行政不服審査法の適用を受けることが可能になったからである。川本を含め九人が一九七〇年八月一八日、熊本県知事の棄却処分について不服の申請を行う(3)。

この申請の過程で熊本県の不法な対応が明らかになる。「公害健康被害救済法」の主目的は「公害被害者の医療面での救済であるから、民事の補償問題とは切り離して対象者を広く救え」というのが厚生省の趣旨だった。しかし、熊本県は、通達を無視し、従来の県条例と同じく「認定イコール補償」の考え方で審査することを申し合わせていたのである(4)。

環境庁の裁定

一九七一年七月一日に環境庁が発足し、水俣病を担当していた厚生省の公害部がそのまま環境庁に移行した直後の八月七日、環境庁は裁定を出した。「水俣病認定申請の棄却処分を取り消す」という内容だった。「認定審査会」は健康被害者を認定する機関であり、「認定イコール補償」という考え方のもとで法律を運用し、対象者を不当に狭めた、熊本、鹿児島両県の知事の処分は不当であるとの判断が示されたのである(5)。また裁定では、認定の要件についても、「感覚障害や歩行困難、視野狭窄などの症状が魚介類に蓄積された有機水銀の経口摂取の影響によるものであることを否定し得ない場合」で足りるとの判断を示し、有機水銀による健康被害を広く水俣病とするよう、従来の概念の変更を迫るものであった(6)。またこの川本らによる行政不服審査の過程で、これまでその必要性を認めてこなかった一斉検診に、熊本県は厚生省の意向を受けて七一年一〇月に、鹿児島県は一一月に、ようやく着手したのである。その意味でも、川本たちの闘いは水俣病事件史のなかでもとりわけ重要であったといえる。

環境庁の裁定にしたがい、再開された水俣病審査会によって水俣病と認定された（一〇月六日）川本輝夫ら一八人（彼らが「新認定患者」と呼ばれた人たちである）は、一〇月一一日にチッソ水俣支社ではじめての直接交渉を行う。川本の言葉によれば、「チッソも人間が営業していることだし、社長も重役も人間だから理解してもらえる筈だとなり、一応交渉を申し入れて、チッソの誠意と出方をみてみようではないか」と、新認定患者たちが話し合った結果だった。この第一回の交渉の席上で、チッソ側の責任者として対応した常務の久我正一と専務の入江寛二は、「患者側の申し入れも主張も聞かない前に、挨拶の中で、補償はしたいが基準がない。ものさしがないから、国で作った公平な第三者機関に任せましょうと、押し付けがましく、厚かましくも考えを述べた」（川本 2005：70）という。

たしかに「公害被害者認定審査会」による認定は、これまでの認定とは異なり、補償問題と切り離して行われた。しがたって、「基準がなく、第三者機関の中央公害審査委員会に任せたい」というのがチッソ側の論理だった。それに対して、川本たちが求めたのは、加害の当事者として患者に向き合い、明確な謝罪を表明することが第一であり、第三者に問題を委ねるチッソの姿勢を根本から批判することだった。当時の思いを川本は、こう書いている。

私は思った。およそこの世でどこの国に、人の命の値段や、健康障害の値段、精神的苦痛の値段が、そしてチッソが主張するようなものさしが決められているだろうか。まして公害先進国、公害大国、公害列島と呼ばれても、不思議ではないほどのお国は日本しかないのに、未知と不治の病の公害病患者の命の値段、言語に尽くせぬ肉体、精神的苦痛の値段やものさしが、どこに何を基準にしてあるというのだろうか。結局チッソは、一方的な主張を繰り返すのみで、患者側の種々の訴えにも、要求にも、耳を貸そうとしなかった。（川本 2005:72）

一一月一日に行われた第三回目の交渉で、川本たちは三〇〇〇万円の補償金を要求する。その要求の根拠は、チッソが公害教育の副読本として中学・高校に配って物議をかもしたパンフレットにある「補償処理で決めた生存者年金を平均余命で計算すれば最高三千万円になる」との記載であった。このように、補償金の金額が問題なのではなかった。彼らは、加害者として患者に正面から向き合い、患者の悲惨さを理解すること、その上で心からの謝罪を行うことを要求したのだ。

川本たちの要求に対して、チッソの常務久我正一は「そんなことなら、たとえ一〇万円でも出せない」と言って席をけったという。川本たちは、すぐにチッソ水俣支社の正門前で座り込みに入った。冒頭で紹介したビラが配布されたのは、まさに川本たちが座り込みを始めたこの一一月のことである。

以下、詳細に検討することになる、「市民有志から」と書かれた各種のビラは、川本たちの運動に対する「市民」の認識の有り様を、そして彼ら自身の社会意識の有り様をも端的に示している。

三　「市民」と名乗る人びとにとっての水俣病

一〇月二二日付の「要望書」

川本たちがチッソ側の誠意ある交渉を求めて座り込みを開始した最中に、一六人の発起人の名が連ねられた一〇月二二日付の「要望書」が配布され、水俣市民の署名活動がはじまる。[7] それは、その後、一方では「市民有志」側が配布したビラ、そして他方ではそれに反論する新認定患者、水俣病市民会議、水俣病を告発する会が配る各種のビラ等、一ヶ月以上にわたり両派が発行する多数のビラが連日市内の各家庭に飛び交うことになる、その発端となった文書である。その意味からもきわめて重要な、この「要望書」の内容を検討することからはじめよう。以下の引用は、「要望書」の前文にあたる。

今日、私達市民の一人一人は心の奥底で「水俣病の解決なくして、水俣の繁栄はありえない」との切実な気持を抱いております。

この水俣病が発生しましてから約一七年間、その間に国、県、が取られました原因究明並びに患者救済などの措置は、すべて後手後手に回り、いたずらに水俣病問題を遅延せしめ、その後の対策にしましても十分満足すべきものとは言えません。

また水俣市を明るく豊かな町にするためには、水俣病訴訟が円満かつ早期に解決されることが望ましいことでありますが、一方新基準による認定患者の救済、特に補償につきましては、国の強力な施策が望まれるところであります。

先頃環境庁から裁決されました「患者を広く速やかに救済する」救済法の精神につきましては、なんら異議を差し挟むものではありませんが、審査と認定の分離により、認定要件に明確さを欠き、企業と認定患者の両者間に於いて著しい混迷を生じております。更に現在実施中の潜在患者の調査により、認定患者が大幅に増加しました場合、以上の点を明確にしない限り、補償問題をめぐり大きな社会不安を醸成する事態が憂慮されます。

私達はここに水俣病解決に対する全市民の願望を結集し、次の五項目について、国、県、市の善処方を要求する次第です。

この前文をふまえて、「要望書」は、①新基準による認定患者については、国の行政レベルで患者のランク付けを明確にし、企業が補償しやすい善後措置をとること、②公害被害救済制度の請給付額を現行より大幅に増額し、患者が安心して治療できる制度を確立すること、③水俣湾内の水銀汚染ヘドロの拡散を防ぐために、港湾整備計画と関連させつつ港湾の一部埋め立てを早急に実施すること、④「水俣病」の病名は水俣市のイメージを暗いものにし、かつ悲惨なものとして印象づけており、このため「水俣病」の病名から水俣を削除し、他の病名に変更すること、⑤市が計画中の水俣病患者救済を目的とした複合施設に対して、更に補助と起債を要望する、という五項目を要請した。

一見すると、水俣の市民が患者のために「要望書」を作成し、署名活動に立ち上がったかにみえる、この「要望書」に記載された文章で何が語られているのか。私たちは慎重に文面を読み解かねばならない。

第一に注視すべきは、「水俣病の解決とはなにか」、「水俣の繁栄とはなにか」、にかんする本質的な規定が宙吊りにされたまま、「水俣病は『早期に』『円満に』解決されるべきだ」「水俣の繁栄を望みたい」という一般的な市民感情を前提にして、議論が進められていることである。水俣病の解決という場合、水俣病を発生させた加害者は誰か、その被害者は誰か、加害者はいかにその責任を償うのか、真の被害者である患者の賠償はどうあるべきか、それらの諸問題がなにより問われねばならない。加害・被害の関係があいまいなままですまされている限り、真の問題の解決はなされないからである。しかし、「要望書」は、加害者であるチッソを加害の責任主体として特定することはしない。

また被害者である患者に対して、どう向き合ってきたのか、どう向き合うのか、自らと患者たちとの「かかわりあい」を今後どのように創り上げようとするのか、も明らかではない。

これらの本質的な問題を置き去りにしたまま、「水俣病の解決」を願うと述べる「要望書」は、誰にとっての解決を、誰のための解決を願う、というのだろうか。

第二は、「水俣病訴訟が円満かつ早期に解決されることが望ましい」との理念を具体化する方策として、「新基準による認定患者の救済、特に補償につきましては、国の強力な施策が望まれる」と主張していることである。しかも「企業が補償しやすいような善後措置」を優先し、その立場から「国の行政レベルで患者のランクづけを明確にすることを求めるものであることだ。それは、あきらかに、「新認定患者」が主張する「チッソとの直接交渉」を批判し、患者、家族が、「およそ人間の苦しみ、悩みや、肉体的苦痛を『症状で四段階に分け、年齢で四段階に分ける』のはイヤです」（一一月四付「水俣病患者家族一同」によるビラから）と述べた主張と真っ向から対立する内容なのである。そうであるならば、なおさら、水俣病の患者とその家族の主張とは異なる、「市民」が要望する「円満な解決」、「早期に解決」の意味を見極める必要があろう。

そして第三は、「水俣病」という病名によって、水俣のイメージが「暗く」「悲惨な」ものになっている現状を憂い、病名変更を求めていることである。それは、「水俣病ミナマタビョウ……という業病を好きこのんで患っているのではない」患者が、県、政府、そしてチッソに対して、必死の思いで自らの存在を（あるいは自らの生きる存在証明を）「水俣病患者」として「認めさせる」ことに賭けざるをえなかった深く辛い心情とは、計り知れない隔たりがある。(8)「要望書」のなかには、確かに国や県そして市に「要望」すべきいくつかの事柄が含まれている。しかし、患者家族側が、繰り返し、こうした「市民有志」ビラを批判せずにはおれなかった理由は、その要望を導出するにあたっての、水俣病をめぐる基本的な認識のあり方なのだ。(9)

「署名運動に積極的に協力した市民有志」ビラ

川本輝夫ら新認定患者が「要望書」の趣旨に反論を加えた「公開質問状」を出した後、川本や水俣病市民会議の主張を批判する「市民有志」によるビラが連日のように新聞折込みで配布される。

「署名（市民運動）に協力してどこが悪いのですか！」と題された一一月五日付のビラでは、「署名運動に積極的に協力した市民有志一同」の名で書かれている。「なぜこうした市民運動が批判を浴びなければならないのですか。なぜこの運動が悪いのですか……あなたがたは、あなたがたが敵と考えるチッソをたたかないかぎり、市民運動とは言えないとでもいうのですか？　患者だけが市民とでもいうのでしょうか？」と述べて、新認定患者の主張と質問に反論を加え、「座り込みや、赤旗をみますと、三七年前を思い出していやなのです。水俣でさわがないでください」と主張する。

では、なぜ、そうした主張をしなければならないのか。それは、「我々は何事にもまして水俣市のことを考えている」からである。ビラは、そのように論理を展開する。しかし、ここに書かれた「何事にもまして水俣市のことを考える」とはどのような意味をもつのだろうか。翌日の一一月六日に配布された、同一の「署名運動に積極的に協力した市民有志一同」によるビラは、その意味するところをはっきり示している。

「組織も力もない私達　市民の立場を考えてください」という見出しのついた六日付のビラは、「市民」の感情と主張をこう表現する。

> 私達はいままで水俣市の問題について自分達の意志を口を開いていったことがあったでしょうか……私達市民は力がないばかりに口を開けばあれは会社の手先だのと、常にいやみを言われてきました。……しかし、力がなくても、組織がなくても一市民として水俣で楽しい生活を送れる権利はあるはずです。老いた父母を、かわいい子供を育てなければならないのです。
>
> 患者の皆さんの生活も大変でしょう。うらみもありましょう。しかし自分達のことだけを考えず私達のことも考えてください。

「組織も力もない私達　市民の立場を考えてください」という見出しが象徴するように、このビラを書いた「作者」が、自らの立ち位置を「組織も力もない」、「普通の」、あるいはそれ以上に水俣のなかの「弱者」において書いていることに、わたしたちはとりわけ注目しなければならない。だからこそ、患者に対して、「自分達のことだけを考えず私達＝弱者のことも考えてください」という論理が展開されるのである。

その立ち位置から、彼らが述べた、「何事にもまして水俣市のことを考える」ことの意味は、おのずから明らかとなるだろう。それは、水俣病患者のことを考えるという意味では絶対にない。「弱者」というエクリチュール上の存在に仮託して語らせた実際の「書き手」の「生活」を守ること、つまり「一市民として水俣で楽しい生活を送れる権利」を守ること、それが「水俣市のことを考える」ということなのだ。

こうした「市民有志」の論理をより直截に述べた、冒頭で引用した「市民に愛される患者さんに」という文面のビラ（一二月八日付）が配布されたのは、その二日後のことである。署名活動を推進した「組織も、力もない市民」の「思想」の輪郭を浮き彫りにするためにも、内容を詳細に検討する必要がある。

「三千万円要求の根拠を明確にしてください——市民が心から理解できれば支援します——」と書かれたビラはほぼ四つの、彼らなりの問題提起が盛り込まれている。

第一は、新認定患者の「認定」そのものに対する疑問の提示である。文面では、ことさらに、『委員一致で水俣病と認定された者が一人」「委員の大半によって認められたものが三、四人」「残る一一〜一二名の方は『有機水銀の影響が認められる』あるいは『否定できない』と判断したものがいた場合は、認定に踏み切ったという該当者になると思いますが、この点いかがですか」と指摘する。また冒頭で引用したように、「昨年までたしか元気に運動会等に参加されていた川本輝夫さんは、新認定患者さんのなかでは重い方ですか軽い方ですか」とも述べている。今回の「新認定者」は、本当に「水俣病」なのか、といわんばかりの文体といえる。読者はこうした書かれ方をした文章をいかに読み取ったのだろうか。

第二は、川本たちが要求した三〇〇〇万円の金額に対する疑問である。だが、以下の文面はそのこと以上に、彼ら「市民」の問題を露呈している。「従来の認定患者さんは純粋に医学的見地から認められたものであり、疑わしいという性格のものではないと理解しようとしてきましたが、その従来の患者さんの倍近くの三千万円要求の根拠を市民の前に示してください」とそれは述べるのである。つまり、「疑わしいという性格のものではないと理解しようとしてきました」と指摘することで、従来の認定に対してさえ実際はいまなお納得できないままでいることを強調するのである。さらに「純粋に医学的見地から認められた従来の認定患者」と区別して「新認定患者」を設定することで、「純粋に医学的見地から」とはいえない、「政治的な？・」、「非医学的な？」見地から「認定」されたことを暗に示唆する書き方も行われる。その上で、新認定患者の要求である三〇〇〇万円の「根拠」を示すように求めるのである。

第三は、水俣病に対する彼ら自身のかかわり、水俣病事件に対する彼ら市民の認識の有り様をはっきりと示した部分である。これも、重要な文面であり、引用しておく。

今なお、水俣病が起こっているかの様に日本、いや世界の人々に印象を与えてしまった事は、私達の生活をいかに圧迫しているか、年頃の娘さんの嫁入りに、私達の子供にどんな影響を与えているのか、考えたことがありますか。（この事は会社側にいずれ聞く）何事も限度を超せば批判をうけるという言葉がありますが、皆さんあるいは皆さんをとりまく人達の行動が限度を越えていると思いますか、それとも思いませんか、明確に答えてください。……皆さんの言動が、私たちによく理解できない、ある面では限度を越えていると感ずれば、私達は力がないまでも、立ち上がります。

これら一連の「市民有志」が発行したビラに示された認識は、いかなる知、いかなる感情、を背景にしているのだろうか。この点については、節をあらためて考えることにし、その前にこうした「市民有志」ビラの配布と署名運動を新聞がどう伝えていたか、検証しておこう(10)。

四　新聞は「ビラ合戦」をどう伝えたのか

いがみあう市民

先に述べた水俣病の認定要件について環境庁が出した裁定書に強く反発して、熊本県公害被害者認定審査会の徳臣晴比古会長ら七人の委員が辞意を表明して以来、混乱が続いていた審査会が、環境庁の認定解説書の発表にあわせて、再開されたのは一〇月二日である。

熊本の地元紙『熊日』は、環境庁による裁定書の提出による混乱した事態はもちろんのこと、審議会再開の後につづく、「申請患者二三人の審査結果答申」と「一六人の認定」(六日)、新認定患者とチッソとの会談(一一日)、再会談(一九日)、水俣病を告発する会による「チッソ工場への乱入」(二五日)等、水俣病患者にかかわる事態の推移を、ほぼ毎日伝えた。そのなかには、この時期に八回にわたり掲載された「特集　隠れ水俣病」の連載記事のように、川本らの努力によって、非認定患者の救済の道が開かれたことを積極的に評価し、いまでも、差別のなかで、申請にふみきれない多くの患者が存在していることを伝える記事や、患者家庭の暮らしのきびしい現実が続いていることを伝える記事もある。地元紙として『熊日』は精力的に取材を重ね、「水俣病のいま」を報道していた。では、こうしたなかで、これまで詳細に見てきた「市民有志」ビラや、これに反論する新認定患者が出したビラと「公開質問状」が全戸に配布され、相互の対立や感情的軋轢が生じた事態を『熊日』はどう報道したのだろうか。

最初の記事は、一〇月二八日に掲載された。「署名運動に疑問あり　水俣病新認定患者　公開質問状出す」との見出しがついた記事である。

記事では、まず「水俣市で水俣病問題をめぐって二つの署名運動が行われているが、このうち自民党など各種団体の長一六人が個人の資格で発起人となり、全市にわたって署名運動をしているのに対し、さきに新しく水俣病に認定された一八人の患者は二八日、署名運動に疑問があるとして公開質問状を出した」と、事の経緯を述べている。その上で、署名運動の内容を紹介し、それに対する新認定患者の一人石田泉さんの「会社の代弁ではないか」「水俣病を解決するのには、当事者の患者の意見を聞かなければならないが、あなた方は患者がどんな症状で、どんな苦しい生活を送り、何を考え、なにを望んでいるか、知っていますか」との声を載せ、最後に「この公開質問状は二八日朝、全市にわたって配布されたが、これで同市の署名運動は完全にそれぞれの立場の人が意見を表明する分極したものとなり、かえって患者とのミゾを深めた、との見方が強まっている」との指摘を加えている。署名運動に対する直接的な批判とはいえないまでも、「署名運動に疑問あり」との見出しからも理解されるように、「市民有志」ビラによる署名運動に疑念を呈した記事といえるだろう。

こうした『熊日』の視点がより鮮明にみられるのが一一月一日の記事である。「患者苦しめる署名運動　水俣病の新認定患者　第二の公開質問状」という見出しがつけられたこの記事では、「水俣市では水俣病問題についての患者の行政的救済を訴える署名活動が起きている」と指摘し、これに対して「患者の本当の気持ちをくんでもらっていない」「チッソの企業責任に触れていない署名運動は、かえって患者を苦しめるものだ。今の状況は、地域世論の圧迫によって患者が孤立させられた三四年当時と似てきている」との川本の認識を肯定的に報道している。

しかしながら、こうした『熊日』の論調が、水俣の市民の間でも支持され、共感を持って受け止められたと考えることには無理がある。一一月一三日には、六段ほどのスペースを割いた、「ドロ沼の様相　水俣病論議　激しいビ

ラ合戦　個人攻撃の文書も　いがみ合う市民」と題された記事が掲載される。この記事から垣間見えるのは、川本ら新認定患者にとってきわめて厳しい水俣市の様子だ。川本らが座り込みを始めてからほぼ二週間が経過した時期の状況を記事は次のように述べている。

〝公害の原点〟といわれる水俣市で、潜在的な水俣病患者の発掘が進むにつれて、さまざまな市民運動が巻き起こり、連日ビラ合戦が続いている。なかには、企業責任をそっちのけにして、患者を非難する意見も飛び出し、市民意識の分裂、離反が増大するなど、泥沼的な様相さえ見せ始めた。

本記では、「応酬エスカレート」「発想に疑問持つ患者」「わが道行く署名団体」「あす二つの大会」との小見出しを付けて、市民の運動の趣旨は「おもに行政救済を国や県に訴える運動だった」こと、「これに対し、新認定患者たちは〝企業責任〟にまったく触れていないことに強い不満を示し、公開質問状を数回にわたって出した」との経緯を述べた上で、こうした運動の裏には「繁栄を第一義とし、そのために水俣病問題を早期に解決せよ、との図式があるのではないか」との患者側の声を載せている。

他方、同紙面では、署名運動を展開した「市民有志」の声も伝えている。「私たちは何と言われてもいい。これまで水俣病患者を放置していたことは強く反省もしている。企業の責任を回避していると言われるが、今後の行動で分かってもらえると思う（自民党支部長徳富昌文氏）」。「裁判を支援している人たちと話し合ったが、私たちは訴訟をしている患者といわず、一任派もひっくるめて救済を訴えようとしていると言っても、理解してもらえないようだった（公害対策協発起人代表・池松信夫氏）」。記事は、この二人の発言の後に、「すでに公害対策協が一万四千人、自民党などが一万二千人を越え、両者合わせて二万六千人の署名を集めたという自信からだろうか」、署名活動を推進してきたグループが「わが道を行く構え」であるとの論評を加えている。

二つのグループの署名活動に際しては様々な締め付けがあった。したがって、自発的な署名活動であった、「市民有志」による趣意書の内容を十分理解して多くの市民が署名したものであった、とは到底言えない。だが、それでも、二万六〇〇〇を越える署名を前に、新認定患者たちは「憤り」や「苛立ち」そして「怒り」の感情を抑えることができなかった。それほど、困難な状況に追い詰められていたのである。

二つの署名運動グループが合同して「水俣を明るくする市民連絡協議会」の結成市民大会を開催するのは、この記事が掲載された翌日、一一月一四日のことである。

「水俣を明るくする市民連絡協議会」結成

一一月一五日の『熊日』の朝刊はその三面で、一四日に開催された、市民会議と水俣病を告発する会が主催する集会、そして二つの署名グループが主催した集会に関する記事を掲載している。「水俣市で二つの集会　座り込み激励、デモ　告発する会」「明るくする市民連絡協　患者救済へ宣言採択」と題する八段にわたる記事である。

記事の前半では、まず市民会議の呼びかけに応じ、東京、大阪、大分、鹿児島、熊本の各地の水俣病を告発する会が午後一時半にチッソ水俣支社正門前で、川本輝夫さんらを激励する集会を開催し、その会場で熊本水俣病を告発する会代表本田啓吉氏が「私たちに対抗して、チッソは、キャンペーンを張って押しつぶそうとしている。社長が乗り込んで患者に会いたいとは言っているが、患者の気持ちはわからないのだ。赤字を出している企業がなんで市に三億円もの文化センターを寄付するのか。それよりも自分の手で患者を捜し出す努力をして、患者に誠意をもって補償すべきである。そんなことをしないで、何で水俣に文化が芽ばえるのか」と激しくチッソを批判した、と記している。

一方、記事の後半では、二つの署名グループが、「共同で水俣病問題の早期解決と市の繁栄に寄与する」ことをねらって午後二時から市体育館で「水俣を明るくする市民連絡協議会」を結成し、一般市民約二千人が参加したこと、さらに「水俣病の発生以来一七年が経過したが、抜本的救済策がとられぬままに放置されたことが、市の発展の上に暗いイメージとなっている。明るい市をつくるため患者と家族の根本的救済を関係方面にはたらきかけていく」との大会宣言を満場一致で採択したことを伝えている。

また、紙面では、水俣の浮池正基市長、斉所市議会議長が来賓としてあいさつし、さらに当時水俣を訪れていた島田チッソ社長も集会に参加し、「社長になって三ヶ月になるが、水俣病問題解決を第一に取り組まなければならないと思っている。水俣病で多くの人が死んだり苦しんだりしておられ、市民の皆様には大変迷惑をおかけしたことをお詫びします」と参加者の前で頭を下げたと、当日の様子を描写している。

さらに言えば、この大会の席上で、浮池市長は「全国の世論を敵にまわしてでもチッソを守る」と発言したという。そうした「盛り上がり」のなかで、「水俣を明るくする市民連絡協議会」が結成されたのである。

こうした事態から理解されるのは、補償問題を国や行政機関に委ねるのではなく、あくまでチッソが加害者として直接患者に向き合う過程で補償問題を打開すべきとする川本輝夫らの主張と真っ向から対立するかたちで、二つの署名運動が組織されており、その運動はあきらかに当時の行政やチッソの利害と一致するものであったということだ。

「市民有志」と行政そしてチッソという三者の連携のもとに、「チッソを守れ」という「市民」の大合唱が組織され、新認定患者と「市民」との分断、患者の孤立化が進められたのである。川本は当時の心情をこう述べている。

村々では末端の行政機構である行政協力員や村々のボスを通じて、あるいは区駐在所事務所長の手を通じて、一軒の家から二重三重の署名を集めていながら、二万七千の署名が得られたとデッチあげた。私は腹立たしくなった。昭和三四年には県知事とチッソが共謀して、昭和四五年には厚生大臣が、そして今度は二万七千の水俣市民の名を騙り、水俣病患者に対してのみ鉾先を向けた策略に、断固戦う決意を固めた。（川本　2005：68）

しかし、患者の孤立化、封じ込め、水俣病タブー視の企てが高まるなかで、新認定患者は追い詰められていく。

患者、家族の中にも動揺と不安がみられ、座り込みに参加することの病身の辛さ、加えて近所、親戚筋等からの忠告、中傷、非難を聞いて、座り込みテントまで、出かけてくるのが苦しかったのだ。十一月も終わりに近づき、このまま黙って座っていても何もならないし、チッソ水俣支社の幹部と交渉しても、埒があかないことは目にみえていた。やっぱり、チッソの誠意をみるため、最高責任者である社長と会って話そう、交渉しようという話が、出された。（川本　2005：80）

「こうなったら東京に行って社長と直訴談判するしかない」と川本は判断する。彼らが上京したのは、一二月五日である。それから一年七ヶ月の間、東京のチッソ本社前での長い闘いが続くことになる。

患者と市民の分断

『朝日』『読売』など全国紙は、これまで述べてきたビラ合戦の時期の水俣の状況を伝えることはなかった。水俣病の問題が紙面に登場するのは、川本輝夫らが東京のチッソ本社前にテントを張り、チッソとの直接交渉に入ってからである。こうしたなかで、『熊日』の記事は、当時の水俣の様子を伝える数少ない資料のひとつといえる。また、その紙面は、当時の署名活動に象徴的に示されている水俣「市民」の、水俣病と水俣病患者に対する認識と対応が、水俣病の真の解決を遅らせるだけでなく、チッソ、政府、行政に対する不信をさらに深める結果にしかならないし、そのことを広く伝えねばならない、という社そして記者の報道姿勢で貫かれていた。しかしながら、すでに論及したように、こうした視点が、水俣の多くの市民の心をとらえることはなかった。

後年、熊本日日新聞社の高峰武は、すでに指摘した、七一年八月に環境庁が出した裁定(事務次官通達)とその後の報道について次のような認識を提示している。

裁定の文言では、水俣病の認定基準にかんして「否定できない場合は認定」をしなさい、という表現になっていた。にもかかわらず、『熊日』や全国紙もふくめて、マスメディアは、この文言を意訳し、「疑わしきは認定」という見出しで報道した。この意訳した「疑わしきは認定」という表現が、「患者さんたちの存在をなるべく少なくみようとする人たちをはじめとして、どうして疑わしい人たちまで認定せんといかんのか、と反応する一面を引き起こした」のではないか。新聞の一つの文言が、報道する側の意図を裏切るかたちで、あるいは報道側の予想を越えるかたちで、読者の側に社会的な反応を喚起したのではなかったか。彼はそう自問するのである(高峰 2004:142)。

たしかに、彼が指摘するような側面が存在したことは否定できない。「疑わしきは認定」という見出しが、「市民有志」ビラの論理、つまり「かれらは本当に水俣病患者なのか」「医学的には水俣病とは言えないような者たちまで認定するのか」といった猜疑心や否定の感情の回路をつくりだすひとつの要因として作用したのだろう。しかし、われわれがここで繰り返し留意すべきは、署名運動から「市民連絡協議会」の結成にまで至る一連の事態は、こうしたひとつの要因によって生み出されるような単純なものではないし、患者と「市民」との間の相互の理解や認識の不足、あるいは感情的なすれ違いによって生まれた対立などではないということだ。ましてや「ビラ合戦」といった形容ですまされるような生易しいものでもなかった。それは、これまでも続いてきた、差別する側、差別される側、無視する側、無視される側、という非対称性の上に布置されてきた患者と「市民」の関係性を、絶望的なまでの全面的な対立、対抗の構図のなかに押し込んでいくものだったからである。問われるべきは、こうした悲惨な事態がどうして生まれたのかということだ。なぜ、こうした「市民有志」の心情と認識が形成されたのか。そのことをぜひとも問う必要がある。

五　「市民に愛される患者」という論理の「罪深さ」

「水俣病の早期解決」を訴えたふたつのグループの署名活動に賛成した人々のなかに、運動を開始したリーダーたちの「思想」とは別に、患者たちのことを心底から思い署名した人がいたことを否定はしない。二万人を越えた署名者のなかに、これまで自らの意志を表明できずにきた、そしてはじめて「水俣」のことを考え、立ちあがった人たちが存在したことも確かなことだろう。しかし、ここでは、そのことにふれる必要はない。

また、ここで、署名を推進した人達の政治的立場や狙いそして思惑にことさら論及する必要もないだろう。さらに「市民有志」が実際のところ、ビラに書かれているような「弱者」であったかどうかなど詮索しても意味がない。「弱者」というエクリチュール上の、虚構の「存在」に仮託して「発話」が組織されていることこそが問題なのだから。ましてや、「作者」たる彼ら「市民」が、どのような党派性をもっていたかなど、いまさら追究してもそれほど意味があるとは思えない。さまざまな思惑や意図が錯綜し、時には彼らの思惑さえ裏切るようなかたちで運動が展開することが、こうした大衆的運動にはつきものだからである。

むしろ、私たちが注目してきたのは、こうした思惑や意図が織り合わされ、ひとつの文書、一つのテクストとして編まれた、ビラという形式の文書に表象された「市民有志」の「思想」であり、「社会意識」である。

まず、私たちを驚かす事実は、「市民有志」が、自らを、水俣病によって、圧迫された「弱者」「被害者」として認識している、ということである。そのことは、すでに見てきたように、いくつもの文書で繰り返し述べられている。「日本、いや世界の人々に水俣の悪いイメージを与えてしまったことで、水俣市民の生活が圧迫された」「水俣から来たということで、子供たちが差別された」「嫁入り前の娘が差別された」という。たしかに、こうした事実もあった。しかし、ここで本当に考えてみる必要があるのは、「水俣の悪いイメージ」を作り出し、彼らの生活を不安にさせた主体を、彼ら自身がどう認識していたのか、ということだ。自らを「被害者」と位置づける「市民有志」にとって、加害者は誰なのか、という問題だ。それは明らかである。彼らにとって、加害者はチッソではない。そうではなく、「水俣病患者」、座り込みをし、裁判をして、いまだ水俣病が終焉してはおらず、未解決のまま存続していることを日本中に、そして世界中に知らしめる、全身を震わせ、歩行困難となった、覆い隠すことのできない固有の肉体を持った水俣病患者こそが、加害者として認識されていた、という事実である。

なぜ、このような倒錯した認識構造が成立していくのだろうか。

もちろん、彼らは、有機水銀によって健康を侵された人々ではない。その意味で、チッソは彼らにとって直接の加害者としては現れ出ない。しかし、不知火の海が汚染され、水俣で採れた魚が売れず、観光客が減少する、その原因がチッソにあることは誰の目にも明らかだろう。加害者はチッソである。彼らが、そう認識する回路を構築する可能性も十分にあったはずだ。しかし、彼らの書いた文章には、そうした認識は一度も現れない。なぜか。

チッソが水俣に存続し、それが「明日の生活を保障してくれる」と考えていたからである。

「患者さん、会社を粉砕して、水俣に何が残ると言うのですか！　私達の明日の生活をだれが保障してくれると言うのですか」と題するビラは次のようにいう。(11)

水俣に会社があるから人口わずか三万たらずの水俣に特急がとまり、観光客だって来るのではないですか。会社行きさんが、会社から高い給与をもらい、水俣で使ってくれるから水俣の中で金が流れているのではないですか。銀行だって、生命保険会社だって、土建業だって、私達駅前の食堂だって、曲がりなりにも、なりたっているのではないですか。

繰り返そう。「市民有志」ビラに見られるのは、「市民」が被害者であり、水俣病を文字通り体現する患者こそが加害者である、多額の補償を要求し会社を危機に陥れる患者こそが加害者である、という倒錯した「水俣病」認識の構図である。

では、彼らの主張する「水俣病の解決」とは、誰にとっての、誰のための、「解決」なのだろうか。それは、水俣病を患うことのなかった、「組織もない、力もない」と自らを位置づける「市民」の「生活」を維持し、将来にわたっても保障する施策を講ずることにほかならない。「我々は何事にもまして水俣市のことを第一義的に考えています」という言葉は、「市民の生活がいままでのように維持されこれまでよりも発展することを第一義的に考えています」の意味であり、そのためには、座り込みをしたり、多額の補償金を要求したり、裁判を長引かせたり、自分たちに理解できないような行動をやめて、自分たちの理解できる範囲で行動しなさい、と患者、家族に要求しているのである。

彼らにとって、患者、家族の補償は、第一義的な目的ではない。[12]「患者のための救済をお願いします」というスローガンは、彼ら「市民」の「生活」を維持し、経済的繁栄を享受するための、いわば「手段」なのである。

「患者さんの生活も大変でしょう。……しかし、自分達のことだけを考えずに、私達のことも考えてください。」との言葉を、患者、家族はどんなに「辛く」「悔しい」、そして心底から湧き出る「怒りと憤り」の気持ちで聞いたことだろう。

　これまで、一度も、患者の身体を見据えることすらなく、患者を見舞うことすらなかった、そして彼らの病状と生活を理解し、想像することすらしようとしてこなかった「市民」を、患者が理解せよ、と呼びかける言葉の暴力。この言葉を前にして、私たちは、いま、なにを語れるのだろうか。

六　むすびにかえて――「他者」に耳を傾けることの困難さのなかで

　私達が心から願うのはただ一つ、市民に愛される患者さんであり、理解される行動であって欲しいのです。


冒頭に掲げたこの言葉のもつ、悲劇性、人が他者に対して放つ、想像を絶するほどの言葉の暴力が理解できるだろうか。

　この章を通じて検討してきたのは、水俣病が公害病と認定され、新たな段階に入った時期の「水俣市民」の「水俣病」にかんする認識の問題性である。すでに日本各地で公害病が発生し、高度経済成長に陰りが差してきた時期、私たちはまだ経済成長と生活の豊かさを心底から希求していた。しかし、その願いは、今回分析を加えてきた「市民有志」ビラの内容に即してみる限り、本当の被害者を自らの理解できる範囲に押し込め、「市民」という名の「檻」に馴致した存在に彼らを貶めることで、自らの生活向上を願う、悲惨で、無謀で、無慈悲な、試みとして現出している。

　この小論は、一九七一年一一月という水俣病事件史のほんのわずかな時期を点描したにすぎない。今後、「水俣病」をめぐる市民の社会意識を掘り下げていく試みが継続して行われる必要がある。[13] なぜなら、現在においても、私たちの身の回りで、自分たちの生活を守れ、というスローガンのもと、「市民」の名の下で、自らの生活圏で生きる「他者」を排除し、あるいは自己の理解の枠組みのなかに彼らを馴化させる非情な暴力が渦巻いているからである。繰り返し強調するならば、「水俣」が体験した、そして現在ももしかしたら解決できないでいる「言葉の暴力」から、つまり「市民」と称する人々の認識枠組みが帰結する差別から、いまでも、私たち自身がけっして無縁ではないからである。[14]

水俣病から、われわれが学ぶべきは、もうひとつの水俣「病」、市民の「病」でもなければならない。

注

(1) このビラは「三千万円要求の根拠を明確にして下さい……市民が心から理解できれば支援します……」と題され、「署名運動に積極的に協力した市民有志一同」の名で一〇名の実名が付記されている。一一月八日に折り込まれたとみられる。

(2) 川本輝夫が中心となった「認定促進の会」の運動については、川本輝夫自身の手による『水俣病誌』に詳しい。また『朝日新聞』一九九六年二月一五日、一六日、一七日、二一日の記事も参照した。

(3) この申請に対して、熊本県は「これ以上正確で権威ある診断はないのだから、不服申し立てを棄却すべし」との弁明書を提出している。

(4) 申請後、熊本県側が提出した、七〇年二月二〇日の「第二回認定審査会議事要点録」のなかで、「救済法運用通達について、民事とかかわりなく運用するとあるが、水俣病関係では本審査会判定は公害補償と関連があるので、その点も考慮して慎重を要する」との記載があった。厚生省の通達を無視した、このような熊本県知事の処分に対して、後藤孝典(弁護士)、士井隆雄(東京都公害研究所職員)、原田正純(熊本大学)らが協力し、医学的・行政的見地から徹底した反論を展開した。

(5)「公害被害者認定審査会」は、一九六九年一二月一五日に公害健康被害救済法が施行されたのに伴って、一九六四年以来から続いた「水俣病患者審査会」を改組して発足した。その原型は、一九五九年一二月二五日につくられた「水俣病患者診査協議会」で、チッソから見舞金を受け取る資格者を選別する機関だった。したがって、「補償のための機関」であり、認定の基準は当然厳しくなる。この性格が「水俣病患者審査会」まで引き継がれていたのである。

（6）現在に至るまで議論が続いてきた「水俣病患者の範囲」に関する規定について、津田敏秀は、「水俣病は、食中毒事件であり」、他の食中毒事件と同様に、「水俣病にかんする五二年の判断条件のような、組み合わせを要求する判断条件が必要だ」という議論がそもそも成り立たないことを明確に指摘している。また、彼の指摘によれば、「水俣病食中毒事件」との見地からすれば、病因物質の特定は一九五九年一一月、原因物質の特定は一九五六年一一月（第一患者確認から一ヵ月後）に行われていたのであり、この時点で「食中毒事件」として適切に対応しなかった県・政府の態度を厳しく問いただしている。（津田　2005：231）

（7）署名活動は、本文で記述した「要望書」（発起人代表：徳冨昌史）に基づいて署名活動を行ったグループと、池松信夫を代表とするグループの二団体によって実行された。本文でも述べたように、一一月一二日付「市民のみなさまへ　二万七千人の御署名有難うございました」と題されたビラでは、徳冨昌文以下一五人の連名による署名が一万二〇〇〇名、小林信夫以下七名の連名による署名が一万五〇〇〇名、合計二万七〇〇〇名に上ること、そして両グループが合体し、政党政派など一切を排除した、純粋な市民運動の推進母体として、「水俣を明るくする市民連絡協議会」を新たに結成すべく準備を進めていること、その経緯を一一月一四日に開催する予定である「水俣を明るくする市民大会」で説明する旨のことが述べられている。

（8）原田正純は、この水俣病の名称変更を求める運動について、「これは本当に、何というか、嫌な話ですね。患者の立場に立ってみた時に、自分は好きで水俣病になったわけではないのに、それを周りが『「水俣病」という病名で迷惑しているから名前を変えてください』という署名運動を始めたら、どう思うでしょうね。私は、患者は居たたまれないんじゃないかと思いますよ」、「『水俣病』を『有機水銀中毒』に変えたら差別がなくなるかといったら、そんなことはないでしょう。（中略）それを表面的に、『ただ名前を変えればいい』という運動にしてしまった。」と指摘している（原田 2005：222）。なお、病名変更を求める動きが、本稿が対象とした一九七一年よりも前の一九六八年に行政、商工会議所など水俣の主要な団体から提起されていたことを花田昌宣が指摘している（花田 2005：314）。

（9）この「要望書」を批判する「公開質問状　水俣市民の良識ある皆様へ訴えとお願い」が一〇月三〇日付で川本輝夫はじめ一八名の「新認定患者」の連名で配布された。そこでは次のような内容が記載されている。「私達が水俣病という業病を好きこのんで患っているのではなく」「ましてやチッソから補償金をもらいたいばっかりに水俣病になったのでもない」こと、「これはあくまでもチッソが儲けるだけ儲けて水銀廃液の後始末をしなかったからで」あること。「市民の良識ある皆さんはお忘れではないでしょう。奇病、伝染病、と言われて忌み嫌われ、犬畜生のように扱われ出してから約二〇年その間患者はどんな生活を送ったのか。」「それからというもの、就職、結婚、友達のすべてが私達患者を苦しめ続けているのです。楽しかるべき一家団欒の灯りは、まさに一家悲惨の暗い灯りです。そのありさまを、かりにも実感をもって、発起人の方々は想像されたことがありますか。しかし、私達は生活してきました。この現実に目をつぶって水俣の人間として、よくも生活してこられたというものです」と。この文面からもよく理解できるように、批判の要点は、患者のこれまでの「言葉に表せない屈辱」と「困窮」に「目をつぶり」、患者に身を寄せて理解しようとしてこなかった「市民」たちの「要望書」が、誰のための「水俣病解決」なのか、を問い質すことにあるといえる。

(10) これら「市民有志」から出されたビラに対する反論のビラを、水俣病市民会議は「いったいぜんたいどうなっているの?」(一一月五日付)、「いったいどうなっているの　その2」(一一月六日付)、「いったいどうなっているの?その3」(一一月七日付)、そして「問題の本質はどこにあるのか」(一一月一二日付)など、少なくとも四回にわたり配布している。またこれとは別に、「患者家族の一同」の名で、「なぜ、私たちはチッソ正門前に座り込んでいるのか」(一一月一四日付)、「なんのために、私たちはチッソ正門前にすわりこんでいるのか」(一一月一四日付)のビラを配布し、座り込みに対する支持を訴えている。本稿の狙いは、「市民有志」の「思想」を丹念に読み解くことにある。それゆえ、水俣病市民会議、患者家族、水俣病を告発する会のビラには十分言及できないことをお断りしておきたい。別稿で論じたいと思う。

(11)「市民に愛される患者さんであり、理解される行動であってほしい」と述べたビラの翌日に配布されたこのビラは、水俣病事件を扱った多くの本が言及するように、「市民」の座談会の形式をとりながら、「あいつらは弱った魚を食べたから奇病になった」「神経症かアル中に三千万円は多すぎる」といった患者非難、患者差別をおこなうとともに、水俣病市民会議の代表者を「水俣市の恥さらし」を書きたてるなど、患者家族のみならず支援組織、支援者への侮蔑的発言をおこなっている。

(12) 花田は、「賠償と補償と救済の三つをきちんと区別」することの重要性を指摘する。「損害賠償とは、不当な行為、法律に違反する行為によって傷つけられた者に対してなされる」、「補償というのは、不法な行為、法律を破るような行為ではないけれども、損害が発生する場合に補償する」、「救済とは、被害、加害、損害がだれの責任でもない。第三者が助けてあげます」というものであると。「市民有志」ビラが、一貫して「救済」という概念で「水俣病の解決」を展望していたことは明記されてよい。このことの問題性を考える場合、花田の指摘はきわめて重要だろう（花田 2005：316）。なお、もうひとつの署名グループである「水俣市民公害対策協議会」（発起人代表・池松信夫）のビラでは、「訴訟派、一任派、新認定患者、将来認定される患者の方々についても、市民の協力を得て微力ながらできる限りの援護措置を講じて行きたい」と書かれ、「援護措置」という概念が使われている。

（13）すでに言及したが、すでに一九六八年の段階で「水俣市発展市民協議会」大会を案内する「市民有志」のビラがまかれている。こうした運動の推移と「市民」の水俣病認識の変化を追跡することも今後の課題だろう。

（14）誤解の無いように敷衍しておくならば、こうした「痛み」を伴う検証作業は、当時、かかわりをもった多くの人たちをことさらに批判する、あるいは現在の視点から糾弾することを目指したものではないということだ。必要なのは、この時代に構築された「市民」という名の「主体」の欲望と社会認識の構造を、「現在」の「市民」の問題として問い続けることだ。

引用文献

川本輝夫（2006）『水俣病史』世織書房

小林直毅（2004）「水俣病事件報道にかんする批判的ディスクール分析の試み――メディア環境における水俣病事件の相貌」原田正純・花田昌宣編『水俣学研究序説』藤原書店

高峰武（2004）「水俣病とマスコミ」原田正純編『水俣学講義』日本評論社

津田敏秀（2005）「水俣病における食品衛生にかかわる問題」原田正純編『水俣学講義　第2集』日本評論社

花田昌宣（2005）「水俣学二期めで何が見えてきたか」原田正純編『水俣学講義　第2集』日本評論社

原田正純（1972）『水俣病』岩波書店

――（1994）『裁かれるのは誰か』世織書房

「私にとっての水俣病」編集委員会編（2000）『水俣市民は水俣病にどう向き合ったのか』葦書房

III

「水俣」の映像表象

第七章　ニュース報道における「水俣」の表象

藤田真文

一　水俣病――最初の記録映像

水俣病の映像表象

本書ではもっぱら言語的表象と言説の分析を中心に、水俣病事件報道を見てきた。この章以降の三章では、水俣病事件報道における映像表象――テレビニュース、報道写真、ドキュメンタリー――について考察していく。最初に、水俣病事件報道の中で映像表象が持つ意味について触れておきたい。

本書の総説で小林直毅は、患者やその家族、支援者以外の者にとって、水俣病事件は「事件史のなかのさまざまな出来事それ自体ではなく、資料や書物、映画やテレビのようなメディアによって表象された出来事」であり、「資料や書物の読者として、あるいはメディアのオーディエンスとして経験」する「テクストとしての歴史」であるとした。この「テクストとしての歴史」という観点に立つとき、数多くの公害事件の中で水俣病事件が際立って、映像表象を通してオーディエンスに経験され、記憶されている事件であることがわかる。

この本の第八章でも言及されるように、水俣病の映像表象として人々に記憶されているのは、桑原史成やユージン・スミスのスチール写真であろう。桑原の作品で印象的なのは、一九六〇年から撮影された胎児性など患者の写真である。桑原は一九六〇年代前半、水俣市立病院の病室、さらには患者宅を訪問して患者の姿を撮り続けた。その中で、メディアから「生ける人形」と称された幼児性の患者（桑原　2000：96-107）や、奇妙に曲がった元漁師の手（桑原　2000：116-118）などの写真を撮る。写真に記録された多くの患者が、数ヶ月から数年の闘病の末に亡くなったという解説は胸に迫るものがある。その後も、桑原は胎児性患者を追い続ける。一九七七年に成人を迎えた胎児性患者が晴れ着を着て家族親戚に囲まれた写真、また晴れ着の娘を父親が抱きかかえている写真には、表情に笑顔がある（桑原　2000：8-9,18）。

写真とともに水俣病の映像表象として人々に記憶されているのは、この本の第九章でとりあげるドキュメンタリー映像である。NHKのドキュメンタリー枠『日本の素顔』で一九五九年一一月二九日に放送された『奇病のかげに』は、番組という形にまとめられた最初のテレビ映像である。この番組の中に、病床で激しい手足の痙攣を繰り返す「急性劇症型」の患者が登場する。筆者自身も水俣病の原体験と言えるのは、この「急性劇症型」患者のテレビ映像である。おそらくは、水俣病関連のドキュメンタリー番組や裁判報道などで、繰り返し目にした「急性劇症型」患者の映像が鮮烈な記憶として残っていたのであろう。

同じく総説で小林直毅は、水俣病事件の初期「患者の発生が、時間的、空間的に拡大していったにもかかわらず、当時のメディア環境においては、水俣病患者と家族、そして彼ら、彼女たちの具体的な姿が語られることは、けっして多くはなかった」としている。事実われわれが行った新聞社へのインタビュー調査でも、水俣病事件の初期「記者たちが患者宅を訪ねて取材したことはなかった」との証言があった。患者の側でも、村で「新聞記者の姿を見かけたことはない」という。桑原史成の写真やNHKのドキュメンタリー『奇病のかげに』は、取材行為として新聞報道の空白を埋めるだけではなく、取材の対象が直接患者の身体に向けられているのが特徴である。というよりも、映像表象はそのメディア特性として、患者の身体なしには成立しえないとも言えるのではないか。

そういった映像表象の中で、この章ではRKK熊本放送のニュース映像から、テレビニュースの中で水俣病がどのように表象されたかを考察していく。熊本放送がテレビ放送を開始した一九五九（昭和三四）年から、水俣病が政府によって公害と認定された一九六八（昭和四三）年までの一〇年間を分析期間としている。後に述べるように、放送開始当初のテレビニュースは、スチール写真やドキュメンタリーと同じように映像表象を伴うものでありながら、他方で言説表象の面では新聞社に大きく依存していた。そのようなテレビニュースの中で、水俣病事件がどのように表象されていたか。この章では、その点を見ていきたい。

最初の記録映像

今回の調査で、「急性劇症型」患者のオリジナル映像を初めて視聴することができた。熊本放送「報道ライブラリー」に、「昭和三〇年代（一九五〇年代）の水俣（熊大撮影使用注意）」というタイトルで保存されている一三分一〇秒の映像である（熊本放送「報道ライブラリー」素材番号 H-1959-009）。タイトルに「使用注意」とあるのは、「熊本大学撮影」などのクレジットをつけて番組に引用しなければならないとの意味であろう。

この映像を撮影したのは、熊本大学医学部第一内科に所属していた家村哲史、松崎武寿両医師であった。一九五六（昭和三一）年、熊本大学医学部は「水俣奇病医学研究班」を組織した。当時熊本大学医学部第一内科教授であり大学病院院長であった勝木司馬之助は、症例の診断のために患者を一六ミリフィルムに収めることを発案した。東京・銀座のさくら屋からスイス製ボレックスを十数万円で購入、白黒の富士フィルムを使い、当時熊本大学付属病院に入院していた患者をすべて撮影した。「このようにして撮った映像を見ながら医局員一同で検討を重ね、その症候の解釈、ヨミの正確を期していった」（徳臣 1999：26-26）。

熊大医学部が撮影した映像を視聴して、あらためて気づいたことがいくつかある。第一に、「急性劇症型」患者は比較的短命であり、当時まだ熊本県の一地域の「奇病」と見なされていた水俣病の「急性劇症型」患者を映像に収めることができた者はきわめて限られていたと考えられる。のちに制作されたドキュメンタリーやニュースが、熊大撮影の映像に依存していたことが、その証左である。元熊大医学部教授徳臣晴比古は、「後になってマスコミ各社は、私どもが映したフィルムを借りて水俣病の企画に使用し、現在も無断でしばしば利用している。貸し出した時の約束は、時間とともに忘れ去られて、オリジナリティーはどこ吹く風といった現状である。」と述べている（徳臣 1999：26）。

第二に、フィルムに収められた患者は八名であるが、すべてが「急性劇症型」患者ではない。一例目の患者T・N（当時二二歳）は、歩行困難な様子が撮られている。三年後も、戸外での歩行の様子やボタンがかけにくいなどの運動失調が撮影されている。二例目の患者H・I（当時一五歳）は、カメラを向けられたことの照れがあるのだろうか、微笑みながら歩行している。この患者も、マッチ箱が開けられない、直線を引けないなどの運動失調が見られる。徳臣によれば、この患者は治療で症状が軽快し延命している。

筆者が記憶している水俣病の映像表象は「急性劇症型」患者であり、上記のようなそれ以外の症例の患者の映像はまったく印象に残っていない。徳臣も述べているように、全身痙攣の症状を示した五例目の患者T・K（当時四二歳）など、のちのドキュメンタリーやニュースでは、「急性劇症型」患者が選びとられて繰り返し引用されているためであろうか（徳臣 1999：56-61）。

第三に、症例検討のために撮られたフィルムであるために、患者の身体にカメラが限りなく近づき患者が正面からとらえられている。これはのちに、テレビニュースと対比した時に意味を持つ。

第四に、その反面、医学的な目的で撮影されたものながら熊大撮影の映像は、ドキュメンタリー映画の手法、物語性を帯びているようにも感じられる。この印象は何から形成されるのか、熊大撮影の映像をシーンごとに分解して検討してみることにする。

熊本大学医学部が撮影した「昭和三〇年代（一九五〇年代）の水俣」は、一六のシーンからなる。各シーンは、シーンの内容を英語で説明したボードで区切られている。冒頭のタイトルは、『水俣病（MINAMATA DISEASE）』。熊本大学医学部第一内科という制作者名がつけられている。

①シーン1「水俣湾とその沿岸」……高台から撮影された水俣湾と船上から見る水俣の海。［ここまで二三秒］

②シーン2「工場と水路」……高台からチッソ水俣工場を俯瞰。百間排水路。漁港と停泊する漁船。［ここまで二分三四秒］

③シーン3「患者の家」……袋湾。患者の家。［ここまで二分五八秒］

④シーン4〜13「症例観察」……八人の症例の撮影。病状（「急性劇症型」など）とその後の経過（何週間後に死亡など）がボードで示される。［ここまで十分五秒］

⑤シーン14〜16「猫における水俣病」……最初に、歩行困難な自然発症した猫の映像。次に、三〇日間水俣湾の貝を与えた猫の映像。やはり階段を上れず歩行困難。次に、アルキル水銀を投与した猫の映像。転倒し歩

行困難。［ここまで一三分一〇秒］

熊大撮影の映像は医学的な報告の形式をとっていながら、その構成には明確な物語性がある。シーン1は、水俣病が発生した場所をロングショットでとらえる物語の冒頭シーンである。シーン2は、水俣病の原因物質を排出したチッソの工場と水俣湾までの排出経路を特定する。シーン3は、患者が居住する地域を描く。外から撮影された患者の家は、野中の一軒家のように見え、暮らしの貧しさを感じさせる。最初の三つのシーンは、水俣病の発生場所を巧みに表現する物語の導入部である。

シーン4〜13では、患者の身体が描かれる。患者の身体は、フルショットやミディアムショットでフレーム全体にとらえられる。病床で手足の痙攣を繰り返したり、人に支えられなければ坐って食事をとることも困難な「急性劇症型」の患者の姿。比較的軽度の患者では、歩行が困難な様子やボタンがかけにくいなどの運動失調が撮影されている。患者を撮影したシーンは、水俣病の実態を詳細に描写する中心部分である。

シーン14〜16は、いわゆる「猫実験」の映像である。自然発症の猫、水俣湾の貝を与えた猫、水銀を摂取させた猫が、すべて同じ運動失調になることを映像で示している。三つの映像の連鎖で、水俣病の原因が水俣湾の有機水銀であることを特定しているのである。

最後に猫実験の映像で締めくくっているところから見ると、この映像は一九五六年から一九五九年にかけて撮影されたものと思われる。熊本大学医学部が撮影した「昭和三〇年代（一九五〇年代）の水俣」は、水俣病の発生源としてのチッソと原因物質の有機水銀を告発した最初の映像作品と言ってよい。

二　テレビニュースにおける水俣病報道

熊本放送のテレビ開局とニュース報道体制

ＲＫＫ熊本放送は、一九五三（昭和二八）年ラジオ局として開局した。テレビ放送を開始したのは、一九五九年四月一日であった。水俣病事件史に重ねあわせると熊本放送のテレビ開局は、水俣病公式確認の三年後、熊本大学医学部水俣病研究班が「有機水銀説」を発表した年になる。熊本放送のテレビ開局当初、水俣は難視聴地域であったらしい。難視聴が解消したのは、一九六二年一二月に水俣テレビジョン局（中継局）が開局してからである（熊本放送 2004 : 47）。

開局当初の放送時間は、「昼の部」（午前一一時五七分から午後一時四七分まで）と「夜の部」（午後五時五五分から午後一〇時七分まで）に分けられていた。テレビ開局時の自主制作は天気予報など数本しかなく、ニュース、歌番組、マンガ劇場をネット経由やフィルムで受けていた（熊本放送 2004 : 41）。

同年八月四日（木）の「放送運行表」で確認すると、ローカル制作と思われるのは、「天気予報」（午前一一時五〇分～五三分、午後六時一〇分～一四分、午後一一時六分～九分）と「熊日ニュース」（午前一一時五四分～五九分と午後六時五四分～五九分）と極めて放送時間が限られている。「ＲＫＫ・ＴＶニュース」（午後〇時〇分～一四分と午後九時四五分～五四分）と題されたニュース番組は、ネット標記が「ＫＲＴセミ」となっており、ＴＢＳのニュースをネット受けして作られたものと思われる。

自主制作番組の一つが、「熊日ニュース」と題されていることでもわかるように、当時の熊本放送のニュース取材は、放送局開設時の親会社でもあった熊本日日新聞社に大きく依存していた。ラジオ開局当初の「熊日ニュース」

は、熊日本社から熊本放送までタクシーで一日一七往復して原稿を輸送していた（熊本放送 2004:27）。これは熊本放送に限らず、全国のローカル局に共通した状況であった。地方テレビ局が自主制作力をつけるのは、一九七〇年代にローカルワイド番組を制作し始めてからである。熊本放送では、一九七二年「あなたの10：30AM」（月〜金、午前一〇時三〇分〜午前一一時三〇分）や一九七三年「熊日ニューススタジオ」（月〜金、午前一〇時三〇分〜四〇分）以降、熊本放送の独自色が出てくる（熊本放送 2004：69,71）。

前にも述べたように、開局当初の熊本放送のニュース取材は、熊日に大きく依存していた。熊本放送報道制作局専門局次長の村上雅通によれば、報道部のスタッフはすべて社員だった。それにもかかわらず、放送記者やカメラマンは取材に行く際に、熊日に「おつきあいする」という意識だったという。その日にどのような取材すべきニュース項目があるかの選定も、熊日に依存していたというのである（同インタビュー調査）。

当時のテレビニュースには、技術的制約もあった。映像取材はフィルムでの取材であった。熊本放送では、一九六〇年代には「ベル&ハウエル 70-DR」というゼンマイ式のフィルム・カメラを使用していた。撮影時間は短く、音声は録音機で別録りしなければならなかった。そのため、今回調査した一九五九年から六八年までのニュース映像に、音声が付されているものは七〇本中二本と極めて少なかった。熊本放送では、一九六一年から音声を同時録音できる「オリコンシネヴォイス改良型」というカメラも使用している（以上は熊本放送の展示室資料による）。これは重要ニュースとみなされる場合に使用されたようである。

熊本放送における水俣病事件関連ニュースの推移

今回熊本放送のニュースを調査するにあたって、資料提供その他で協力していただいた村上雅通氏は、インタビュー調査の冒頭で非常に印象的なことを言った。周知のように村上は、『市民たちの水俣病』（日本民間放送連盟賞テレビ教養部門最優秀賞、世界テレビ映像祭推奨、ギャラクシー賞選奨）、『記者たちの水俣病』（芸術選奨文部科学大臣新人賞、日本民間放送連盟賞テレビ報道部門最優秀賞、ギャラクシー賞選奨、2000年地方の時代賞優秀賞）、『空白の病像』（芸術祭テレビ部門優秀賞、ギャラクシー賞優秀賞）など、水俣病事件関連の優れたドキュメンタリーを制作している。

『記者たちの水俣病』は、新聞記者たちがどのように水俣病事件に対処し報道したかを検証した番組である。その取材の過程で村上は、自社の熊本放送でどのような報道をしていたかも調査した。ところが調査の結果について村上は、「番組として検証できるようなものはまったくなかった。恥ずかしながら、それが現実です。」と言う（二〇〇五年三月一〇日、熊本放送会議室におけるインタビュー調査）。このあと分析するように、熊本放送の「報道ライブラリー」を参照すると、テレビ開局当初から水俣病事件関連のニュースはそれなりの数で報道されている。にもかかわらず、村上が「番組として検証できるようなものはまったくなかった。」といったのは、どういう意味なのだろうか。

ここでは、まず熊本放送「報道ライブラリー」のデータベースで、熊本放送における水俣病事件関連ニュースの推移を見ることからはじめたい。熊本放送「報道ライブラリー」は、熊本放送の制作スタッフが報道番組制作を行う際に、過去の報道資料を検索活用するために設置されているものである。「報道ライブラリー」のデータベースには、①ニュース項目のタイトル、②放送日、③取材場所、④素材番号（収録テープの整理番号）、⑤分秒数といった基本情報の他、⑥内容、⑦原稿などが入力されている。入力作業は、退職した同社ＯＢが担当している。

先ほど述べたように、初期のテレビニュースは、フィルムによる映像と音声が別録りであった。音声テープは前の録音を消去して繰り返し使われていたため、各ニュース項目の音声が失われ映像のみ残っている場合が多い。さらには、あるニュース項目は放送されたとの記録があっても映像が残っていないものもある。これは、アナウンサーが生でニュース原稿を読むだけであった可能性がある。映像のないニュースの詳細について知るには、「報道ライブラリー」データベースの「内容」「原稿」が非常に貴重なデータである。「原稿」部分はライブラリー担当者がニュース原稿から手入力したものであり、非常な労力が投下されている。

（1）全体的傾向　まず報道ライブラリーの「放送日」の項目を参照しながら、熊本放送における水俣病事件関連ニュースの報道数の推移を概観したい。

熊本放送における水俣病事件関連ニュースの項目数を、放送年ごとに示したのが**図7‐1**である。これを見ると、一九七三（昭和四八）年のニュース項目数が突出して多いことがわかる。この年は、水俣病第一次訴訟の判決が出された年である。さらに、五月以降はいわゆる「第三水俣病」について集中的な報道があり、七月以降は県漁連などの漁業補償の要求と交渉経緯の報道など、水俣病事件関連でいくつかの事件が重なった年である。

その他、いくつかの水俣病事件関連ニュースの山があることがわかる。最初のピークは、一九五九年から六〇年にかけてである。この年は、水俣病発生公式確認から間もなく、患者の死亡、熊本大学医学部による調査の発表、そして「漁民騒動」があった年である。その後、一九六七年まで水俣病事件関連ニュースの数は年一桁となり、いわゆる「報道空白期」に入る。

次の山は、先ほど述べた一九六八年からはじまり一九七三年をピークとするものである。六八年には水俣病の公害病認定があり患者とチッソの間での補償交渉が始まる。六九年には第一次訴訟の提訴があり、以後七三年の第一次訴訟の地裁判決まで、熊本放送の水俣病事件関連ニュースの報道量は徐々に増えていく。

次に、六一年から六七年までの「報道空白期」ほどではないにせよ、一九七三年以後一九七九年ごろまで、水俣病事件関連ニュースの報道量はやや減る。次に報道量が増えるのは、七九年に第二次訴訟の判決が出て以後、一九八〇年になってからである。

こうして見ると、水俣病に関する裁判、補償を求める漁民の動向など、関連した事件の性格によって水俣病事件

図7-1　熊本放送における水俣病関連ニュースの推移

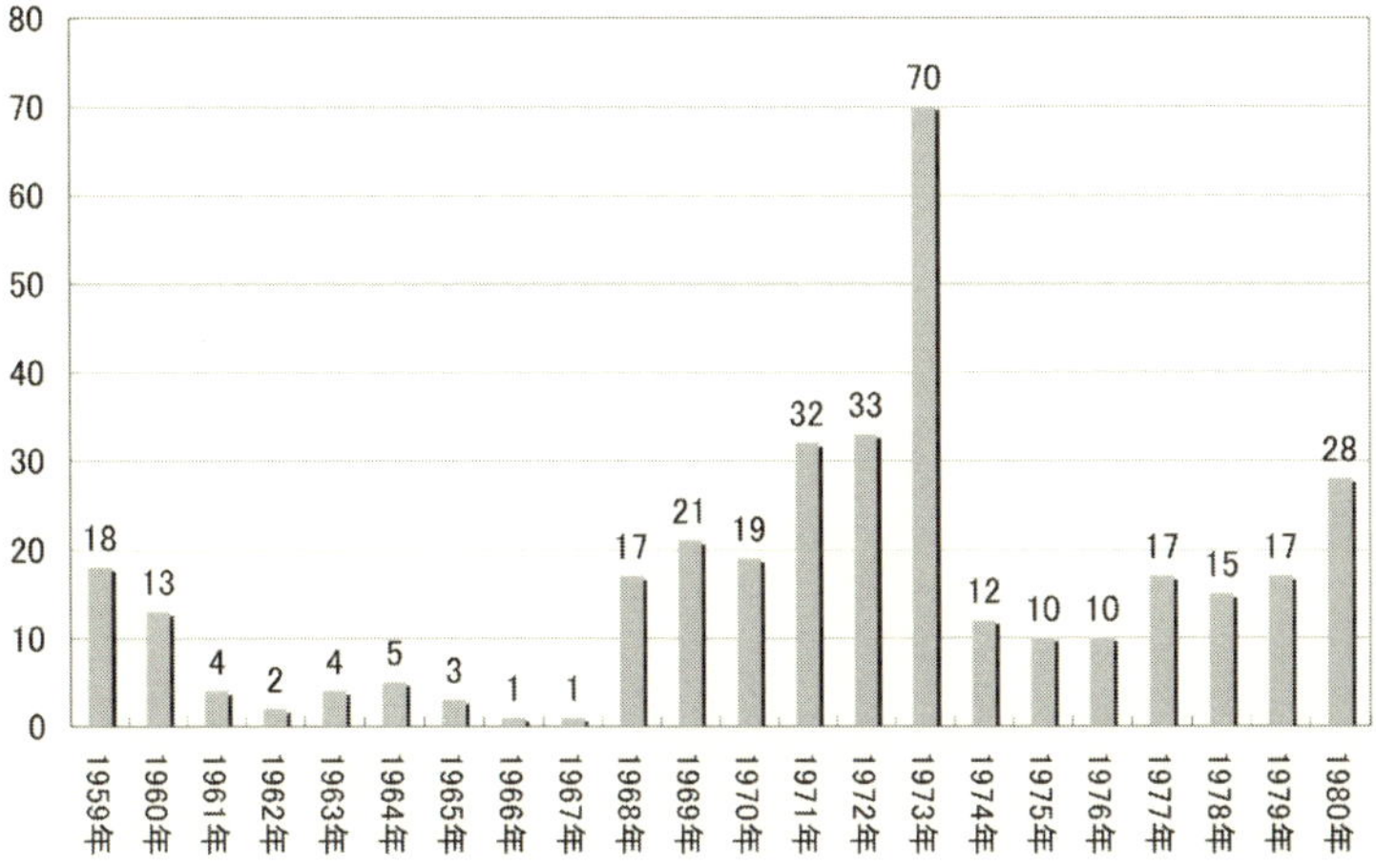

関連ニュースの放送件数が増減していることがわかる。

(2) 水俣病事件関連ニュースにおける報道対象の推移

これまで見てきたように、一九五九年から八〇年までの熊本放送における水俣病事件関連ニュースには、前年に比べ報道数が急に増えた二つのピークがあった。それは、水俣病が国によって公害病に認定された一九六八年と水俣病第一次訴訟の判決が出された一九七三年である。この二つの年を境界に、一九五九年から八〇年までの約二〇年間を三つの時期に区分してみる。そして、各期の水俣病事件関連ニュースが何を報道の対象にしていたかを見ることで、各期の報道の特徴を浮かび上がらせたい。

(a) 第Ⅰ期（一九五九年〜六七年）

この時期最初の二年間は、「熊本大学」が報道対象として目立っていることがわかる。これは、水俣病事件史の初期において水俣病の原因特定が熊本大学の実験調査と発表に依存していたためと思われる。また、「熊本県」「熊本県議会」についての報道も多く、水俣病事件が水俣市レベルではなく県レベルの政治的行政的イシューとなっていたことがわかる。あるいは、この時期熊本放送の報道体制の限界によって、報道対象が県行政に偏らざるをえなかったことも原因として考えられる。

「患者」については、一九五九年、六〇年の報道初期には報道対象として、ほとんどとりあげられていない。この時期の終り六四年、六五年ごろからようやく報道されるようになった。「チッソ本社」は、「漁民」との漁業補償の問題で出現する率が高い。ただし、「(1) 全般的傾向」でも述べたように、この時期の最初の二年間を除いては、水俣病事件関連ニュースの件数自体が非常に少ない「報道空白期」と言ってよい。

（b）第Ⅱ期（一九六八年〜七三年）

第Ⅱ期の特徴として、「患者」が報道対象として多く出現するようになった点があげられる。「患者」が報道対象として多く出現するのは、以下のような要因による。①六八年には熊本県選出の園田直が厚生大臣として初めて水俣市を訪れ、水俣病が公害病として認定される。それ以後、水俣病事件関連ニュースの件数が増えていく。②同じ年「患者」が「チッソ」「熊本県」と補償交渉に入った。③さらに、六九年には「患者」が支援者とともに「訴訟団」を結成し、「地裁」に第一次訴訟の提訴にいたった。その後、七三年の第一次訴訟判決をピークとして、「患者」「チッソ本社」「地裁」「訴訟団」など裁判関連の当事者が報道対象となる。④この時期には、「患者」は、「チッソ本社」との補償の「自主交渉」、「熊本県」の「水俣病審査会」などの関連でも報道されている。

また、「熊本大学」は七一年から再び報道件数が増えている。これは、「水俣病審査会」「第二水俣病審査会」への関与、さらには七三年の「第三水俣病」報道によるものである。「漁民」も、「第三水俣病」報道に端を発した漁業補償を求める交渉で、再び水俣病事件関連ニュースの報道対象となっている。

（c）第Ⅲ期（一九七四年〜八〇年）

第Ⅲ期の特徴は、第二次訴訟の公判、認定作業の遅れに対する熊本県の不作為確認訴訟などで「患者」「チッソ本社」「熊本県」「地裁」「訴訟団」など裁判関連の当事者が報道対象として多い点である。さらに、「その他国」として、石原環境庁長官、上村環境庁長官の熊本県水俣視察が、かなりの件数報道されている。

その他「患者」の動きとしては、胎児性水俣病患者の社会復帰についての熊本県に対する陳情、「待たせ賃」訴訟など、様々な観点からニュース報道されている。

三　テレビニュースにおける水俣病の映像・言語表象

初期報道の映像――患者の不在

これまで、「報道ライブラリー」のデータベースを資料にして、熊本放送における水俣病事件関連ニュースの推移を見てきた。だが、データベースだけでは熊本放送における水俣病事件関連ニュースの概略を知ることはできても、テレビニュースにおいて水俣病事件がどのように表現され、さらに視聴者がどのような映像や音声に接触したのかを解明することはできない。それは、当時のニュース映像を、実際に視聴、分析することによってしか明らかにできないであろう。

今回の調査では、熊本放送がテレビ放送を開始した一九五九年から、水俣病が政府によって公害病認定された六八年までの一〇年間の水俣病事件関連ニュースを分析する。この時期を選定したのは、いわゆる「報道空白期」といわれる数年間、テレビニュースで水俣病事件がどのように報道されたのかを見るためである。また、最後の分析年の一九六八年は、のちに述べるようにテレビニュースの水俣病事件報道が変化する転換点と見なすことができる年である。

表7-1に示したように、「報道ライブラリー」のデータベースによれば、六九本の水俣病事件関連ニュースがこの時期報道されていたことになる。筆者は「報道ライブラリー」のビデオテープに映像（一部音声）が保管されている水俣病事件関連ニュース、計四七本を視聴した（この時期の残されているニュース映像をすべて視聴することを目指したが、唯

表7-1　熊本放送・水俣病関連ニュース一覧(1959年-68年)

項目番号	タイトル	放送日	素材番号	分・秒	原稿	映像
1	昭和30年代(1950年代)の水俣(熊本放送大撮影使用注意)	1959.0.0	H—1959—009	13:10	×	
2	熊本大学でのネコ実験　(RKK 推影分)	1959.4.0	H—1959—009	4 57	×	
3	熊大医学部　水俣病研究班　研究報告会	1959/7/22	H—1959—009	1:38		
4	県議会　水俣病対策特別委員会／チッソ吉岡社長会見	1959/8/5	H—1959—009	4:45		
5	水俣病29人死亡	1959/8/5				×
6	水俣市漁協の漁民大会　新日窒工場前で集会—乱入	1959/8/6	H—1959—009	3:24		
7	新日窒・水俣病で反論(県議会)　熊本県	1959/10/7	H—1959—009	1:46		
8	熊本県漁民総決起大会　漁民チッソに押しかけケガ人出る	1959/10/17	H—1959—009	3:03		
9	水俣病　水俣食中毒部会の鰐淵委員長　チッソの爆薬説を否定	1959/10/23				×
10	水俣病の現状調査　衆院水俣病調査団	1959/11/1				×
11	熊本県漁民総決起大会　漁民新日窒水俣工場に乱入100人ケガ	1959/11/2	H—1959—009	3:14		
12	県議会水俣病特別委員会	1959/11/5				×
13	県議会水俣病対策特別委員会	1959/11/16				×
14	水俣病(知事会見)	1959/11/19				×
15	水俣病調停委員決定	1959/11/23				×
16	水俣病　チッソと県漁連　漁業補償調停案に調印	1959/12/17				×
17	12月定例県議会　熊本県	1959/12/18	H—1959—008	3:28		
18	新日窒水俣工場に排水浄化装置完成　熊本県	1959/12/24	H—1959—008	1:40		
19	厚生省水俣病患者審査協議会が現地視察　熊本県	1960/2/4	H—1960—016	4:12	×	
20	鹿児島県出水市に水俣病患者	1960/2/7	H—1960—016	2:42	×	
21	県議会—水俣病対策特別委／参考人として吉岡、西田氏を呼ぶ	1960/2/7	H—1960—016	4:35	×	
22	新日窒漁業補償を拒否、水俣漁協座り込み　熊本県	1960/2/15	H—1960—016	2:30	×	
23	頭髪の水銀値で水俣病かどうかを判定　県議会／熊大医学部	1960/2/28	H—1960—002	2:56	×	
24	県衛生部が毛髪水銀量検査を実施／熊大研究室	1960/2/28	H—1960—002 016	2:56	×	
25	水俣病審査協議会開く　水俣市立病院　熊本県	1960/6/9	H—1960—016	3:45	×	
26	熊大医学部の医学展	1960/6/11				×
27	水俣湾の貝から　「有機水銀」抽出成功	1960/9/1				×
28	八代外港埋め立て地を視察／八代漁民大会　海上デモ	1960/9/5	H—1960—008	1:35		
29	水俣湾汚染をめぐる漁業補償両者調停案を受諾	1960/10/15	H—1960—016	5:23		
30	水俣の漁業補償8ケ月ぶりに解決	1960/10/18				×
31	新日窒と水俣市漁協、漁業補償調印。　熊本県	1960/10/25	H—1960—009	2:30		
32	国際学会で熊大3教授が水俣病の原因発表へ	1961/1/12	H—1961—001	2:03		
33	国際学会で熊大3教授が水俣病の原因発表へ(音)	1961/1/12	H—1961—011	2:03		
34	また水俣病の猫が発生	1961.5.0				×

35	武内教授が帰国	1961/10/9				×
36	水俣病認定審査会	1962/12/2	H—1962—010	0:50	×	
37	年録　熊本この一年　熊本1962年　(No. 2)	1962/12/31	H—1962—010	16:05	×	
38	水俣病の原因物は工場の排液、熊大が確定　熊本県	1963/2/18	H—1963—008	1:30		
39	北星学園代表が水俣病患者を慰問　熊本県	1963/3/22	H—1963—002	1:14		
40	全国から小児科医200人が集い研究会	1963/10/18				×
41	日本小児保健学会で水俣病について講演　熊本県	1963/10/20	H—1963—006	0:50		
42	水俣市立「湯の児病院」の起工式	1964/1/20	H—1964—001	0:50		
43	デパートで第10回教育祭	1964/2/28				×
44	新たに6人を水俣病と認定	1964/3/28				×
45	水俣病犠牲者の初の慰霊祭	1964/11/18	H—1964—008	0:55		
46	水俣湾浚渫の漁業補償調印	1964/12/22	H—1964—009	1:01	×	
47	今年は私の年　徳臣晴比古熊大助教授	1965/1/4	H—1965—001	1:13	×	
48	水俣市　湯の児病院落成式　水俣病患者治療	1965/3/10	H—1965—002	0:56	×	
49	三池ガス患者家族が湯の児温泉病院へ	1965/4/26	H—1965—003	0:53	×	
50	経済企画庁の調査団　水俣を実態調査	1966/7/4	H—1966—004	1:39		
51	熊大原田助教授が水俣病患者の現地調査　熊本県	1967.0.0		2:00	×	×
52	園田直厚生大臣お国入り　熊本市歓迎会(音)•記者会見など	1968/1/16	H—1968—001	8:55		
53	水俣病の子らを東大生が熊本動物園に招待	1968/8/27	H—1968—009	1:16	×	
54	水俣病犠牲者　初の合同慰霊祭	1968/9/13	H—1968—013	3:16		
55	水俣病患者家族互助会総会　上村さん訴訟取りやめ	1968/9/15	H—1968—009	1:34	×	
56	ストックホルム大学のラメール教授　水俣市を視察	1968/9/17	H—1968—009	1:00	×	
57	園田直厚生大臣お国入り　『近く水俣病を公害に認定』	1968/9/20	H—1968—009	15:21		
58	水俣病を公害と認定　政府見解発表を受け関係者の話	1968/9/26	H—1968—009	1:18		
59	県議会新産都市特別委　公害対策要綱の充実を	1968/9/27	H—1968—005	1:40	×	
60	水俣病公害認定を受け水俣市発展市民大会	1968/9/28	H—1968—009			
61	チッソ江頭社長　水俣病患者遺族にわびる•(9.29)社長記者会見	1968/9/28	H—1968—009	4:24	×	
62	衆議院公害特別委水俣市を視察	1968/10/1	H—1968—009	1:46	×	
63	水俣病補償交渉始まる(チッソ水俣工場)(昼刊•夕刊•夜刊)	1968/10/8	H—1968—009	5:27	×	
64	第2水俣病の出張証人調べ始まる(熊本地裁)	1968/10/14	H—1968—009	1:38	×	
65	県水俣病認定審査会	1968/10/18	H—1968—009	0:59	×	
66	寺本知事•水俣病　斡旋第3者機関の設置要請断る	1968/12/12	H—1968—009	1:10	×	
67	今年この人(音)　山本／白取、吉野／松本、馬場	1968/12/21	H—1900—002	14:45	×	
68	予算編成後に検討する　厚生省の態度　熊本県	1968/12/28		1:10	×	×
補1	『１１１　奇病15年目の今』No. 1　(音　ノイズ)	1969.0.0	H—1969—019	59:27		
補2	『１１１　奇病15年目の今』No. 2　(音　ノイズ)	1969.0.0	H—1969—019			

一「素材番号」に放送年が記載されていない「今年この人（音）～山本／白取、吉野／松本、馬場」（H-1900-002）のみが未見である。このニュースにはスポーツ選手とともに、水俣病患者家庭互助会の山本亦由会長のインタビューが収められている）。

まず、熊本放送のテレビ開局当初のニュースを見てみたい。熊本放送がテレビ放送を開始した一九五九年は、熊本大学医学部水俣病研究班が「有機水銀説」を発表するなど、水俣病事件史のうえでは非常に重要な時期である。熊本放送でも五九年＝一八本、六〇年＝一三本と第I期の中では、かなりのニュース項目を放送している。

放送年月日がはっきりしている熊本放送の最初の水俣病事件関連ニュースは、「熊大医学部　水俣病研究班　研究報告会」（一九五九年七月二二日）である。このニュースの映像は、熊大医学部の貴田教授が演壇に立って挨拶をしたのち、会場いっぱいに入った聴衆を映し出す。そののち武内教授が、スライドを使って水俣病の特徴を説明する映像が続く。その映像に、「奇病の究明に乗り出した熊大では臨床、病理、動物実験などの各分野にわたって研究を進めてきましたが、その結果『水俣病は有機水銀の中毒による神経系の疾患である』という最終的な結論を出しました。」というアナウンスがつけられている。

そののち熊本放送のニュースでは、「県議会　水俣病対策特別委員会」での審議の様子を数回にわたって取材報道している。また、熊大の有機水銀説に反論し、旧海軍の爆薬説を支持するチッソの吉岡社長の記者会見も何度か報道される。その他、衆議院水俣病調査団の現状調査など、県、国の行政や県議会の動向を追うニュースがほとんどである。このような行政、議会の動向を追うニュースの映像は、比較的単調である。ニュース映像は、議場や会議室で質疑応答を行う議員や県、チッソ関係者の姿をえんえんと映している。

行政・議会とともにこの時期多いのは、「漁民騒動」のニュースである。熊大の研究報告会のニュースの数週間後、早くも「水俣市漁協の漁民大会　新日窒工場前で集会　乱入」（一九五九年八月六日）のニュースが放送されている。

このニュースでは、①最初「漁民立ち入り禁止」の貼紙がある工場を映し出し、そこに漁民のトラックが押し寄せる。②漁民は工場前で、水質汚染に対する漁業補償を求めて抗議行動を行う。③その後漁民たちがチッソ工場内に乱入し、工場長との交渉を要求する。④漁民たちはさらに工場の外でデモを行い、警備員とにらみ合う。トラックの演壇には、漁民の女性が乗り演説をしている。⑤その後漁民の代表が工場内に入り、西田工場長と交渉を行うが、工場長が頭をかかえ交渉は難航。交渉中に、漁民が再び乱入して交渉会場の机などがひっくり返される。⑥チッソ幹部が妥協策について話し合う、などの映像が撮られている。

テレビニュースのメディア特性から言えば、この「漁民騒動」は漁民の抗議行動、チッソ側との衝突など、いわゆる「画（映像）になりやすい」要素を多く含んでいる。同年一〇月一七日の「熊本県漁民総決起大会　漁民チッソに押しかけケガ人出る」のニュースでは、カメラをパンして水俣湾を映したあと、トラックを先頭にプラカードを持ちデモ行進をする漁民たちが撮影されている。漁民たちのデモは、ローポジションで足元だけを映し出すなど、映像的にも凝っている。その後工場までデモをした漁民たちは、工場内に投石し窓ガラスが割れる。一一月二日の「熊本県漁民総決起集会」のニュースでも、集会後チッソ工場に押し掛けた漁民が投石をし、顔面から流血している警備員が映し出されている。

患者の映像表象

「漁民騒動」と対照的なのは、水俣病の「患者」に関するニュースである。先ほど触れたニュース「水俣市漁協の漁民大会　新日窒工場前で集会　乱入」の一日前、一九五九年八月五日には「水俣病二九人死亡」というニュースを流している。「水俣病二九人死亡」は、「県議会　水俣病対策特別委員会／チッソ吉岡社長会見」のニュースのあとに、事件の背景解説として入れられたニュースと思われる。だが、このニュースには映像がなく、アナウンサーの語りのみで伝えられたようである。

前にも述べたように一九五九年、六〇年は、水俣病事件史のうえでは非常に重要な時期である。だが、この二年間のテレビニュースを見て感じるのは、患者の映像表象が意外なほどに少ないことである。冒頭で述べたように、この時期熊本大学医学部では、症例検討のために患者の身体や症状をフィルムに収めている。また桑原史成は、水俣市立病院や漁村の患者宅で患者の写真を撮り続けていた。そのような映像表現とテレビニュースは対照的である。

熊本放送の村上雅通は、『記者たちの水俣病』を制作する際に、一九五九年末にチッソと患者互助会の間で調印された「見舞金契約」の映像を探したが、映像はおろかニュース項目さえデータベースに登録されていなかった。村上が熊本放送の当時の報道番組担当者に問い合わせたところ、ニュース番組の担当者は患者宅に取材に行ったことはない、水俣病患者の取材自体の記憶がないとの答えだった。それに対し、「漁民騒動」の取材の記憶は鮮明だったという（二〇〇五年三月一〇日インタビュー調査）。

事実、先ほどの時期区分第Ⅰ期の中で、水俣病事件関連のニュース項目数が多い五九年、六〇年のニュースに患者はほとんど登場しない。熊本放送のニュース映像で最初に患者の姿を確認できたのは、一九六〇年二月七日「鹿児島県出水市に水俣病患者」のニュースで、鹿児島県出水保健所にワゴン車で到着し保健所に入る患者と水俣市立病院で診察を受ける患者が撮影されている。水俣市立病院の患者は、病床で動けない重度の患者と診察室で打診をされる比較的軽度の患者二名である。

同年二月二八日の「県衛生部が毛髪水銀量検査を実施／熊大研究室」のニュースには、水俣市立病院で千羽鶴が飾られた病室に寝ている胎児性の患者と重度の男性患者が映されている。このニュースでは、そのあと水俣市袋湾の集落で、女性や子どもの毛髪を切って採取する様子が映されている。水俣病が発生した集落で取材した珍しい例である。六月九日のニュース「水俣病審査協議会開く　水俣市立病院」には、橋本水俣市立病院院長や伊藤水俣保健所長らが病床で寝たきりの患者を診察する映像がある。

その後の年では、「北星学園代表が水俣病患者を慰問」（六三年三月二二日）のニュースで、北星学園の生徒が病床の患者に花を渡し、「生ける人形」といわれた寝たきりの女児の患者に生徒が涙する映像がある。また、「水俣市立『湯の児病院』の起工式」（六四年一月二〇日）、「今年は私の年　徳臣晴比古熊大助教授」（六五年一月四日）、「水俣市　湯の児病院落成式　水俣病患者治療」（六五年三月一〇日）、「三池ガス患者家族が湯の児温泉病院へ」（六五年四月二六日）という、湯の児病院関連のニュースに患者の診察やリハビリの映像がある。「水俣病犠牲者の初の慰霊祭」（六四年一一月一八日）では、患者の中津みよしが追悼の辞を読む姿が映されている。

ちなみに、水俣市議、水俣病対策市民会議会長として患者支援に尽力した日吉フミコを、水俣病患者支援に向かわせたのは、偶然にも北星学園代表の水俣病患者慰問に遭遇したことがきっかけとなっているという。熊本放送のニュース映像にも、北星学園代表とともに患者を見舞う中年女性が数名映っている。その中の一人が、まだ小学校教諭であった日吉と思われる。

日吉フミコは次のように回顧している。「昭和三八年三月二二日、受け持ちの児童がケガをして市立病院に入院していましたので見まいかたがた通知表を持って出かけました。（中略）（見舞いが終わって）玄関に出てみますと、北海道の北星学園女子高校の代表三人がすずらんの花束をかかえて、水俣病患者を見舞いにきていました。水俣に住んでいて水俣病患者のことなど一度も考えたこともないのに、遠い北海道からわざわざお見舞いにきた生徒たちに、無関心を恥じました。（中略）生徒たちについて部屋に入ると悪臭が鼻を突きました。一階の奥で窓もない暗い部屋に七、八人寝転がっていました。犬のように遠吠えのようなうなり声をあげ、タオルの胸かけが、よだれでべとべとになっていました。その時の衝撃は言葉では言い表せません」（松本他　2001 : 38-39）。

時期区分第Ⅰ期（一九五九年～六七年）の熊本放送の水俣病事件関連ニュースを見ると、「患者」の映像表象には次のような特徴がある。①患者が登場するニュースは五一本中九本とそれほど多くない。②ほとんどが、診察、治療、見舞いという場面の映像である。③したがって、病院での取材が主である。④患者の身体を正面からクローズアップした映像が少ない。二点目から四点目は、水俣市立病院の他に患者宅を訪れて患者と家族を撮り続けた桑原史成の取材姿勢とは明らかに異なっている。また四点目は、症例研究のために患者の身体をフレーム全体にとらえた熊大医学部が撮影した映像とも、映像表現の点で違いが見られる。

ここに、テレビニュースという表現様式の特性を見ることができる。①テレビニュースは、その日に何か「事件」「出来事」が発生しない限り、現場での取材を行わない。この点は、テレビでも一つの取材対象を長期間追跡するドキュメンタリーの制作手法とは、対照的である。②テレビニュースの制作体制に人的、組織的な限界がある場合、ニュース取材は公の人物、組織、場所が優先される。時期区分第Ⅰ期の熊本放送の水俣病関連ニュースは、県議会、熊本大学、チッソ工場前、水俣市立病院など取材場所が限定されている。

ニュースの取材が公的性格をもった人物、組織、場所が提供する情報に偏る「発表ジャーナリズム」の典型的な例は、「新日窒水俣工場に廃水浄化装置完成」(五九年一二月二四日)のニュースである。このニュースでは、おそらくは工場側が提供した資料に基づき、「工費六〇〇〇万円」「排水に含まれる固形物を薬品で処理するサイクレーター」「ガス化工場から排水されるススを含んだ原水を処理するサジフローター」などの技術的な説明を行い、「この装置で水俣工場から排出される毎時五〇〇トンの汚悪水を浄化し、(中略)百間港に流します。」と浄化装置の効果を肯定的に伝える。

このニュースの四日後には、チッソと患者互助会の間で「見舞金契約」が結ばれるのだが、先にも述べたようにニュースとはならなかった。テレビニュースでは、事件が非常に重要なものと見なされ、かつ人的、組織的な余裕がある場合には、「調査報道」的な制作体制を組むことができる。だが、この時期の熊本放送では、「調査報道」的なニュース取材や、ドキュメンタリー番組的な患者へのアプローチはほとんど行われていない。村上雅通が「番組として検証できるようなものはまったくなかった。」と述べたのは、この意味であったのだろう。

例外は、「水俣病の原因物は工場の排液、熊大が確定」（六三年二月一八日）というニュースである。前年、熊大医学部の入鹿山且朗教授は、チッソ水俣工場のアセトアルデヒド工程のスラッジからメチル水銀を抽出していた。六三年二月一六日、熊本大学医学部水俣病研究班は「水俣病の原因物質は、チッソ水俣工場の製造工程中に発生する有機水銀化合物である」という統一見解を発表した。

このニュースでは、①熊大医学部の建物と「特別研究室」の表札、②実験室でフラスコを持つ入鹿山教授、③ネコ実験で水銀中毒になったネコ、④チッソ水俣工場、⑤記者会見をする北川チッソ水俣工場長、⑥チッソ工場、⑦百間排水路、⑧患者宅でイスに座りっぱなしの子どもの患者、⑨網をつくろう漁民、という順序で場面が展開する。ニュース原稿と対照して見ると、①から③までのシーンは、「水俣病の原因物は工場の排液である」との熊本大学の見解発表に、④⑤は、「昭和七年から世界中どこでも同じ方法で製造しているのに、水俣だけに患者が出るのはおかしい」というチッソの反論に対応している。⑧⑨のシーンは、「水俣病の子どもを持つ漁民の一人は『県下一の豊漁地だった水俣なのに、今後は水俣病を出さぬよう会社はその対策を十分に考慮して欲しい』と語っていました。」という部分に関連している。

注意したいのは、⑥チッソ工場、⑦百間排水路から⑧患者宅へという展開である。ここには、有機水銀がチッソ工場から百間排水路を通じて水俣湾に流れ出したとの表現が読みとれる。熊本大学医学部が撮影した「昭和三〇年代（一九五〇年代）の水俣」と同じように、水俣病の発生源としてのチッソと原因物質の有機水銀を告発したニュースと読みとることができるのである。さらに、漁師の患者宅を独自取材したのも、この時期としては希有な例である。

患者についての言語表象

第Ⅰ期（一九五九年～六七年）の熊本放送のテレビニュースにおいて、患者の映像表象が少ない点については述べた。「患者」についての重要ニュースは、映像なしで報道される場合も多かった。それでは、熊本放送のテレビニュースで、水俣病の患者はどのように言語で表象されていたのであろうか。「報道ライブラリー」のデータベースに記録された「原稿」項目から読みとっていきたい。

先に引用した患者に言及した最も初期のニュース、「水俣病二九人死亡」（一九五九年八月五日）では、次のように述べられている。「熊本県水俣市の袋湾一帯に発生した水俣病は、昭和二八年以来七八人が発病しそのうち二九人が死亡、その症状の特異さと高い死亡率は原因不明のまま大きな社会問題となってきました。平和な漁村を絶望のどん底に追い込んだ水俣病、生まれもつかぬかたわ《ママ》になって植物のように生きている人々。この原因究明に乗り出した熊大では（後略）」と水俣病と患者を表現している。

また同年一一月二三日「水俣病調停委員決定」のニュースでは、渡辺栄蔵水俣病患者家庭互助会会長ら五〇人が熊本県庁を訪れ「『漁業補償より、患者やその家族の補償が先決である』と水上副知事に陳情しました。陳情団は『寺本知事が斡旋に乗り出す場合、患者の補償を漁業補償に優先させるべきだ』とその家族の悲惨な状況を真剣な表情で繰り返し訴えていました。」とのアナウンスをつけている。二つのニュースとも現在のニュース原稿にはあまり見られない情緒的な表現によって、水俣病の深刻さと患者に対する同情を示す。

このあと患者について言語表象したニュースには四年間の空白があり、先に言及した「水俣病の原因物質は工場の排液、熊大が確定」（六三年二月一八日）までない。このニュースでは患者家族の声が伝えられているが、その他六三年のニュースでは、患者についての言及は他者の視点から語られるのみである。「北星学園代表が水俣病患者を慰問」（六三年三月二二日）のニュースでは、患者の家庭を訪問した北星学園の生徒が「『これまで想像していた以上のひどさだ』と涙を流していました。」との言及がある。また、「日本小児保健学会で水俣病について講演」（六三年一〇月二〇日）のニュースでは、熊本大学の貴田教授が、『今後水俣病の発生はないでしょう。しかし今なお暗い生活を送っている患者にわれわれは温かい手を差し伸べたい。』と結び講演を終わりました。」と言語表象されている。

翌六四年では、「水俣市立『湯の児病院』の起工式」（六四年一月二〇日）のニュースで、「現在六八人の水俣病患者が水俣市立病院などで機能回復の訓練を受けながら闘病生活を送っていますが、昨年四人の患者が別府の九大温泉医学研究所で治療を受け、その結果がよかったため」とされている。「新たに六人を水俣病と認定」（六四年三月二八日）は映像のないニュースだが、水俣病審査会が「新たに六人を水俣病と認定しました。これで、水俣病患者は一一一人になりました。」との言及がある。

「水俣病犠牲者の初の慰霊祭」（六四年一一月一八日）では、「読経のうちにまだ闘病生活を続けている中津みよしさんが追悼の言葉を述べ、遺族の間からはすすり泣きの声が漏れました。」「水俣市立病院には今も二三人の水俣病患者が入院生活を続けており、水俣病の根本的な解決は今後に残されています。」とのアナウンスが付けられている。中津みよしは、熊本放送のニュースに初めて実名で登場した患者である。それまで患者は、テレビニュースの中で個人として名前で呼ばれることがなかったのである。

水俣病の言語表象をみても、第Ⅰ期には熊本放送のテレビニュースで、患者の声をすくい上げるような報道はなかった。五九年のニュースに見られた「平和な漁村を絶望のどん底に追い込んだ水俣病、生まれもつかぬかたわ《ママ》になって植物のように生きている人々。」「（患者）家族の悲惨な状況を真剣な表情で繰り返し訴えていました。」などの表現は例外中の例外である。「客観報道主義」から逸脱するこのような表現は、ニュース制作に慣れていない記者が書いた主観的、情緒的な報道として、ニュース制作の現場ではむしろ非難され禁圧された可能性もある。

ニュース原稿が失われ「報道ライブラリー」に記録がないニュースも多いので断言はできないが、残された言語表象を見る限り、映像表象の分析の際に述べた結論は変わらない。この時期の熊本放送では「調査報道」的なニュース取材や、ドキュメンタリー番組的な患者へのアプローチはほとんど行われていないと言える。

四　転換点としての一九六八年

園田厚生大臣お国入りのニュース

このような熊本放送の水俣病事件報道に変化が現れる転換点になったのは、一九六八（昭和四三）年である。それは、すでに本章二節の「熊本放送における水俣病事件関連ニュースの推移」で見た報道件数でも明らかである。一九六一年から熊本放送の水俣病事件関連ニュースの数は年一桁となり、いわゆる「報道空白期」に入る。それが、六八年には一七件と急に増える。前年の六七年が一件しかなかったのとは対照的である。また、六八年以降の熊本放送の水俣病事件報道の変化は、単に量的拡大にとどまらないように思われる。

六八年の水俣病事件関連ニュースの増加は、いうまでもなく国が水俣病を公害病と認定し、熊本県内外の動きが急になったことによる。その点では、①その日に何か「事件」「出来事」が発生しない限り取材を行わない。②ニュース取材は公の人物、組織、場所が優先される、というテレビニュースという表現様式の枠組み自体は変わっていない。六八年の水俣病事件関連報道も、「発表ジャーナリズム」として行われたのである。

その典型例が、「園田直厚生大臣お国入り」のニュースである。前掲**表7-1**の放送時間を見てもわかるように、一月と九月の二度の来県とも、当時としては異例の時間を割き放送している。一九六七年に第二次佐藤内閣の厚生大臣となった熊本県選出の園田直は、六八年一月に就任後初めて地元入りする。熊本放送は「園田直厚生大臣お国入り　熊本市歓迎会（音）・記者会見など」のニュースを一月一六日に放送している。「報道ライブラリー」のタイトルに（音）とあるように、園田厚生大臣の取材は音声を同時録音できるカメラが使用されており、ここからも熊本放送が重要ニュースの取材体制を組んでいたことがうかがえる。

一月一六日の「園田直厚生大臣お国入り」のニュースは、次のように展開している。①熊本駅に園田大臣到着。ホームが歓迎の人であふれている。駅前広場で演説。②熊本市民会館「園田厚生大臣歓迎祝賀会」会場。園田大臣、演壇に立って挨拶（この部分音声同録）。③記者会見。車で天草五橋をわたり郷里へ。小学生の歓迎を受ける。大矢野町の歓迎会場。町長が歓迎の挨拶をする。⑤郷里の河浦町。実家の門をくぐり家族が出迎え。仏壇に手を合わせる。家族と談笑する。⑥町では提灯行列が行われる。園田大臣実家の前で演説をする。⑦次の日、実家を去る。⑧郡代屋敷、松平伊豆守の墓参。⑨河南町での歓迎パレード。中学校で演説。⑩「松橋療護園」への慰問。障害児や患者を見舞う。⑪水俣病患者代表から「水俣病の原因確認を求める」との嘆願書を受け取る。⑫帰路。

以上からわかるように、一月の「園田直厚生大臣お国入り」のニュースは、公人をとりあげるテレビニュースの枠組みによって、園田大臣に密着した同行取材によって制作されている。園田大臣の動向を追う中で、最後のシーンに水俣病の患者代表が登場する。水俣病患者の映像が、熊本放送のテレビニュースに出てくるのは、六五年四月二六日の「三池ガス患者家族が湯の児温泉病院へ」のニュース以来、三年ぶりということになる。

⑪のシーンで園田大臣に嘆願書を手渡した水俣病患者代表の中に、日吉フミコがいた。日吉は園田大臣との面会の機会を設けるように市や県に働きかけたが、断られた。そのため、園田の支持者を装って「松橋療護園」への慰問の帰りを待っていた。日吉は「ちょうど折よく、療護園の門を大臣が出てきた。（中略）私はさっとタスキをかけて園田大臣の前に立った。（中略）私は厚生大臣に直訴した。（中略）私の声が涙声だったので、大臣の目にも涙が光った。（中略）大臣は私の手を取り、固く握りしめた。」と、当時の様子をドラマティックに語っている（松本他　2001:48-49）。

園田厚生大臣は、同年九月にもう一度熊本を訪れる。これは、水俣病を公害病と国が認定したことを告知するための訪問である。その際の熊本放送のニュース「園田直厚生大臣お国入り『近く水俣病を公害に認定』」（六八年九月二〇日）は、一五分二二秒がまるごと水俣病事件関連ニュースという、これまでにない扱いであった。

九月二〇日の「園田直厚生大臣お国入り」のニュースは、次のような構成となっている（記者会見のカギ括弧内は、筆者の要約）。①園田大臣記者会見（音）「患者を社会から隔離してはいけない。国の予算で大学に研究費を出す。」②園田大臣県庁での記者会見（一部音）「企業の擁護と公害は別個の問題。人の健康と生命に関わるものは、どんなに弱い企業であろうと取り締まる。そのような企業には公害対策費を国や財団が低利で貸し付ける。」③御船町の老人ホーム訪問。記念品を寄贈。④熊本放送訪問。テレビ出演。⑤水俣市を視察し記者会見。⑥水俣市長と懇談。水俣病患者家庭互助会からの陳情をうける。⑦湯の児病院を訪問。患者に会う。患者家族が涙ぐむ。機能回復室で、リハビリの様子を視察。胎児性患者と交流する。⑧視察を終えて記者会見（音）「患者を見てまったく無惨な感じがしている。関係者はよく患者を援護してもらったと所管大臣として感謝したい。」⑨一日の動きのフラッシュ。⑪患者と会う。患者へのインタビュー。⑩車で移動。記者会見。「研究費などについて予算の特別措置へ向かって検討したい。正式の公害としてけじめをつけたうえで会社、国、県、市、地元住民と力を合わせて、各々責任の限界を明瞭にして患者の救済にあたりたい。」⑪湯の児病院の視察。胎児性患者のリハビリを見る。「生ける人形」の女性患者を見舞う。⑫胎児性患者と交流。⑬チッソ工場、水俣市空撮。

このニュースも、一月の「園田直厚生大臣お国入り」と同じく公人をとりあげるテレビニュースの枠組みすなわち、園田大臣に密着した同行取材によって制作されている。ただし、九月の「園田直厚生大臣お国入り」の特徴として、次の点が指摘できる。

第一に、四回にわたって園田大臣の記者会見の肉声を伝えている。園田大臣の肉声により、水俣病に対する国と大臣の見解が語られる。「患者を社会から隔離してはいけない。」「患者を見てまったく無惨な感じがしている。」など、患者への同情も表明されている。

第二に、患者および患者家族の映像が、数多く登場している。本章三節の「患者の映像表象」で述べたように、これまで水俣病の患者をとりあげたテレビニュースは、けっして多くはなかった。園田大臣の同行取材の結果とはいえ、患者および患者家族の映像を多くの視聴者がこれだけ長い時間目にするのは初めてだったに違いない。

関係者の映像・音声の増大

水俣病が公害病として認定されて以来、水俣病事件関係者のテレビニュースへの露出度が高くなる。六八年九月二六日「水俣病を公害と認定――政府見解発表を受け関係者の話」では、山本亦由水俣病患者家庭互助会会長と橋本彦七水俣市長にインタビュー、その肉声が伝えられる。また、江頭社長らチッソ幹部の記者会見も音声付きである。山本患者互助会会長は、「一五年間待った。見舞金が補償になるのでほっとしている。熊大の発表をもっと早く認めたら、新潟水俣病は起こらなかった」と語った。橋本水俣市長は、「市では医療面での救済を行っていきたい。会社も誠意をもって救済にあたると言ってきている。長い間の水俣の悲願、われわれも苦労してきた。公害の認定を受けて、すべてが解決するのでは。明るい町づくりに役立つ。」としている。江頭チッソ社長は、「患者にお詫び申し上げる。ご遺族、患者家族と誠意をもって話し合いを行う」と述べている。この中で、ニュースでとりあげられた橋本市長と江頭社長の言葉からは患者救済に前向きな印象を受けるが、後のドキュメンタリーに登場した時の発言との差異には注意がいる。

このニュースの冒頭では、「この水俣病公害認定は、全面的に地元熊本大学の地道な研究成果を採用するもので、研究陣にとって一五年ぶりの政府の正式結論にその感慨もひとしおといったところです。」というアナウンスがつけられている。そして、熊本大学の研究室や実験用のネコの映像とともに、五六年の研究班立ち上げ、五九年の有機水銀説の発表など、これまでの研究の経緯を振り返っている。さらには、「思えば長かった一五年、苦しみの連続だった患者や遺族にやっと光がさし始めたわけですが、今後患者の医療保護や社会復帰など問題は山積みしており、政府の血の通った施策が望まれています。」との問題点の指摘でニュースを結んでいる。このような熊本放送の報道姿勢は、これまでの水俣病事件関連ニュースには見られなかったものである。

「チッソ江頭社長　水俣病患者遺族にわびる・(9.29) 社長記者会見」(六八年九月二八日)のニュースでは、患者宅を訪問し玄関先で詫びる江頭チッソ社長を映す。その後江頭社長は、湯の児病院の小児病室を訪れ、胎児性患者を見舞う。患者と家族は、江頭社長を睨みつけているようにも見える。再び江頭社長は、患者宅を一軒一軒回る。江頭社長が帰ったあとで患者にインタビューしているが、玄関先に置かれたままの菓子折りの映像が印象的である。このような映像表現には、ドキュメンタリーに通じる要素を見て取ることができる。

初めてのドキュメンタリー制作

政府による水俣病の公害病認定の翌年六九年、熊本放送では水俣病に関する初めての本格的なドキュメンタリー番組『111　奇病15年のいま』(制作・深沢秀雄、構成：徳山博之、撮影・山本武徳、音声・石本邦治)を制作する(**写真7-1**)。五月一六日に放送された『111　奇病15年のいま』(以下『111』と略す)は、四三年度日本民間放送連盟賞金賞(教養番組部門)、放送批評懇談会期間選奨(のちのギャラクシー賞)などを受賞し作品的にも評価された。放送批評懇談会の志賀信夫は、「一一一人の患者が背負った苦悩が、園田厚相の公害認定で一五年ぶりの明るい解決をみるかと思ったら、その反対にまた暗い方向に追い込まれつつあるという現実をあばいた作品である」としている(熊本放送　2004:63)。『111』の構成を見てみよう(インタビューのカギ括弧内は、筆者の要約)。

写真7-1　『１１１――奇病15年のいま』番組タイトル。
（ＲＫＫ熊本放送『１１１――奇病15年のいま』。本章の画像は以下同）

［前編］

（1）園田大臣の水俣訪問……①園田厚相が患者に謝罪する。その後医師の案内で病棟を視察する。②胎児性の松永久美子、重度の村野タマノの二人の患者の病状を紹介するカット。園田厚相が二人を見舞う。村野は痙攣した体で君が代を歌い、「天皇陛下万歳」と叫ぶ（**写真7-2**）。

（2）関係者インタビュー……①熊本大学水俣病研究班長・鰐淵健之「新潟を政府が認定しなければならなくなったから、さかのぼって水俣も、となって再認したわけなんだろう。」「こういうやり方が政府の欠点だとわれわれは言った。」②園田厚相「私のしたことは、寝た子を起こさなくてもいい、おっちょこちょい、力みすぎと言われるが、公害については今が力まなくてはいけない時代だ。」③水俣病患者家庭互助会会長山本亦吉「一五年苦しみ続けて最低の生活だった。厚生大臣が結論を出すといって、どれだけ会員が喜んだか。」④チッソ水俣支社長徳江毅「この問題がこのような形で再びとりあげられるとは、正直驚いた。いちおう互助会とはお互い仲良くやってきたと思っている。」「突如、朝日新聞にああいう形で報道されて、マイナスの企業イ

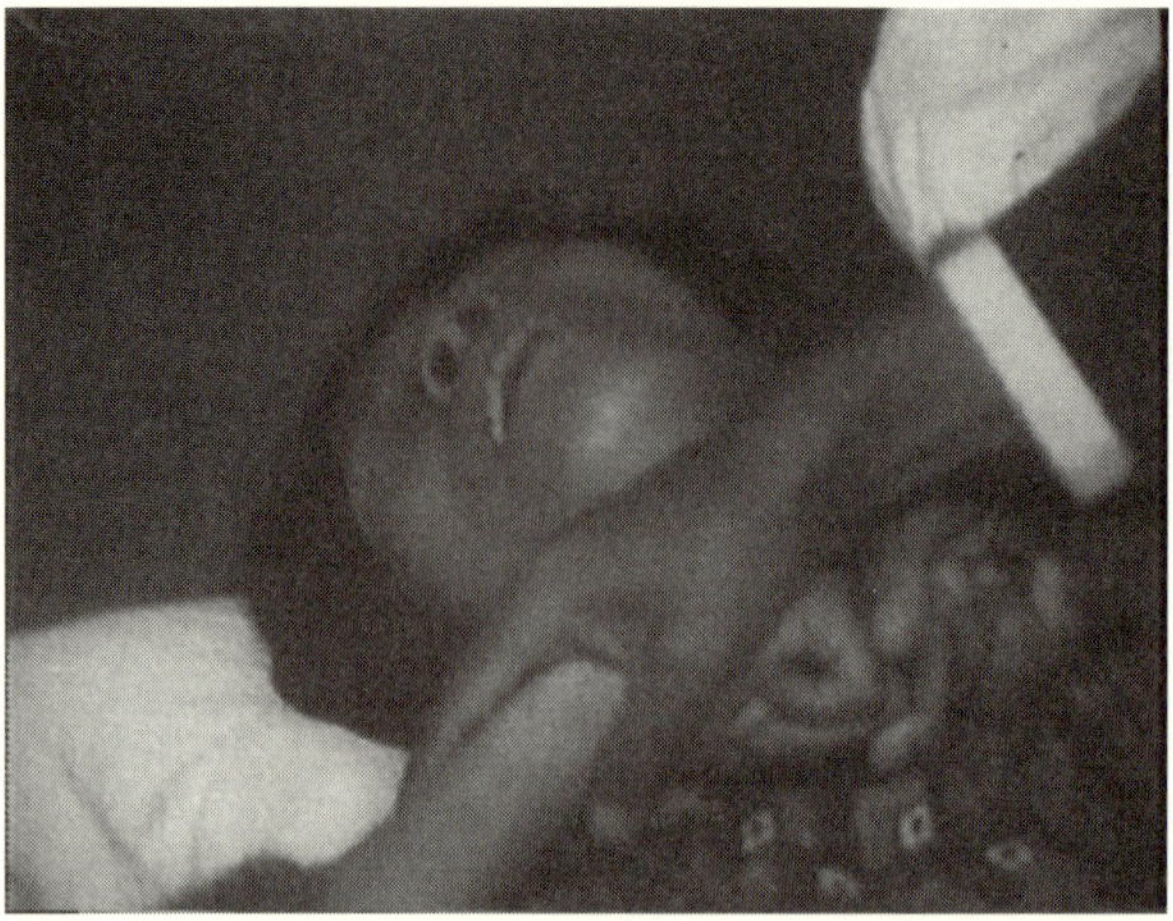

写真7-2　園田大臣の病院視察の際に痙攣した体で君が代を歌う村野タマノ。

メージを全国に宣伝された。取り返しようがない。」⑤患者午島直「一〇年も騙されてたまるもんか。裁判をうつ。」⑥沢田チッソ新労働組合委員長「企業には企業の事情、地域には地域の事情がある。私が犯人だとはっきり言えない立場にある。」

［その後、水俣湾の映像に関係者の声が重なる。熊本大学鰐淵班長。水俣漁協組合長。女性「水俣病は伝染病だと思っていた。」など］

（3）橋本彦七水俣市長のインタビュー……「（「水俣市長、元チッソ工場長」のテロップ）（チッソ在籍当時）僕のやった方法は有機水銀が出ない方法だった。僕がチッソを辞めてから操作の方法を変えた。だから今回起きたことには私は全然関係ない。」「水俣病の問題は、もう収まったと思っていた。一五年間水俣病のことは議題にならなかった。（「市議二五名中一五名がチッソに関係」のテロップ）」（**写真7-3**）

（4）患者宅を謝罪して回るチッソ江頭社長……江頭「東京から来ました。いろいろ心配やらご苦労をおかけして、私のほうも今後お力になりたいと思っています。」患者家族「遠方の所、暖かい気持ちで社長さんが来たことをお礼申し上げま

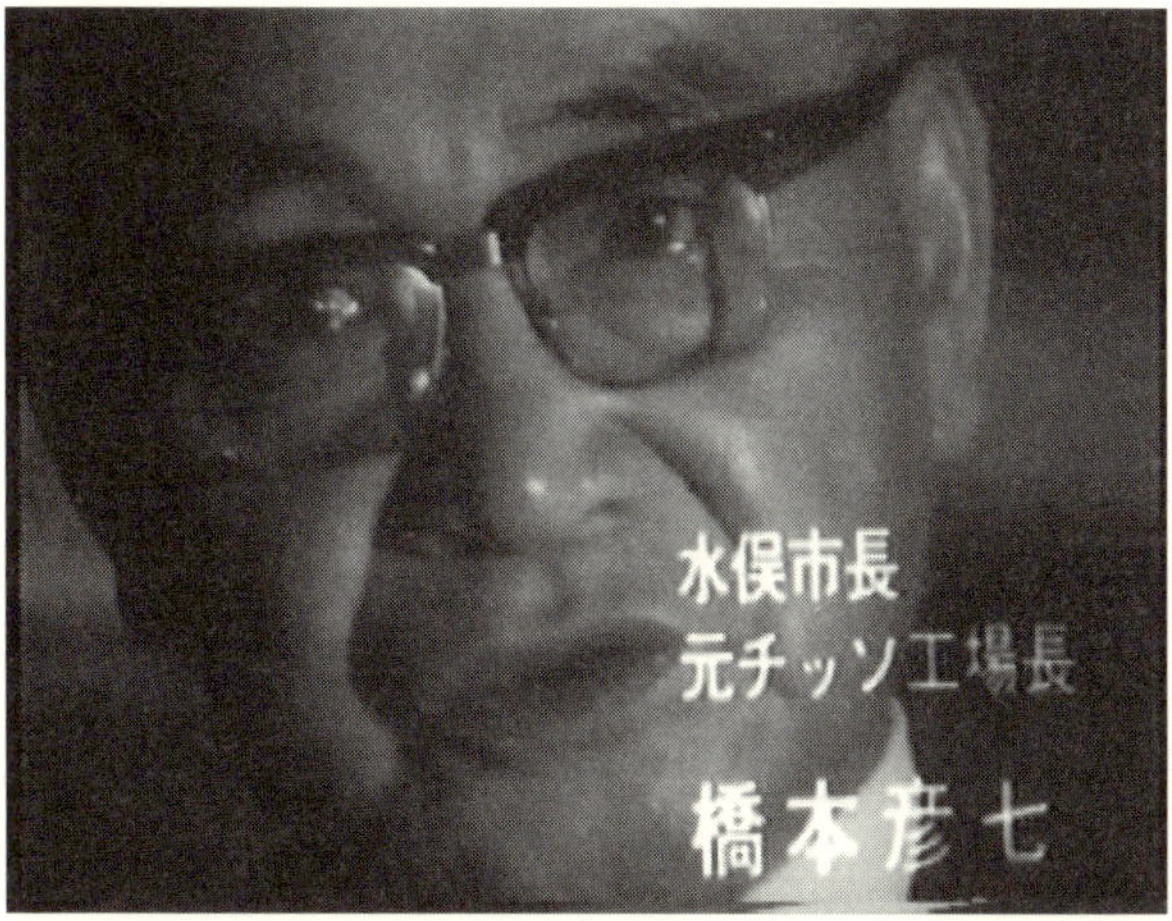

写真7-3　インタビューに答える水俣市長・元チッソ工場長橋本彦七。

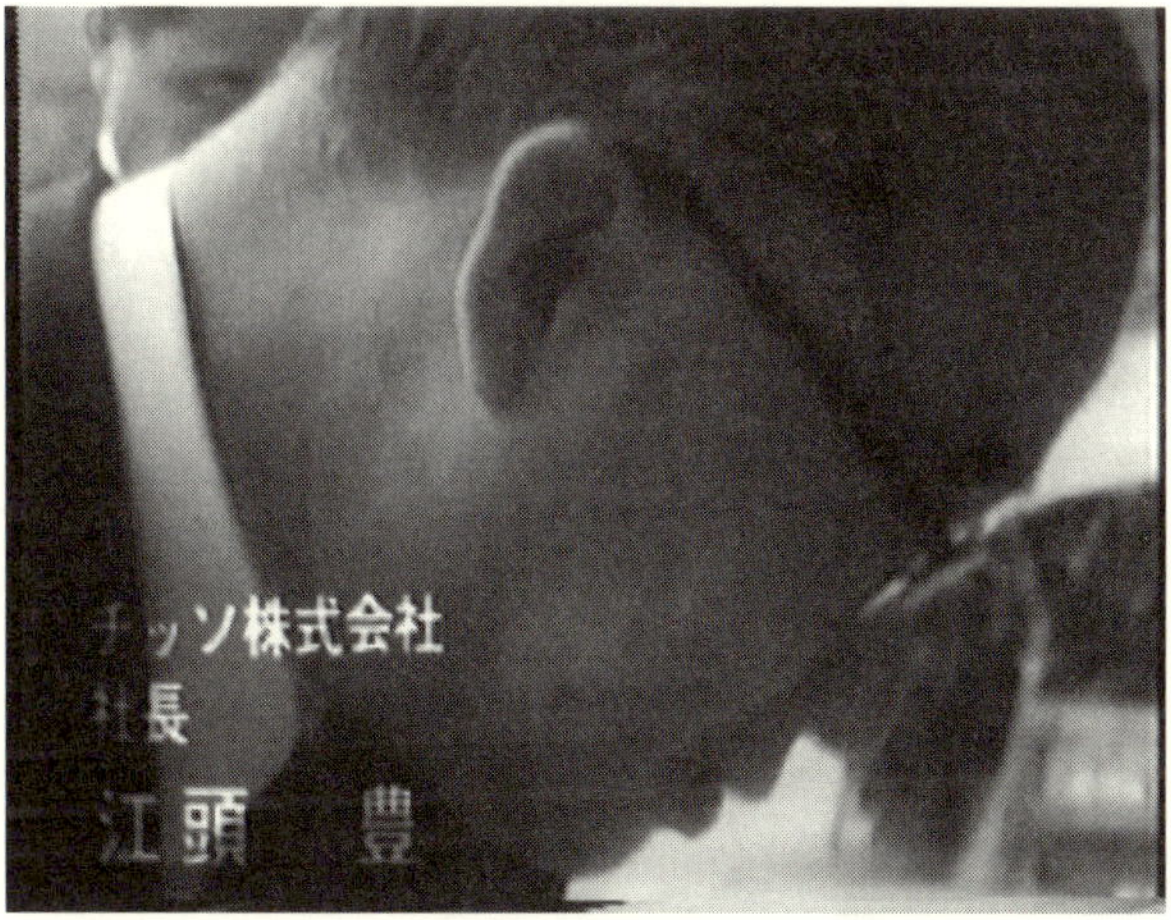

写真7-4　患者宅を謝罪して回るチッソ江頭社長。

す。」／江頭「国も医療の方も研究を進めていきたいということだった。私の方としてもできるだけのことはしたい。お大事に早く良くなるよう願っています。」（**写真7-4**）／別の患者「一五年も何もしないで。」「政府が言ったら謝りに来て。」「会社の人も親か兄弟がこんな目にあったらわかる。」「会社が潰れてもいいからトコトンまでお金をとってやる。」

（5）関係者のインタビュー……①山本患者家族互助会会長「見舞金契約は、一方的だった。」「会社にいい条件だ。」②熊本県知事寺本広作「会社の責任が明確でない時点で、（中略）調停は当事者を得心させなければならない。」「行政調停としては立派だった。」（胎児性患者の映像）患者「会社も悪いが、仲立ちも悪い。」「だまされて調印した。」（胎児性患者の言語リハビリの映像）③県総評百円カンパ議決／患者「どうして十年前に私たちの味方になって、やってくれなかったのか。」「その当時は、会社をかばって、黙ってくれと言っていた。」

（6）水俣市発展市民協議会の発足……世話人代表山口義人「（患者に）あんたたちも水俣市民ということを十分に考えてくれと頼んだ。」患者上野栄子「今は水俣病のことを忘れようと市発展会議の人は言うがそれは無理。忘れようとしても忘れられない。なぜ病気が発生した時に助けてくれなかったのか。」（患者家族互助会上京。山本会長「公害補償のお礼に厚生省に行く。交渉のやり方を聞いてくる。」女子バレーボール中継が背後に流れる。）

［後編］

（1）関係者のインタビュー……（水俣湾の情景、漁師の姿）①話者不明（ボイスオーバー）「日本の沿岸漁業の一本釣りの漁師がこんな貧しい生活をしているのかとまざまざと見た。」②橋本水俣市長「私は（水俣病に）無関係。それで良心がとがめるといったことはない。」③死亡者についての認定を訴える患者家族「一番先に発病して死んだ娘。」「それまでして金が欲しいかと言われた。」／水俣市立病院長患者審査会委員大橋登「この時

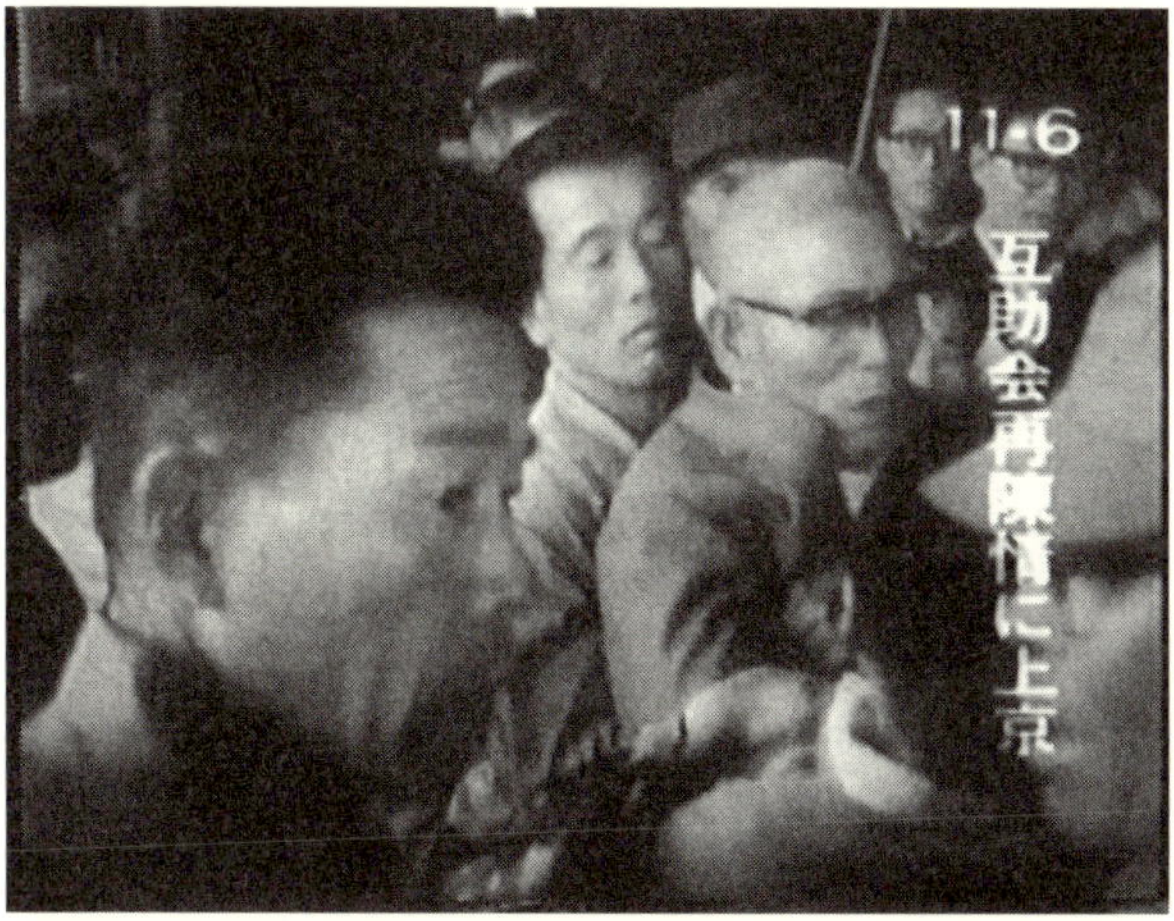

写真7－5　患者互助会総会が紛糾しもみくちゃにされる山本会長。

期になると補償という問題がからむ。」「死後一〇年もたったら審査委員会として審査するのは困難。」④水俣市漁協組合長「魚の売れ行きが悪くならないかということを一番心配している。」「国民のみなさんがかかる前に漁師がかかると言われているので、（中略）今厳重にやっているので安心して魚を食べてもらい、恐怖心を取り除いてもらいたい。」

（2）患者互助会内の対立……（チッソとの第二回交渉。山本会長ら交渉委員が拍手で送り出される。「互助会要求金額　死者一三〇〇万　生存者終身年金六〇万」のテロップ）①話者不明（ボイスオーバー）「おそらく社長、工場長は、ああいう額の要求は問題にしないだろう。」（ドアの隙間から交渉の様子を撮影。）②濱本二徳「総会で決めたでしょう。なぜそれを通さないのか。」（会場騒然。つかみ合い。激論）山本会長「お前がそういうなら、お前が交渉人になれ。」（**写真7－5**）（山本会長外に連れ出される。「交渉進まず。会員の不満は内にこもる」「第三回交渉　進展なし」「第四回交渉　進展なし」のテロップ）

（3）関係者の声……（地区の運動会。胎児性患者六名が参加。山本互助会会長、胎児性患者と話す。日吉フミコの患者聞き取り調査の様子を写す。）（**写真7－6**）①互助会交渉委員・上野栄子「斡旋があってそれがだめだった場合訴訟するから我慢してくれといわれている

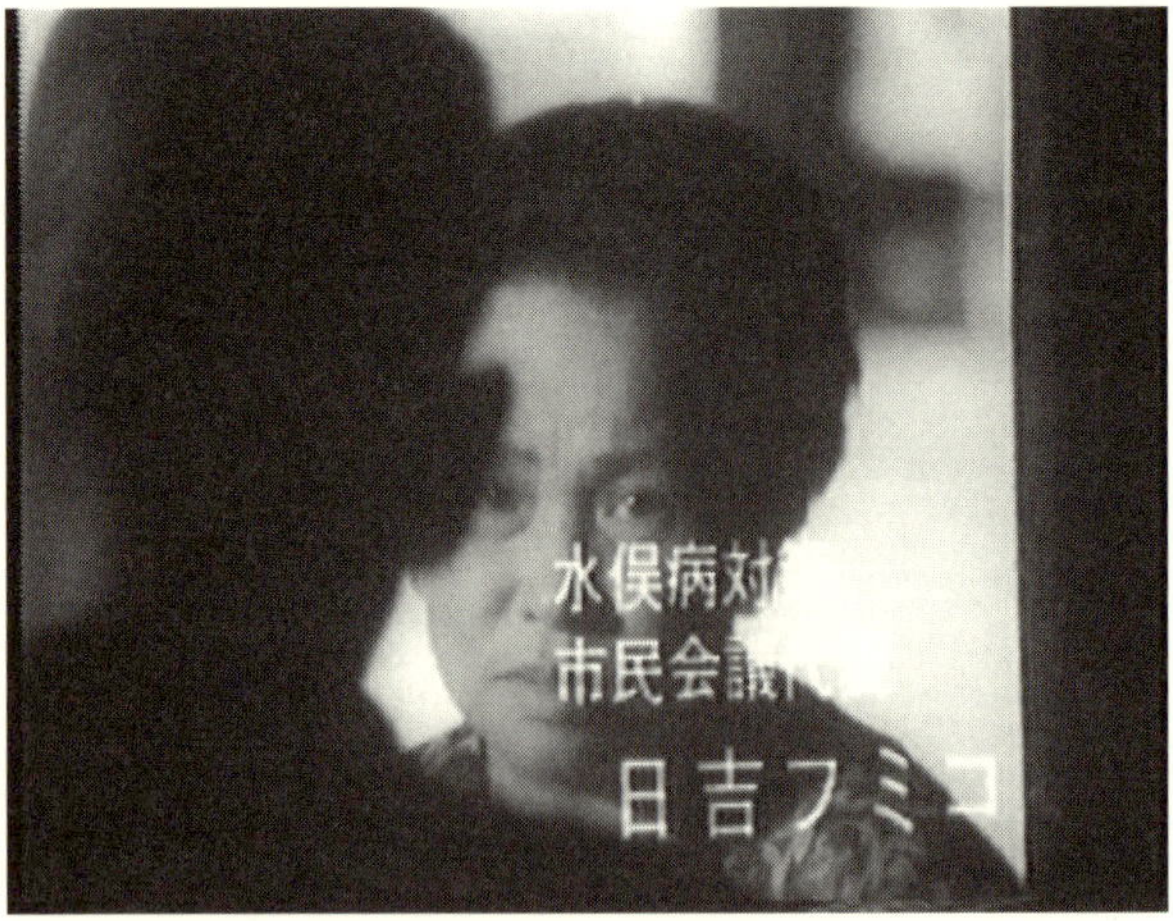

写真7-6 患者宅を訪問する日吉フミコ。

から、自主交渉に移ったと会社に言ったら、会社は甘く見ているんではないかと思う。」山本会長「会社は引き延ばし作戦にかかっている。」②チッソ水俣支社総務部長川島康也「今の段階で軽々しく言えない。この問題は水俣だけの問題ではない。日本の公害第一号として影響する所も大きいので慎重に考えている。」③園田厚相「話し合いでやって欲しい。」「最後は私がその中に入るつもり。」④日吉フミコ「ここであいまいになったら、日本のその他の公害を防止することにはならない。」⑤山本会長「国の方に基準委員会を作って欲しいといったら、身近な寺本知事にお願いしてはと言われた。」／江頭チッソ社長「（見舞金契約は）今でも有効と思っている。あれを基準に積み上げを考えている。」／互助会交渉委員・上野栄子「結局資本家には、貧乏人は勝てない。」

「機熟さずと知事あっせん断る。理由　チッソは当時の契約有効で、好意で補償を出すというが、法的義務で出すべきと考える知事と基本的に解釈が異なる」とのテロップ。オルガンを弾く患者上野タマノ。」

（4）結び・訴訟へ……上野栄子「裁判のほうが結論が早く出る。」／（県人権擁護委員会「患者救済は人権問題」との決議文採択）熊

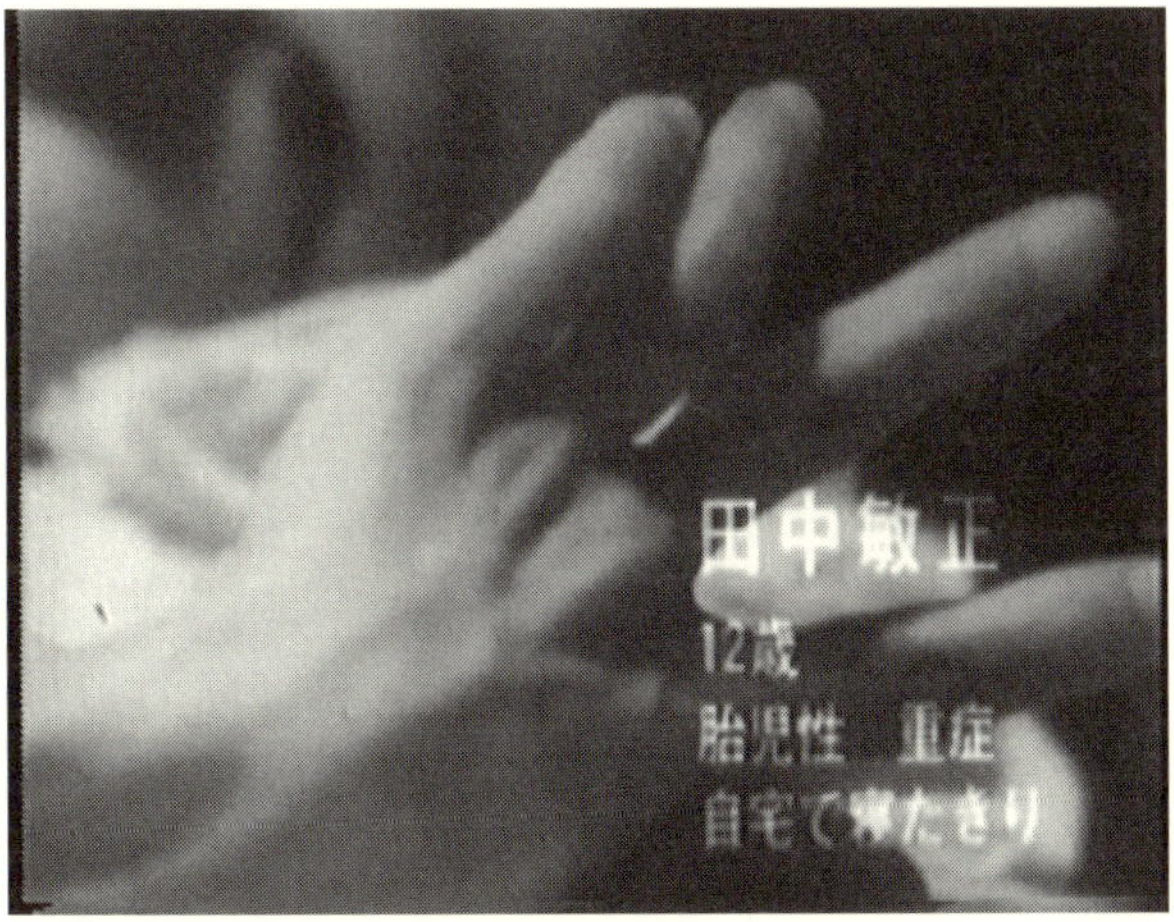

写真7-7　胎児性患者（田中敏正）の手のアップ。

本商科大学助教授岡本民夫「人権問題だけでは解決しない。裁判に持ち込まない限り具体性がない。権利は主張しなくてはならない。」

「釣り船。胎児性患者のフラッシュ映像。患者の指先。上村智子の顔アップ。終了」（**写真7-7**）

以上の内容から、熊本放送による『111』の制作・放送は、以下のような意義を持つものと言える。第一に、総放送時間が約一時間と熊本放送の水俣病事件関連番組としては、それまでにない取り組みである。これは、前年六八年のニュース「園田直厚生大臣お国入り『近く水俣病を公害に認定』」（六八年九月二〇日）や「チッソ江頭社長　水俣病患者遺族にわびる」（六八年九月二八日）などのニュースでの、密着取材の結果えられた豊富な映像素材が寄与したものと思われる。

第二に、チッソ、行政（国、熊本県、水俣市）、患者など、様々な関係者のインタビューを積み重ねている。これは、①その日に何か「事件」「出来事」が発生しない限り取材を行わない、②ニュース取材は公の人物、組織、場所が優先される、というこれまで熊本放送の水俣病事件報道に多かった「発表ジャーナリズム」の枠組みを超えたものと考えられる。水俣病の原因を明らかにする「調査報道」的なニュース取材や、ドキュメンタリー番組的な長期にわたる関係者のアプローチによって番組が制作されている。

第三に、「調査報道」的なニュース取材、ドキュメンタリー番組的なアプローチから、多数の関係者のインタビューをつなぎ合わせることによって、チッソや行政に対する批判、告発のメッセージを読みとることができる。

例えば、橋本彦七水俣市長のインタビューにつけられた「水俣市長・元チッソ工場長」という説明のテロップは、橋本市長がチッソ擁護の立場を取る可能性を示唆する。そして「僕がチッソを辞めてから操作の方法を変えた。だから今回起きたことには私は全然関係ない。」「私は無関係。それで良心がとがめるといったことはない。」というインタビューでの橋本の発言は、それを裏付けている。同じく橋本市長の「水俣病の問題は、もう収まったと思っていた。一五年間水俣病のことは議題にならなかった。」という発言にかぶせられた、「(水俣)市議二五名中一五名がチッソに関係」というテロップも、同様の意味を持つ。

前年のニュースでは、橋本市長は「市では医療面での救済を行っていきたい。会社も誠意をもって救済にあたると言ってきている。長い間の水俣の悲願、われわれも苦労してきた。公害の認定を受けて、すべてが解決するのでは。明るい町づくりに役立つ。」(六八年九月二六日)という発言をしている。これと今回のインタビューを対照するとき、積極的に患者を救済するという意志よりも、水俣病の問題を早く清算し忘れ去りたいとの意図を読みとることができる。

さらには、患者宅でチッソ江頭社長が言った「国も医療の方も研究を進めていきたいということだった。私の方としてもできるだけのことはしたい。お大事に早く良くなるよう願っています。」との言葉は、患者に心から謝罪しているようにも感じられる。だが、「(見舞金契約は)今でも有効と思っている。あれを基準に積み上げを考えている。」という『111』での江頭の発言と並べた時に、謝罪の意を疑わざるをえなくなる。

そして、何よりも『111』が画期的なのは、患者や患者家族の姿を映像表象し、発言をすくい上げたことである。例えば、山本亦吉患者互助会会長を追うだけでも、水俣病公害認定の喜びとその後の困難な道を知ることができる。山本は公害認定直後は「一五年苦しみ続けて最低の生活だった。」「どれだけ会員が喜んだか。」とコメントしていた。だが、会社側との交渉によって有利な補償条件を確保しようとする山本の方針は、一部の患者家族からの批判にさらされることになる。他方、同じ患者互助会の上野栄子は、「斡旋があってそれがだめだった場合訴訟するから我慢してくれといわれ」、最初交渉委員としてチッソとの交渉に当たっていた。だが、患者互助会の自主交渉では「会社は甘く見ているんではないかと」と感じ、「訴訟しかない」と考えるようになる。いずれも、患者や家族の心の揺れが描かれている。

その他、「二〇年も騙されてたまるもんか。裁判をうつ。」「政府が（公害認定を）言ったら謝りに来て。」「会社が潰れてもいいからトコトンまでお金をとってやる。」という、チッソに対する徹底的な不信感を表明する患者。その一方で、江頭社長が謝罪に訪れると「遠方の所、暖かい気持ちで社長さんが来たことをお礼申し上げます。」と言うのも、患者の一面の描写である。何より、園田厚相が訪れたときに、痙攣した体で君が代を歌い、「天皇陛下万歳」と叫ぶ村野タマノの姿は衝撃的であり、映像作品ならではの多層的な意味を伝える。

このように熊本放送の水俣病事件報道は、六八年の水俣病公害病認定、それに関連した地元選出の園田直厚生大臣の来県報道以来、量的にも質的にも変化した。何よりも六九年のドキュメンタリー番組『１１１』は、熊本放送の水俣病事件報道が、独自取材に基づく調査報道と問題に対する批判、告発の視点を持つことができたことを示している。その歩みは直線的とは言えないかもしれないが、この時期に確立された報道体制が、その後の熊本放送にとって大きな意味を持ったことは間違いない。一九七三年の水俣病第一次訴訟、熊本地裁判決の際、熊本放送はJNN系列の全国中継で中心的な役割を果たす。また、九六年『ご破算で願いましては　水俣病四〇年』（民間放送連盟賞・九州沖縄地区ラジオ報道部門・最優秀賞）、村上雅通の『市民たちの水俣病』『記者たちの水俣病』『空白の病像』という優れたドキュメンタリーの制作へと結びついていく（熊本放送　2004 : 71,162-163）。

地域で発生した公害などの社会的争点に対して、地域の世論を形成していくうえで地域のメディアが果たす役割は、言うまでもなく大きい。だが、水俣病事件の場合、新聞など活字に比べ、放送メディアがどのように事件を表象したのかについての学術的検証は少ない。この章でも、一九五九年から六八年までの一〇年間のみの考察にとどまっている。法廷を主な舞台として国の不作為まで問う段階になった七〇年以降、熊本放送をはじめとする地元放送局がどのように水俣病を報道したのか、資料の掘り起こしとさらなる検証が必要である。

この章の冒頭で述べたように、水俣病事件は数々の公害事件の中でも際立って、映像表象を通してオーディエンスに経験され、記憶されている事件である。熊本大学医学部水俣病研究班が撮影した病床で手足の痙攣を繰り返す「急性劇症型」の患者の姿。また、桑原史成やユージン・スミスのスチール写真に収められた胎児性患者は、その衝撃性によって水俣病の悲惨さをオーディエンスに訴えかけた。だが、それらの映像表象と並んで、日々の番組制作の積み重ねによって蓄積された水俣病事件のニュース映像、さらにニュース取材が結晶したテレビドキュメンタリーが伝える患者、漁民、チッソ、行政などの多層な声もまた、歴史的な重みを持って私たちに水俣病事件を「告発」し続けている。

引用文献

熊本放送（2004）『熊本放送50年史』

桑原史成（2000）『桑原史成写真全集　第一巻・水俣』草の根出版会

徳臣晴比古（1999）『水俣病日記』熊本日日新聞情報文化センター

松本勉、上村好男、中原孝矩編（2001）『水俣病患者とともに　日吉フミコ闘いの記録』草風館

参考資料

熊本放送「報道ライブラリー」

第八章　新聞写真が描く初期水俣病事件

別府三奈子

一　一九五九年最大のニュース

加害者と被害者の「奇妙な逆転」

選び抜かれた一枚の写真がある。揃いの白鉢巻に長靴姿の漁民三五人くらいが、車幅の広い大型マイクロバスのような車の横に集まって悶着を起こしている様子が、手前の建物上あたりから写されている。漁民の何人かはこん棒を持っており、車の窓ガラスはどれも叩き割られている。「水俣病事件（いかり狂った漁民は警察の広報車を襲う）」というキャプションから、壊された車両が警察のものであり、漁民に何かを呼びかけていた車両であろうという推測が成り立つ。

五九年、地元の県紙である『熊日』は、年末特別企画「ことしの県内10大ニュース」を掲載した。この写真は、第一位に選ばれた「水俣病紛争」の記事に併用されたものである（写真8-1）。夕刊第四面の上半分を占める企画の冒頭に、趣旨説明がある。「ことしのカレンダーもあますところ五枚。内外に多事多難だった一九五〇年代のしんがりも幕をおろす。そこで本社ではいろいろと耳目をあつめたものの中から十指を折るニュースを選んでみた。以下十大ニュース・熊本版」。「水俣病紛争」の記事全文を読んでみる。


漁業補償をめぐって対立した不知火海区漁民と新日窒水俣工場との紛争はいつかは衝突すると予想されたとおり、ついに十一月二日千四百人の漁民が工場になだれ込み流血の惨事をひき起こした。〝暴動〟を思わせるこの騒ぎでは漁民、警官の双方に八十数人の負傷者をだした。直接の原因はその日水俣にやってきた国会調査団へ陳情するため集まった漁民たちが、会社側が団交を拒否したことから怒りを爆発させたもの。

（『熊日』一九五九年一二月二七日夕刊四面）


この写真と記事は、三つの認識を示している。第一に一年間で最もニュース価値の高い出来事は「水俣病紛争」であり、第二に水俣病紛争とは不知火海区漁民とチッソ水俣工場の対立であり、第三に多数の漁民が警察を襲うほどの騒動となったがゆえにニュース価値が最も高い。これらの認識は、どこまで妥当だったのだろうか。水俣病事件において、加害者はチッソ水俣工場であり、被害者は生存権を侵害された患者である。

借金の膨らむ漁民を追い詰めたのは工場側であり、救済に無策だった県や行政だった。窮状を漁民が常識の範囲で何度訴えても、工場は排水によって海を汚染しつづけた。家族が狂い死にし、魚が売れず生活のメドが立たない

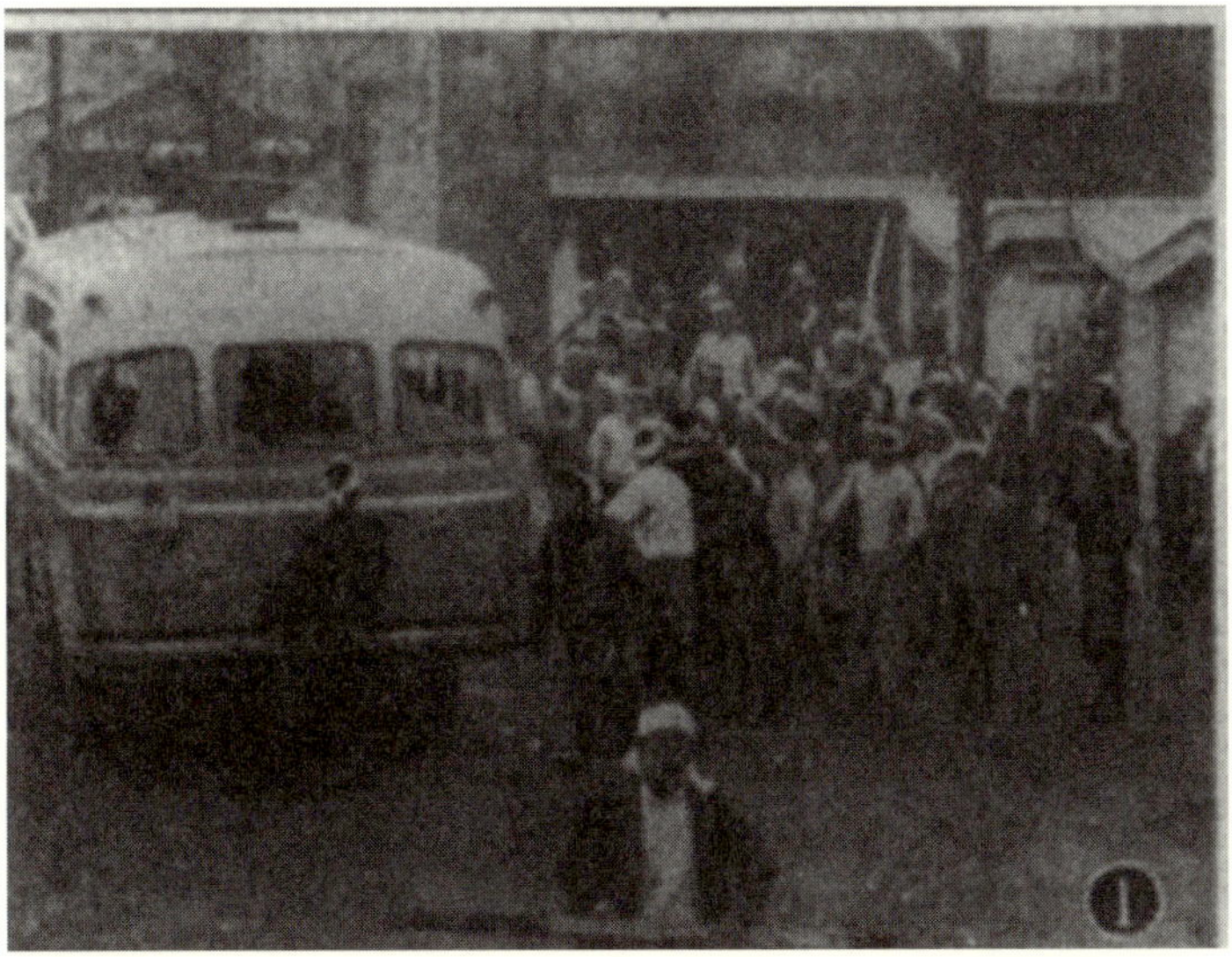

写真8-1　「ことしの県内10大ニュース」第1位の「水俣病紛争」の写真。
（『熊日』1959年12月27日夕刊4面）

非常事態に置かれた漁民は、抗議の声を上げた。警察は工場との交渉を要求している被害者を、加害者であるチッソ水俣工場に入れさせまいとしていた。写真は、加害者に自分たちの言い分をわからせたいという被害者たちの怒りが、常識の枠を越えて表出した一瞬を捉えたものだった。

しかしキャプションや記事は、漁民が警察の車を壊したことを強調する。壊した行為がクローズアップされ、暴力をふるう漁民のイメージが前面に出てくる。その一方で、いかり狂うにいたった理由は背後に押しやられる。出来事の行為を加工せずストレートに撮ったニュース写真は、問題の本質とは逆の関係、すなわち、加害者は漁民であり、被害者は警察や工場である、というメッセージを発し始める。工場は公権力によって守られるべき存在となり、この時期の水俣病事件の核心は、工場排水が関係した「病い」ではなく、漁民の「治安問題」へとすりかわる。導きだされる解決策も、解決に対する評価も自ずと異なるものになる。

年末企画の写真や記事に、患者の存在は見えない。年末企画だけではなく、一二月の水俣病事件関係の新聞写真の表象は、調停をとりもった県知事や調停委員会の様子、チッソ水俣工場の浄化装置などが多く、患者の姿はほとんどない。加害者と被害者の立場が逆転しただけではない。もっとも救済を必要としていた患者とその家族たちは、この「奇妙な逆転」によって周縁に押しやられ、社会的に声をあげる場を失い、存在感が薄れていった。

水俣病事件史を振り返るとき、五九年は非常に重要な転換期にあたる年だった。日本の公害を追いつづけた元毎日新聞記者の川名英之によれば、五〇年代に水俣病被害を食い止めうる四つの山場があったと指摘する（川名 1987: 51-52）。最初の山場は、五七年七月から九月にかけてのことで、熊本県が厚生省に食品衛生法第四条の適用によって水俣湾の魚介類の販売禁止措置をとる是非を問いかけた時期。次は、五八年七月の厚生省公衆衛生局長通達で、水俣病の原因を工場排水による魚介類の汚染によると推定し、患者発生防止のために関係機関に協力を要請した時。第三は、五九年に工場が排水口を百間港から水俣川河口に移して、被害が広がった時。第四は、五九年一一月一日の水俣病関係各省連絡会議などによる原因の確定作業の時である。しかし、いずれの時期にも有効な手は打たれなかった。

排水を止める最大のチャンスを逃した主な理由は、国会調査団の指弾によって国政レベルで漁民側に追い風が吹きそうになったまさにその時に、漁民紛争の暴力沙汰が発生したことによる。暴力沙汰の三日後、公害防止条例の立案に積極的な県議会水俣病対策特別委員会では、漁民の暴力に対する工場側からの非難に対し、「殺人容疑者である工場が、被害者である漁民を告発……」といった指摘がなされている。しかし工場側は、排水を停止すれば稼動している一三基の工場設備にひびが入り「四八時間後には完全にこわれる」とし、それらを新たに購入すると「資金はざっと百億円を要する」ために実質的には再建できないと発表（『西日本』一一月七日）。漁民以外の「オール水俣」（水俣市長、水俣市議会議長、水俣商工会議所会頭、水俣地区労働会議会長、農協や労働組合関係者ら二八団体の代表約五〇人）は、工場操業中止を回避するために排水停止の中止を求めて、一一月七日に県知事に陳情した（『熊日』五九年一一月八日）。実際、五九年度の水俣市財源の四七％にあたる九〇五〇万円が、工場からの税金で賄われていた（『西日本』一一月七日）。

このころ県警は、不知火海漁民がさらに大衆動員を行い、「ダイナマイトなどで工場側の工業用水の揚水ポンプを破壊する計画もある」との情報があると発表（『熊日』五九年一一月一一日）、工場の水素タンクが爆発すれば水俣市の市民「五万人のうち約二万人は死傷するというデマまでとび」かった（『熊日』五九年一二月一八日）。地元では暴力沙汰を契機として、工場と当事者以外のサイレント・マジョリティーが、初めて漁民と対峙する形で顕在化し、雇用や納税などでチッソ水俣工場から恩恵を受けている県行政に、解決の主導権を預けようという風潮が高まった。

五九年の末までに県主導で講じられた様々な方策は、汚染を食い止められない浄化装置や、要求額より二桁少ない見舞金契約など、患者と漁民の問題を長引かせる結果を導きだすものだった（詳細は総説を参照）。チッソは加害責任を認めずに押し通し続けた。チッソ側の加害責任が、最高裁判所において認められるのは、水俣病公式確認から三二年後の八八年で、当時の吉岡喜一元チッソ社長と西田栄一元チッソ水俣工場長に対し、業務上過失致死罪による禁固二年（高齢により執行猶予三年）が確定した。国と熊本県の行政責任が最高裁で認められたのは二〇〇四年で、より広い判断基準での患者救済の方向が示されたが、ふたつの基準によって「水俣病」は今も混乱が続いている。

漁民紛争が起きるたった一日前、企業の責任や行政の無策を糾弾する声は県内外から大きかった。初期水俣病事件史を辿るとき、ここで風向きが変わらなければ、と思うターニングポイントが、五九年一一月から一二月にある。

共通イメージの手前で

水俣病という、日本のごく一部の地域の限られた人々を襲った病気について、多くの人々が事の重大さを共有し、「公害」として認知していく過程で、報道写真やドキュメンタリー映像が果たした役割は大きい。今日、水俣病に罹患したことがないのはいうまでもなく、患者と接したこともない人々の多くが、劇症型患者や実験によって発病した猫のテレビ映像、あるいは、病棟や漁村で病に伏せる患者とその家族の写真を媒介として、水俣病事件に関する「記憶」を培っている。

印刷メディアにおける水俣病の代表的な映像としては、六〇年代の桑原史成や七〇年代のユージン・スミスの写真作品がある。桑原が銀座ニコンサロンで初の個展を開いたのは六二年、写真集『水俣病』(三一書房)を発刊するのは六五年である。この写真集には、患者たちの闘病生活や家族の献身が高い表現力で可視化されており、人間の普遍的な尊厳や苦悩と、社会の矛盾や理不尽が伝えられた。動画は、五九年一一月に放映されたNHKドキュメンタリー番組(本書九章参照)や、六五年以降の土本典昭の映画、熊本放送のニュースやドキュメンタリー作品(本書七章参照)などの映像が、患者と家族の姿を伝えてきた。

結果から詳細に辿れば、患者を見つめた桑原や土本は、報道写真家、映画監督といった個人の映像作家である。水俣病の公式確認は五六年五月一日。六〇年代半ばに入って、映像作家たちの手によるこうした本格的な映像表現が始まる以前に、新聞が、水俣病患者やその家族を記憶に刻み、問題の深刻さを強く伝播するような映像表現をなし得なかった点は重要である。自社の戦後五〇年間の報道検証をした朝日新聞取材班は五〇年代について、「患者の写真がほとんどない。紙面で身障者や病人をあらわにしないという自己規制もあった。だが、本社から撮影に出た形跡もない」と指摘する(朝日新聞取材班1996:173)。

日本の新聞は、記事を補足する状況説明や記事の証拠提示のために、写真を使うことが多い。速報性重視で写真が併用された記事は、写真のない記事よりも読み手にとってインパクトが強く、使われる写真が大きいほど、そのニュースは大きな出来事であると受け取られる。新聞写真を横断的に辿っていけば、その当時、受け手にニュースの重要度がどのように提示されていたのかが見えてくる。

ロラン・バルトは、新聞写真には言語的メッセージのほかに、外示的メッセージと共示的メーセージが含まれていると指摘している。外示的メッセージはコード化されていない、類似性のみで成り立つものであるのに対し、共示的メッセージはステレオタイプなど歴史的な積み重ねによって形成された概念であり、ある種の文化であるという（バルト 1984：6-22）。

水俣病事件報道の場合、この時期にはまだ公害という言葉が浸透せず、公害や企業活動に起因する環境汚染に対する共示的メッセージの蓄積がない時期で、水俣病の原因も必ずしも十分には確定されていない。新聞の読者は、経験のない出来事を切り取った写真の外示的メッセージ（患者、抗議行動、工場など）と、記事からの言説的メッセージ（原因不明の奇病、死亡率が高い、暴力は悪い、経済成長、増産奨励など）を重ねて、写真を受け取る。共示的メッセージがない部分を記事で補いながら、写真に対するさまざまな読みが展開されていた時期である。

それでは五九年当時、新聞写真はどのように患者を描いていただろうか。そこにはどのようなメッセージの形成が可能であり、被害と加害の関係はどのように表象されていたのだろうか。本章ではここに着眼しながら、全国紙に初めて掲載された水俣病事件関係の新聞写真、同じ出来事に関する地方紙の新聞写真（ストレートニュース写真・企画記事に使われた新聞写真）、総合週刊誌に掲載された初の本格的なルポルタージュに使われた写真を辿る。

二　全国紙と地方紙の写真の語り

全国紙初の新聞写真

新聞に掲載されるニュース写真では、なによりも速報性が重視される。その日に大きな動きがあったもの、継続的な動きよりも絵になりやすい出来事や、ネームバリューの高い公人などが被写体となりやすい。

水俣病事件関係の新聞写真が初めて全国紙に登場したのは五九年一一月三日で、漁民紛争を伝えている。同年一一月二日、国会調査団の水俣来訪に合わせて、陳情のために水俣に集結していた漁民たち（すでに補償交渉が成立していた水俣漁協を除く）が、団体交渉を拒否した工場に入ろうとして警察と衝突し、漁民紛争が起きた。『毎日』と『朝日』は、三日朝刊全国版の社会面（一一面）の四コマ漫画の横あたりに、地方ニュースの一つとして写真と記事を掲載している。それまで、全国紙であっても水俣病事件関係の記事や写真は、熊本県の地方版にしか掲載されず、全国紙レベルのニュースにはなっていなかった。

『毎日』の写真は、工場の外側から押しかけてきた漁民をブロックしようと重層的に並んだ警官隊の後姿を工場内側から撮影したものである。ヘルメットを被った警官隊員たち三〇人以上が写っており、各自が警棒を片手に向こう側にいる漁民を押し返そうと力んだり、漁民たちからの圧力に備えている。職務で体を張っている警官の立ち姿が横並びとなっており、漁民の姿はほとんど見えない。写真のキャプションは、「新日窒水俣工場の入口で押しかけた漁民ともみ合う警官隊＝熊本電送」となっている（『毎日』一一月三日朝刊一一面）。

記事の見出しは「乱闘、数十人が負傷／熊本の水俣病　漁民二千人と警官隊」で、写真の横に掲載された本文リードでは、水俣病事件のため操業ができなくなった熊本県不知火海沿岸の漁民約二千人が排水の全面中止などを要求し、工場内に乱入して施設をこわし、双方に数十人のケガ人を出したことを記している。記事中でも、デモの漁民が大挙押しかけて「警戒中の水俣署、県警機動隊などの警官約二百五十人を押しまくり、棒や石を持って保安事務所、工場長室、事務所など計五むねの窓ガラス、机などの設備をこわし、パトカーも窓ガラスをこわされて大混乱となった（後略）。」とあり、デモ隊と警察の流血がニュースの中心にあることがわかる。全国紙に初出であることから、水俣病そのものについては、注扱いになっており、「病源がつかめず治療法もなく」と説明されている。

『朝日』の一一月三日の朝刊では写真が二点使用されている。それぞれのキャプションは、上の写真が「事務所の二階へ石を投げる漁民」、下の写真が「メチャクチャに荒らされた新日窒事務所」である（『朝日』一一月三日朝刊一一面）。記事見出しは、「水俣病（熊本県）で漁民騒ぐ／警官72人が負傷／新日窒工場に押しかけ」となっている。

写真二点のうち、上に掲載された写真には、工場入口の敷地内で建物に向かって石を投げる多数の漁民の、白鉢巻に長靴の姿が写されている。漁民と一緒に工場に入ってきたカメラマンが、暴行する漁民たちを写したような構図である。下の写真は、破壊された工場室内の様子を写している。工場の案内で構内に入ったカメラマンが撮影したか、または、工場からの提供写真と思われる。

本文での漁民の描写は、「こん棒や竹ぎれを振りまわして保安係詰所をはじめ厚生課事務室、配電室、研究室などに次々と投石、電話線をひきちぎるもの、こん棒で窓をたたき破るなど乱暴の限りをつくした」となっている。水俣病については、やはり注扱いで、「水俣湾でとれた魚を食べると手足がしびれ、やがて言語障害を起こし目や耳までも機能がダメになる。ネコなど発病すると逆立ちして歩き、ついには狂いだして海に飛び込んで死んでしまうという世界でも類のない奇病といわれる」と説明されている。記事では騒動に関して、熊本県漁連桑原監事、西田チッソ水俣工場長、高橋熊本県警警備部長などから短いコメントを取っており、水俣病の原因について爆薬説など諸説あることが解説されるなど、多角的である。しかし漁民の暴力行為のインパクトが強く、事の発端に工場排水と病があり、もともとの被害者が漁民であることや、患者や漁民が直面している窮状などは想像しにくい。

写真の構図はいずれも、当時の日本各地で起きていた労働争議の現場写真に似ている。当時の全国紙を見ていると、デモや紛争などで紛糾し、ぶつかり合う人と人の集団の様子が描かれているニュース写真が多い。例えば、『朝日』の縮刷版「一九五九年一一月・一二月号」の記事索引項目は、一四項目に分かれている。そのなかで、「労働」に分類される主だった記事内容には、三井三池炭鉱の労働争議や賃上げ要求の各種大会、総評や日教組、国労や国際電電、バスガール（原文ママ）、証券会社、炭鉱など、実に多種多様な賃上げストが並ぶ。国会紛糾、各地の労働争議等を描いた新聞写真の中に、水俣病事件関係の初出となる写真を置いてみれば、突出した大事件ではなく、各地で頻発している労働争議のひとつのようにさえ見える。

地方紙のニュース写真

『熊日』は、水俣病の公式確認からすでに四年を経過し、特にこの時期は国会調査団の視察に合わせて多くの記事を継続的に提供している。漁民紛争が初出となった全国紙全国版の記事と異なり、水俣病の複雑な社会的背景や紛争にいたった経緯についても継続的に記事にしてきている。漁民紛争もすでに一度体験しており、一一月二日の騒動は二度目となる。しかし、新聞写真の表象は、全国紙も地方紙もほぼ同様で、背景に精通した地方紙としての映像表象は特には見られない。新聞写真によって漁民は暴徒であるというイメージが強調されることで、異なる趣旨の記事が打ち消され、漁民を批判する記事が補強されている。

漁民紛争の第一報は、全国紙と同じく一一月三日の朝刊で、一面トップニュースとなっている。他に関連記事が二箇所にでており、非常に大きな出来事だったことが分かる。一面には写真が二点使用され、キャプションは、「工場になだれ込む漁民を阻止する警官隊」と「メチャメチャにこわされた工場内事務所」である。

写真の構図は、上の一枚が正門に近い工場内の建物の上から撮影されている。白鉢巻姿の漁民たちと、ヘルメットをかぶった警官隊が、門一枚の向こう側とこちら側にひしめきあいながら対峙している。写真上部には待機している漁民たちがびっしりと立ち、その数の多さに圧倒される。下の写真は、大きな木枠が階上から階下に向けて散乱した、取り壊し中の建物内部のような事務所内が写されている。

記事より写真面積の方が大きくとられ、紙面上部に太字の横組で黒地に白抜きされた「漁民またも暴力沙汰」という見出しが強い。上部中央にレイアウトされた写真によって、漁民の暴力が強く印象に残る紙面構成となっている。リードは、「不知火海区漁民約二千人は、正午すぎ団交申し入れが新日室水俣工場側の拒否にあった」ことから、「二回にわたって工場内に乱入、施設や器材をたたきこわし、ついに出動した警官隊と衝突して双方に百人以上の重軽傷者を出した。水俣病問題は流血を招いて最悪の事態に突入したが、この漁民の暴力沙汰には県市民の強い批判がおきている。」と記され、市民感情を代弁した形式をとりつつ、漁民の暴力を指摘している。

表面的にわかりやすく、インパクトの強い写真は、一人歩きしやすい。漁民紛争の写真が、記事内容と相反するイメージを提示している場合がある。例えば、三日夕刊一面の記事は、漁民騒動が起こった背景について幅広く描き出している。見出しは、「水俣騒動の背景／漁民を見捨てていた　行政当局／漁民側　指導者の統率力不足も」。記事は、行政当局と漁民側指導者双方の問題点を指摘し、不祥事の責任が行政当局の無為無策によって起きたことから、政治が機能しなければ漁民の流血は繰り返されると見通しを述べている。紙面での他の記事では、漁民の暴力を糾弾する論調が多い中で異色であり、冷静でもある。

しかし、問題の本質はむしろ他にある。水俣病対策が今日までほとんど放置された状態にあったことがこの事態をまねいたといえよう。一日熊本県議会の本会議場でひらいた衆議院調査団と関係者の公聴会の席上、調査団側は県の怠慢を激しく追及した。寺本知事が就任後はじめて水俣病の現地を見たのも、何と調査団が水俣に行く一日前だった。また公聴会で中村水俣市長は工場が水俣市に占めるウエイトや患者家庭の長欠児童の状態などについて満足な説明もできなかった。（中略）〝誰もかれもが漁民を見捨てていたのだ。少なくとも、誰もこの問題に真剣に取り組んだものはいなかった〟というのはいいすぎだろうか。二日の不祥事件の責任はこのような行政当局の無為無策にあるといえよう。二日夜、旅館でこの事件をきいた調査団は〝やはり来るものが来た〟という表情だった。

（『熊日』五九年一一月三日夕刊一面）

しかし、記事とほぼ同じくらいの面積を占める二枚の写真には、守衛が一人佇む夜間の破壊された工場の門扉周辺の様子や、包帯姿の水俣警察署長など県警の人々四人が写されている。使用されているキャプションは、「こわされた工場の門扉」と「負傷した柿山水俣署長（右）と岩下同次席（中）」である。人物四人が比較的アップで写されている下の写真には、頭に包帯を巻いて腕組みをしている署長と、手首に包帯を巻いたヘルメット姿の次席が写っており、二人の表情の真剣さに、騒動の緊迫感がある。

当時の水俣病事件関係の新聞写真で、人物のアップは多くない。結果として、警察署長までけがをするほど暴れた暴民は酷い、というメッセージが強く、記事と写真のメッセージは相反し相殺される。同日朝刊の写真のインパクトも加味すれば、写真のメッセージはさらに強まり、交渉を拒否した工場側や無策だった行政を糾弾する記事は弱くなる。

漁民の暴力沙汰に関する新聞写真の露出が大きかったことから、似たような絵柄の水俣病患者家庭互助会の座り込み写真が、暴力沙汰と重なり合って見えてしまいそうな例もある。いよいよ困窮を極めた互助会が、座り込みという抗議行動を工場正門前ではじめた（『西日本』五九年一一月二九日朝刊七面）。写真は、小さな焚き火を真中に囲みながら、白い鉢巻をして厚手のコートを着た患者や家族ら一四人が、しゃがんだり中腰になって暖をとっている様子を描く。キャプションは「新日窒工場正門前に火をたいて座り込んだ互助会の人たち」である。

記事タイトルは、「互助会員が座り込み／水俣病補償　工場側はゼロ回答」。冬に工場正門前の屋外に徹夜で座り込むことの厳しさが、今なら見て取れる写真である。しかし、漁民騒動に参加した漁民の白鉢巻やゴム長靴のイメージが重なると、この互助会の座り込みの写真は漁民の暴力と関連づけられる。絵になる大きな出来事は、使い方や組み合わせによって、その出来事の変化や現状より、過去の出来事の固定化されたメッセージを再生産し、前面に引き出す。当時、互助会以外の漁民、市民、県民が、患者互助会の座り込みについて、その事情や原因をどのくらい理解できたかは疑問が残る。

企画記事に併用された写真

これまで、全国紙に初出したニュース写真と、その出来事に関する地方紙のニュース写真をみてきた。それでは、この出来事に関連した企画記事に併用された新聞写真は何を描いていただろうか。五九年、全国紙の全国版に掲載された新聞写真は前述の一一月三日だけである。『熊日』の方は、一一月六日から七回連載で、水俣病事件関連ではじめての連載企画「水俣病」を掲載した。連載企画ということは、突発の出来事に関するストレートニュースではなく、事前に打ち合わせてこれまでの事象を整理し、必要な取材を加えて読者に対して問題提起する企画もの、ということである。連載企画「水俣病」の冒頭では、企画主旨が次のように記されている。

政治の貧困が問題のすべてをおおい、そのドロ沼のなかで魚民と警官がいくたびか血を流し、学者と工場が論争を繰り返す——これが水俣病問題だ。衆議院の調査団がのり出して、政府も熊本県もやっと最近になって重い腰をあげかけた。県民も南の端のできごととして、無関心であったようだ。被害者の救済を祈りながら、過去をみつめ、あらゆる角度から水俣病にメスを入れてみよう。

（『熊日』一九五九年一一月六日朝刊七面）

同記事では、水俣病がすでに四年も放置されたことを嘆いているが、実際には、ここからさらに九年も放置されることになってしまった。そうなる予感は記事の中に既に散見される。例えば、「やっと視察にきてくれたのは有難いが、それが選挙運動なら願い下げだ」といったエピソードの引用。食品衛生法などがことごとく機能しないなかで、個々の行政措置で対策を立てる以外にない、との見通し。研究陣の大資本への気兼ねや遠慮がなかったとはいえないようだ、とし、学者の良心を鼓舞する記述。市税全体の約半分を工場の固定資産税や法人税、電気、ガス税などが賄っている現実に、漁民以外の市民が工場閉鎖を心配するという問題の複雑さへの理解。さまざまな角度からの分析の最後で、連載記事を以下のように結んでいる。

水俣病の正体は九分どおりはっきりしている。しかし〝水俣病問題〟は騒然として危機をはらんでいる。何故か——。大資本の生産のあり方と力弱き住民の幸福が結びつかず、その架橋となるべき政治がゆがんでいるからだ。県民としてただ念願しているのは、これ以上水俣病を出すな、ということだけだ。

（『熊日』一九五九年一一月一二日朝刊七面）

この連載企画では毎回、記事に一点の写真が併用されている。それぞれの写真構成は、患者宅を訪れた調査団と患者少年、漁に出られない漁師たちの日常、調査団を歓迎する漁民たち、公聴会風景、実験中の医師、工場全景、調査団が訪れた患者と家族の様子、となっている。

連載企画「水俣病」の七回分のタイトルと写真キャプションは、以下のようになっている。（『熊日』五九年一一月六日から一二日）。六日「(一) 援助の手を／恐怖と貧困の四年間、娘の身売り話もとぶ」。キャプション「少年患者の家を視察する衆院調査団一行（水俣市湯堂）」。七日「(二) 海をかえせ／一級漁場は〝死の海〟に、生活を奪われた漁民たち」。キャプション「漁師たちは船も出せない海を眺めて一日座っている」。八日「(三) その波紋／死活の不知火漁民、〝恐い魚〟中学生は作文に」。キャプション「漁民の人垣に迎えられた衆院調査団」。九日「(四) 政治の貧困／消えぬ当局への不信、〝騒がねば動いてくれぬ〟」。キャプション「衆議院水俣病調査団の公聴会（県議会本会議場)」。一〇日「(五) 病気の正体／複雑な奇病の背後、〝双方で謙虚に協力を〟」。キャプション「猫を使って実験する熊大奇病研究班員＝熊大医学部で」。一一日「(六) 汚水と道義心／厳しくない『規制法』、企業への親心?・から」。キャプション「新日窒水俣工場の全景」。一二日「(七) ノー・モア水俣病／願いは医学の救い、現状では療法もなし」。キャプション「病気で失明した少年は見えぬ目でそっと車をさわってみる」。

記事の主旨からみれば、写真構成の中に、「大資本の生産のあり方」を決めているチッソ社長やチッソ水俣工場長の姿、政治家や行政担当者の姿を組み込むことは可能だろう。しかし、それが描かれることはなかった。よく見ると、この連載に使われた新聞写真はいずれも、調査団に随行して撮影されたものと察せられる。ここから、この連載企画の中心にあるのは、調査団の視察だったことが見えてくる。

このときに限らず、当時の新聞に工場長のコメントは載っても、顔写真が紙面に掲載されることがほとんどない点は、新聞写真による表象として重要である。工場の全景や門の写真はあっても、それを運用している責任者の姿は紙面に出ない。人間同士ではなく、「工場」と「漁民」の紛争なのである。後に知事による調停斡旋案が持ち上がり、知事と社長が対面して調整する時などは、その場面が新聞写真で描かれる。調停案への調印時には、吉岡チッソ社長、寺元県知事、村上県魚連会長の三者が一枚の写真に収められる。しかし、工場長や社長が患者と直接対面し謝罪の言葉を交わすのは、新潟に第二の水俣病が発生し、水俣病の原因企業としてチッソが確定された一九六八年以降のことである。一つの企業の存在から始まっている社会的な問題に関し、責任の所在を明確にせず、企業責任を主語のないあやふやなものにする「公害」の特性が、すでに見られている。新聞写真の表象として、あるべき顔がない。その不自然さが、当時の新聞紙面で放置されたのはなぜだろうか。

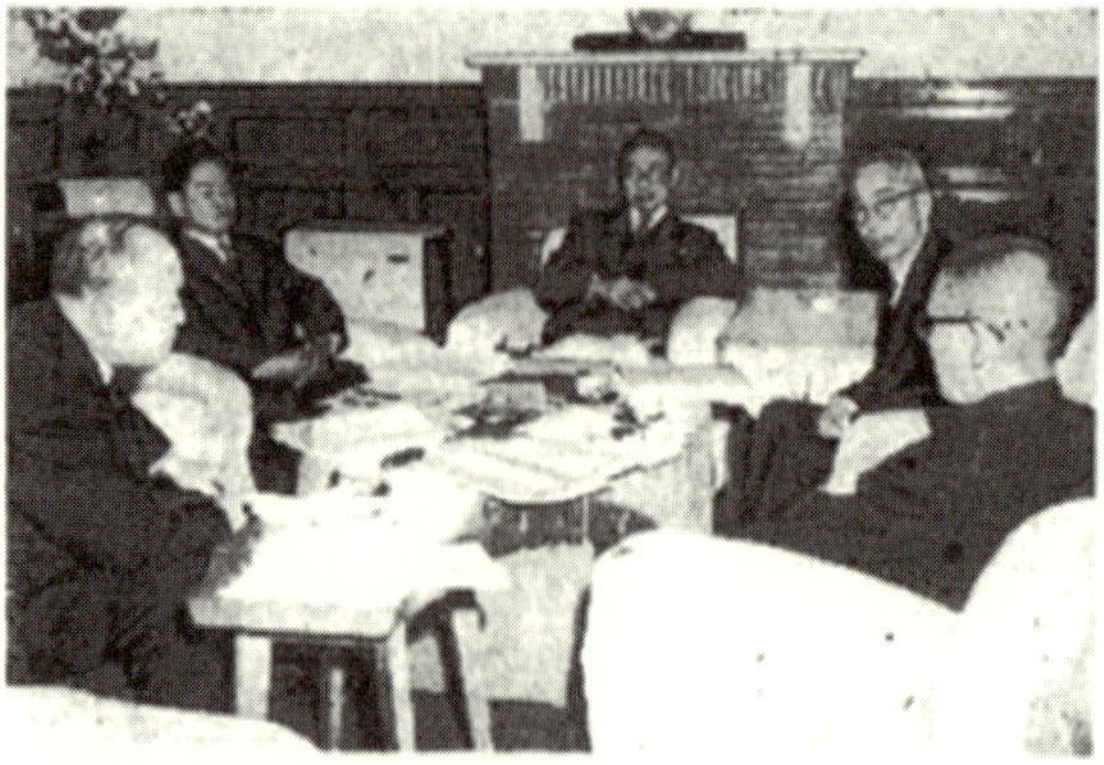

写真8-2　水俣病調停委員会の様子。左端に寺本熊本県知事、中央に伊豆熊日社長。
（『熊日』1959年11月27日朝刊3面）

社会階級を表象するニュース写真

五九年一一月と一二月、熊本県内での水俣病事件関係の動きは、知事の現地視察、国会調査団の来県と現地視察、漁民の抗議行動、漁民の工場への乱入、調査団による公聴会、漁業補償や患者補償の調停難航、水俣病患者家庭互助会の座り込み、浄水装置の設置、見舞金契約の成立と動きがめまぐるしい。この二ヶ月間に掲載されたニュース写真の被写体は、主にふたつある。ひとつは漁民紛争の現場の様子を伝えるもので、もうひとつは公職についている人たちの顔や行動である。代議士、県知事や市長、警察署長など、社会的地位の高い人が主に新聞写真の被写体となっている。

この時期の写真だけを時間の流れにそって並べていくと、ひとつのストーリーができる。漁民が水俣市を支えている工場を壊した騒動があり、その事態の収拾に向かって県の行政を担当するトップクラスが尽力し、問題が解決したというストーリーである。出来事の端緒に工場排水による海域汚染と、無為無策だった行政の怠慢があり、それについて国会調査団から県の行政や工場が糾弾された、という部分は、漁民紛争によって打ち消されている。逆に、知事や県の主要ポジションにいる人々が協力して解決にあたり、工場と折衝して地域社会の秩序を取り戻し、解決に導いたというイメージが残る。

掲載されたニュース写真の構図は、ほぼパターン化されている。国会調査団の公聴会や聞き取りの風景、漁民の集団示威行動、破壊される工場、傷つく警官、知事ら行政トップの会議風景（**写真8-2**）、訴えて座り込む患者互助会メンバー、調停委員会委員の顔写真、浄化装置などである。多用される警官、漁民、知事、調査団、といった被写体の描かれ方も、ほぼパターン化されている。警官（体を張る制服、職務遂行に忠実な公務員）、漁民（怒りを爆発させて無秩序に暴れる暴徒）、知事（背広姿で無表情、正面からのアップが多くリーダーの風情）、調査団（高級車や羽織はかま、スーツなどいかにも社会階級の高い人たち、世直しのために陳情に耳を傾ける風情）といった、社会階級のステレオタイプを再現するような表象である。

この時期の新聞写真は、確かに出来事をニュース写真として切り取っているのだが、そこから読み取れる意味は、この事件に関わっている人たちの社会階級なのである。「行政の怠慢」や、「工場の傲慢さ」ではなく、大きな椅子に座る知事の姿に代表されるように、政治、経済、行政の権威や社会的位置づけを単純に写し撮っている。漁民もこの時期は、生活苦や病苦にさいなまれている人間としてではなく、暴力をふるう群集として描かれている。

三　患者の表象

患者のさまざまな描かれ方

この時期に患者の姿が新聞写真の中で描かれた例は数点だけである。それでも、それぞれに伝わってくるメッセージが異なる。一一月の新聞の中で患者としての身体を大きく写真で表象しているのは、一一月一二日の『読売』の「ニュースパトロール」に掲載された写真である。写真は、患者の身体と排水を流す工場の二点である。キャプションは、記事上部の写真が「新日本窒素水俣工場の全景――右側に見えるのが八幡浄化装置」、記事右下の大きめの写真が「水俣病におかされた足腰が立たない少年」となっている。『読売』は他紙にくらべ、水俣病事件関連の報道の分量がかなり少ないことを考えれば、ひとつの記事に基本情報を入れ込もうとしたために、もっともシンプルに核心部分を写真表現することになったとも考えられる。

患者の姿と工場の排水を結びつけた構図の写真、すなわち、水俣病の因果関係をひとつの記事のなかで写真で表現しているのは、これがほぼ唯一のものである。すでに日常の風景になっている、人権に配慮している等、さまざまな理由がつけられるだろう。しかし、加害者と被害者の間の問題を解決しようとするとき、その双方の姿を組み合わせた写真構成がほとんどないということは、当時の認識の中に、特に被害者としての患者の存在が非常に薄いことを示している。

この記事の見出しは、「〃死の海〃と水俣病　すでに二九人死ぬ　全快しても〃廃人〃」。写真の患者少年は、後から支えられて半分起きあがった全身が、正面やや下から撮影されている。商品を見本展示するような撮り方で、問題の所在を患者少年や家族の目線から訴えるものとは異なる。息子を「全快しても〃廃人〃」と書き、息子と自分たちを大きく写し出して見せた新聞に対し、写真撮影のために患者の少年を後から支えたであろう家族は、どのような想いを抱いたことだろう。

この時期の患者の心情と声に、もっとも多くの紙面を提供しているのは、一二月八日付けの『毎日』の記事と写真である。写真は、病院での患者の自然な日常を伝えていることから、日ごろから馴染みのある取材者によるものと察せられる。病院のベッドに横たわる患者の曲がった細い足を医師と看護師が診ており、その向こうのベッドにも患者が座っている。撮られることを意識していない患者の姿に、出口のない「水俣病」の残酷さがにじみ出ている。患者の言葉と日常風景写真の組み合わせによって、患者というレッテルではなく、生身の人間としての心境に広がりのある表象となっている。

タイトルは、「生きる希望ない　患者家庭の補償はそっちのけ　騒動だけの関心はひどい」。取材者は、調停案が患者補償を入れるかどうか微妙だった時期に市立病院の専門病棟を訪れ、互助会会長の渡辺栄蔵氏や病院の医師、看護師、家族などに会う。渡辺はインタビューの中で、以下のように答えている。

> 原因は工場排水であることは社会的事実だ。私たちはいままでおえら方の約束を信じ、あたたかい救いの手を期待しておとなしく待ってきた。ところが県政府も不知火漁民の騒動だけに関心を向け、患者家族の補償問題はそっちのけの形。不知火漁民の被害も大きいが、それも水俣病が根本原因ではないか。病気あっての補償であり、最大の犠牲者である家族を置き去りにはできないはずだ。もし、暴力の代償みたいな補償になるなら私たちは生きる望みもないカタワ《ママ》同様の体だ。子のため、孫のために全員がダイナマイトを抱いて実力に訴える覚悟もできている（中略）。これまで六度も上京して厚生大臣や国会議員さんたちにお願いした。そのつど救済の約束をしてもらったが、みんな空約束。正直ものはバカをみる結果に終わった。（『毎日』一九五九年一二月八日）

調停案はその後の一九日に、患者補償を原案として保留したまま漁業補償だけが調印された。患者補償は、年の瀬ぎりぎりの一二月二九日まで難航した。結局、ひとり三百万円を希望していた互助会の金額からはほど遠く、未成年の患者見舞金三万、死亡しても三〇万円といった低額だったが、それでも借金返済などのために即座に現金が欲しいという現実のなかで、見舞金契約は結ばれ、記事で語られていた患者側の懸念は現実のものとなった。

いま少し、同年一二月に掲載された患者の姿を探してみよう。一二日の『西日本』と一三日の『熊日』の記事にも、患者の姿がある。一二日の『西日本』の記事は、「いつまでつづく　水俣病禍」という連載記事の四回目で、「背負う黒い十字架　補償は決まっても生命の保障はない」とのタイトルのもと、「補償金制度」のあり方にスポットを当てている。具体的には、「補償金」をもらうことによって生活保護を打ち切られてきた理不尽さを、患者の視点で問題提起をしている。写真は、病院の専用病棟に入院している学童たちが、ベッドの上に正座して本を開いている様子が写されている。付き添いのない学童期の患者たちの行く末の不安が表象されている。

同二三日には県紙の『熊日』も同病院を取材し、ある患者家族の事例を紹介している。内容は、治療法がない水俣病の現状を伝えるにとどまっている。前日の『西日本』の記事のように、補償制度の不備や調停案への問題意識などは見られない。写真は、治る見込みのない弟と母を見舞う兄の無言を写しとる。その後しばらく「棄民」となる患者たちの将来を提示するような、行き場のない患者の力ない姿が宙に浮く一枚である。

ここで言及した四枚は、ともに患者の姿を写している。しかし、描かれ方は異なり、受け手が読み取る意味も異なったものになる。読者がそこに何を見るのか、何を読むのか、それは何のためなのか。ジャーナリズムは、常に読者の眼差しと向き合うことになる。

記念写真が歪める現実

患者の姿を写したこの他の写真としては、一一月初旬の国会調査団に同行した新聞各紙が、自宅で療養する患者の少年をほぼ同じ構図で撮って紹介したもの（『西日本』五九年一一月五日、『熊日』五九年一一月六日　連載企画「水俣病（一二）」のほか、『熊日』の連載企画の最終回（『熊日』五九年一一月一二日　連載企画「水俣病（七）」）などがある。

これら三点の写真の被写体となっているのは、いずれも自宅療養中のM少年（当時一二歳）である。二社によって写されたほぼ同様の構図の二カットは、調査団の行動に主題が置かれている。縁側に座っている少年を、庭に立って見ている着物姿やコート姿の調査団の方に重きがある。水俣病だと認識されていた患者が、まだ数十人だったにせよ、「漁民騒動」が連日大きなニュースになった月に、写真を通して伝えられている患者の姿のほとんどが視察中の一人だけで、しかもそれが調査団の訪問に関係しているということは、患者の存在にニュース価値が置かれていないことの表れである。

もう一枚のカットには、その患者少年が、調査団が乗ってきた高級自動車のヘッドライトをそっとなでていて、後からモンペ姿の母親らしき女性がその様子を笑顔で見ているところが写されている。写真には患者少年、家族、車が写っているが、調査団の視察訪問が患者や母親を喜ばせたことがそこには描かれ、記事で触れられているような日々の暮らしの厳しさは見られない。このカットも、前述の二カットと同様に、患者と家族にとっては、視察を受けたひとときの思い出を収めた記念写真のようである。

撮影された患者や家族の比較的やわらかい表情は、患者たちの生活の困窮ぶりや病気の実相を伝えないばかりか、打ち消してしまう。数少ない患者の映像による表象の中に、カメラを意識した記念写真や取材されているために日ごろと異なる様子だけが映し出されれば、恒常的に抱えている問題は描けない。何を伝えるためにシャッターを押すのか、その狙いがぶれたあいまいな写真や、未熟な表現力のままの安易な写真の掲載は、問題の本質をあいまいにし、あるいは、ミスリードするので、害悪ですらある。

患者を撮影することは、倫理面からの充分な配慮が必要であり、スナップで偶然撮影できるものとは違う。目的をもって被写体と対話や説得を試み、読み手に誤解されないようにきっちりと問題の本質を捉えて映像化する。表現者としてプロフェッショナルのレベルを要求され、たしかに難しい。

しかし、ニュース写真において、その場限りの記念写真のようなものは、欧米のフォト・ジャーナリズムでもっとも掲載されない類のカットである。映像表現の難しさゆえに、戦場写真なども時折、これと同質の勘違いを引き起こす。戦禍にまきこまれ、逃げ場もないまま戦下に暮らす人々が、わざわざ外国から足を運んでくれた取材者に対して見せる歓迎やあいさつのための一瞬の笑顔を写し、それを戦下の民だとマスメディアが示してみせることで、生死の境にいる凄惨な現実の日常を第三者が見落としてしまうのである。外国の部隊が入ってくることを歓迎している、とキャプションをつけて誤認識を誘導することもある。

水俣のドキュメンタリー映画を撮りつづけている土本典昭監督は、水俣病で亡くなった患者の顔の写っている写真を、遺族の了解をとりつけて集めている。非常に難しい作業だが、病に倒れた人たちが生きていた証を残したいという理由を述べて対話を重ね、作業を続けてきている。今、その遺影の多さは、人間を奪った排水を流し続けた人々に、生命の重みと自らの行為の結果の重みを突きつける。

同じ人間の苦しみに共感し、解決策を探るために深く取材を続け、問題を提起しようとする取材者の姿勢や意志は、無意識の判断を繰り返す。描かれた映像となったその無意識の判断は、それを見る読者の眼差しにも影響を与える。だからこそ、映像であらたな事象を伝えるためには、問題の所在を明確に認識する分析力と、問題を可視化する映像表現力の両方を要求されるのである。

四　週刊誌のルポルタージュ構成

「水俣病の姿」と「原因の所在」

「水俣病」問題を、工場と漁民の間の紛争や治安の問題としてではなく、人間を蝕む病として捉え、それを経済成長を望む社会全体の業病であると見定めて、写真表現によって最初に強烈な問題提起を行なったのは、衆知のように報道写真家の桑原史成である。桑原は、『週刊朝日』(一九六〇年五月一五日号)の巻頭企画「ルポルタージュ・水俣病を見よ――貧しき漁民の宿命」を偶然に読み、それがきっかけとなって水俣へ足を運び、六〇年七月から二年間にわたって患者の姿を捉え続けた。大学卒業直後だった桑原は、事前に同ルポの水俣病取材班チーフだった朝日新聞社の小松恒夫記者に会い、水俣病の全容や問題点、写真表現などについてアドバイスを受け、取材の糸口を提供されている。

ここでは、水俣病患者に焦点を当てた週刊誌ルポの最初のものとして、その構成と写真表現に着目する。週刊誌は新聞と異なり、ひとつのテーマに対して、取材時間をかけて掘り下げ、面積を割いて情報提供することが可能な媒体である。このルポは、五九年末までに新聞紙面で伝えられた「紛争」の陰に見え隠れする断片としての患者の姿ではなく、患者そのものを中心にすえて「水俣病」を捉えようとする本格的なものである。メディアの形態は雑誌だが、出版母体は朝日新聞社であり、新聞社としての情報蓄積や取材網も共有している。

六〇年前半、『熊日』をはじめとして、水俣病事件を問題視する新聞記事が減る中で、『朝日』の熊本版は独自の追及スタンスを見せている。例えば、「あわれ漁夫、水俣」（四月一〇日）、「廃人同様の水俣病患者。生ける人形の少女も、もっと国で面倒を」（四月二四日）、「苦しみ悩む水俣病患者。一時金は生活費に」（五月三日）など。『週刊朝日』のルポはその取材を発展させてまとめたものである。

ルポの企画の柱は、「水俣病の姿」と「その原因の所在」である。紙幅を割いた巻頭特集企画で、記事本文一〇頁、中グラビア四頁に扉一頁を含め、合計一五頁にわたる。問題の所在を明確にするために二方向からの取材、すなわち、患者取材と原因究明の経緯の検証取材を試みている。そこから、見舞金契約の欺瞞性、工場や学者の不誠実に対する告発などがなされている。患者の視点から問題の所在を探るスタンスは、前述した『毎日』の一二月八日の記事と同質である。

記事と写真の構成をみてみよう。冒頭のリードは次のように記されている。

貧しいがゆえに魚をとり、貧しいがゆえに魚を食べる。そして魚の中の毒のために、不治の業病をまぬがれぬ人たち。／この怒りを、この救いを、どこに向ければよいのか。これは九州の海だけの問題ではない。宿命の「水俣病」。それは、日本の社会の矛盾がせおった、十字架の象徴でもある。／これは本誌特派記者団のつづる恐怖のレポートである（グラビア参照）。

（『週刊朝日』一九六〇年五月一五日号）

記事は二部構成になっている。「第一部　不知火海の奇病」は三つに分かれ、それぞれの見出しが「漁船のいない海／動かぬ〝生きた人形〟（病魔のツメあと／鹿児島の人も）」「ならない〝業病〟（ネコの自殺／三十一年五月／松田君の場合）」「貧しい漁村ゆえに（補償金の悲劇／市との食い違い／乳児の奇病）」となっている。「第二部　真犯人を探しだせ」は二つに分かれ、「ネコの探求／有機水銀が病因だ（排水口の泥土／ヒバリガイモドキ／水俣工場と水銀）」「〝非水銀説〟の出現（清浦氏にきく／〝死んだ海〟）」という見出しで構成されている。

写真構成は、患者の日常風景三点を中心に、工場全景（抗議する人々をごく小さく含む）一点と、研究中の貝の標本一点、それに学者四人の小さな顔写真となっている。中グラビアで使用されているのは患者を大きく扱った三点である。写真の構成も、病としての「水俣病の姿」と、「原因の追求」がテーマとなっている。

一五頁にわたって掲載されている一二点の写真のキャプションと構図をみてみよう。まず、扉となる五頁の写真一点のキャプションは、「頼みのツエの息子も失った船場さん夫婦は、行く末を思うと言葉もない（水俣市立病院で）」。写真の構図は、病院のベッドの上に座ってうつむく壮年男性患者と、その向こうに立ち涙を手でぬぐう妻の苦渋の表情を、ベッドのパイプが手前に入るほどのローアングルで捉えている。一頁の半分を占める大きな扱いである。船場さんは、後に写真家の桑原が、水俣病を象徴する「手」を撮影し、その写真が多くの人々の記憶に刻まれることになった患者である。

七頁の写真一点のキャプションは、「老漁師の坂本さんは、今は脳性小児マヒの孫のおもり役だ」。写真の構図は、海辺にあぐらをかいた老人を、海を背景に横から写している。その手前に、男性に抱かれて笑みを浮かべる幼児の患者の姿。向こうの海には操業できずに浮かぶ漁船。後に、水俣病患者として多くを語る坂本さん一家の日常の一コマである。

一〇頁の写真一点のキャプションは、「家のまわりで遊んでいる松田富次君（水俣市湯堂）」。写真には、母親とおぼしき女性に支えられながら庭を歩こうとしている一二歳の少年の全身が写されている。記事には、五年前に水俣病を発病し、目が見えず、手足が不自由で学校に通っていないこと、発病当初に小児マヒと診断され、治療費がかさみ国民健康保険費が滞納したことから、市役所が畑や家財を差し押さえて家ががらんとしていること、姉も病気で急死、相撲が好きでラジオを楽しみにしている、といった説明がなされている。松田家は、国会調査団が前年末に視察調査で訪れ、新聞に写真入りで調査団の様子が紹介された患者宅である。

一二頁の顔写真四点の各キャプションは、「熊大　徳臣晴比古助教授」「熊大　世良完介医学部長」「東工大　清浦雷作教授」「熊大　宮川九平太教授」となっている。水俣病の原因物質に関する諸説を打ち立てている学者の顔写真を並べ、記事でその自説の内容の概略を記した上で、さらに清浦氏へインタビューを試みている。

一三頁の写真一点のキャプションは、「補償金を要求して新日本窒素工場正門前にすわりこむ漁民たち」。写真は空撮で、手前に工場正門、向こう一帯に工場の全景が広がる。正門脇にすわりこんでいる十数人ほどの人間の姿が小さく見える。

一四頁の写真一点のキャプションは、「実験に使われているヒバリガイモドキ」。蓋つきのガラス製ビーカーのような容器の全体をアップで撮った写真で、液体づけの標本が入っている。

写真特有の表現力

次に、雑誌の中グラビアをみてみよう。グラビアは記事頁よりも紙の質が良く、写真が大きく扱われ、文字の補足説明としての写真ではなく、写真そのものでの表現を試みている頁である。四頁にわたるグラビアは片開きで始まり、中二頁は見開きを使って一枚を大きく見せている。最初の一枚となる四五頁のキャプションは、「松永クミコ（9）ちゃんは、四年前に発病して以来、現在まで意識を失いつづけている。パッチリ開いた大きな眼には何一つ映らない。物もいえぬ、聞こえぬ、骨と皮ばかりにやせ細った手足は、硬直状態になっていてもはや動かぬ。だれが、何がこんな可愛い子をこんなことにしたのか」となっている。写真は、「生きた人形」といわれている松永クミコさんのベッドに横になったところを、顔を中心に枕の高さから撮影したアップである。この松永クミコさんは新聞でも紹介され、後に桑原の写真で長いまつげとつぶらな瞳の美しさが強調されることで、水俣病の深刻さを表象することになる。

見開き写真一点のキャプションは、「水俣病患者の手の典型的なもの。船場岩蔵（67）さんは、長男も同じ病気で奪われた。その断末魔の叫び声を、同じ病院の別の病室にいた岩蔵さんは、意識を失っていたため聞くことができなかったのは幸か不幸か（中略）。今でも、硬直した指は動かすことがまったくできないのだ」となっている。見開きいっぱいに、一本の腕から指先にかけてのアップが描かれる。不自然に曲がった指先と、骨と皮だけになった腕の一部分だけに光りがあたる。船場さんは、このルポの扉に掲載された老夫婦の夫でもあり、前述のように後に桑原が水俣病をその「手」で伝えることになる。

四八頁の写真一点は、病院での日常風景である。キャプションは、「川上タマノ（45）さんは、これでもずいぶんよくなった方だ。ひとところは意識を失い続けていたが、ちかごろではタバコの味もわかるようになった。しかし全身のふるえのため、火をつけることはもちろんできない。自分で口へもってゆくのがようやくだ」となっている。

写真の構図は、しゃがみこんでタバコを吸う女性患者が、看護する人の背中越しに見える。険しい表情の半分に光があたり、コントラストの強い大胆な構図で、通常の新聞写真とは異なるものである。川上さんの急性中毒の痙攣症状は動画でも伝えられた。

こうして見ていくと、この取材で、のちに映像表象される「水俣病」患者の代表的な存在となる人たちの多くが描かれており、当時の暮らしぶりや幾重にも無念な想いも伝えられている。桑原が別の表現方法で水俣病を象徴的に表した、「手」、「瞳」、「胎児性」、「劇症」、「漁民」といったキーワードが、ここでも広く捉えられている。

このルポは、患者の姿に関しては、病院の院内撮影に重点があるが、水俣病事件史の流れからみれば、さらにこの時期に、「長期欠席児童の一日」「経済的困窮」「借金生活の実際」「患者への差別や偏見」といった、病院外で患者が遭遇していた現状をも、写真で表象する試みも必要だったかもしれない。それでも、「患者」という不特定多数ではなく、「水俣病」を背負う生身の人間たちの個別性を可視化することに成功している。

ニュースの伝達から調査報道へ

企画のもうひとつの柱となる「原因」究明に関して取材者は、東京工業大学清浦雷作教授への直接インタビューを試み、顔写真を掲載している。同教授の水俣病アミン説は、原因を特定した熊本大学の研究班の結果に対する異論のひとつとなり、問題解決を遅らせていた。

事前の下調べに裏打ちされたこのインタビューは、狙いが的確である。清浦氏が熊大説に異論を唱えたのは、一度目は厚生省の食品衛生調査会が熊大説にそって大臣答申案を出す直前であり、二度目は経済企画庁が主催する水俣病対策連絡協議会のときであり、「まことにタイミングよく発表されている」と指摘。その上で、無機化学のしかもその一部分である硫酸の専門家である清浦氏が、どうして有機化学の水銀説に異論をいえるのかを追及している。

異説の根拠となった調査地や、アミン説をアドバイスした「東大のある先生」が誰なのかを問いただす取材者に対し、清浦氏が「いえない」を繰り返すやりとりが紙上で再現されている。

異説が出たことをニュースとして伝えるのは、新聞のひとつの仕事である。しかし、注意すべきことは、新聞そのものに既存の権威があり、そこで取り上げる（ニュースになる）ことで自動的に権威づけがなされる、という新聞特有のメカニズムである。清浦説は奇妙な学説だったが、新聞がニュースにすることで権威が付与された。東京発の異説がニュースとして伝えられれば、熊本大学の有機水銀説がゆらいで見えたかもしれない。

新聞が付与するこのような権威は、新聞自らが検証を試みるという行為そのものによって調整できる。新聞でも、このルポのように異説を追跡し、検証を試みることは可能だった。「報道空白期」にも、追跡調査によるニュース提供の切り口はいくつもあったといえよう。しかし、新聞は次々と異説をニュースにするものの、その検証は学者に任せた。結果として、新聞は、東京の大学教授という肩書きの単純な権威増幅器となるにとどまり、その説の不確かさへの切り返しはなされず、逆に問題解決を遅らせる手助けをした。

桑原史成は、冒頭のリード文から水俣病問題の普遍性に気づき、即座にその映像化を決意したという（桑原 1986: 26）。このリードは、「水俣病」問題の核心が高度成長期の日本社会が抱えていた矛盾にあることを、六〇年当時でも認識し得たことを示している。水俣病問題の核心に対するこういった認識は、今日広く共有されているものだ。しかし、前年一一月から一二月にかけての新聞紙面では、これまで見てきたように、水俣病問題が主に「治安問題」として矮小化され、「奇妙な逆転」が起こった。

その矮小化や逆転は、初期ゆえに問題の所在が見えなかったからではない。工場排水と水俣病との因果関係について、「水俣病の原因は九分どおりはっきりしている」（『熊日』五九年一一月一二日）、「原因は工場排水であることは社会的事実」（『毎日』五九年一二月八日）とある。新聞は原因が何か分かっていた。しかも、すでに五九年に工場側は、猫四〇〇号実験で排水と発症の因果関係が実証されたことも知っていたのである。

五九年一一月や一二月の新聞紙面では、このルポのように排水が人間にもたらしている現実に関する告発型の問題提起が、「治安」問題とは別の視点から提示されることはなかった。サイレント・マジョリティーだった水俣市民が、工場側の虚言や偽装を信じて排水停止を阻止するために声をあげた五九年一一月、人々が人間として患者に共感し、解決策の必要性に自らの利害を超えて理解を示すためには、このルポのような手法で患者自身の声や姿が表象されることが必要だった。新聞記事や新聞写真からこういった角度からの掘りおこしがなされず、後に雑誌ルポや写真作家の表現によってなされたことは、記憶しておかねばならない。

五　公によって広められる害

新聞写真の弱点

ここまで水俣病事件報道関係の写真について、全国紙のニュース、地方紙のニュース、地方紙の企画記事、新聞写真における患者の表象、週刊誌ルポルタージュ写真における患者の表象と辿ってきた。ここでは、新聞写真を表象する側の作法や理念（規範論）を重ねて、新聞写真の表象について考察する。

水俣病事件の初期報道は、日本の慣例的な取材、編集の作法と「常識」的な判断が、問題を拾い上げて表現することの大きな妨げになる時があることを示している。速報性を偏重すれば、目先の新しい大きな動きにニュース価値が偏り、メディア・イベント（漁民紛争、浄化装置の完成発表）や、混乱を目論むための計算された情報発信（原因の異説発表）に従順になる。公人の肩書きによる社会階級に判断基準を預けてしまうと、ニュース価値は肩書きに正比例し、露出頻度も肩書きに左右され、それ以外のところにある価値を見落としやすくなる（調査団の視察、県知事の調停案)。こうして、中央や役職の高い人ほどニュースになりやすく、社会的弱者の声はますます小さくなり、新聞記事や新聞写真は、肩書きに準拠した価値観の増幅器となる。社会学者の栗原彬は、水俣病への構造的重層的な差別と排除の例として、「中央と地方、都市部と漁村、第二次産業と第一次産業、会社員と工員、市民と下層民、『表』と『裏』、官と民、会社とムラ、『会社行き』と『陸浜』、『地つき』と『流れ』といった伝統的な身分の分割がからみつき、そこから水俣病の差別が引き起こされていると述べている(栗原 2000:10)。

争点に対する単純な両論併記や、肩書きによって自動的に導き出されるニュース価値は、新聞社内でルーティン化された情報の取捨選択や判断基準の作法となっている。これは、今日、悪しき客観報道主義や発表ジャーナリズムとして批判されているところでもある。慣例的価値判断基準の準用は、自立した判断力をにぶらせ、特に、前例のない出来事に対する目を曇らせる。こういったジャーナリズムの諸問題が、半世紀も前の水俣病事件の初期報道から、今日に至るまで続いている。

日本の新聞が抱えるこのような慣例的、構造的な弱点は、写真表現でさらに顕著である。他社との速報性の勝負を重大視し、新しい大きな動きをニュースとして追う一方、写真を記事の補足として使い、映像表現としての本格的な問題提起(フォト・ストーリー)に時間をかけることがない。これは、新聞カメラマン個人の志の問題というより、新聞社内における写真利用の慣習の側面が強い。慣習というより、因習と呼ぶべきかもしれない。速報性で勝負することを強いられる新聞カメラマンは、見て分かり易い写真を急いで撮る必要から、出来事の表層の情報を集める構図を繰り返すことになる。必然的に、「企業の傲慢」や「行政の怠慢」、「隠れた関係性」といった映像化されにくいものに関する表現力が弱くなる。

その一方で、出来事の表層をなるべく早く、なるべく手を加えずに切り取ることで「奇妙な逆転」を起こした例でも明らかなように、映像表現における客観報道主義の落とし穴に対して無防備でもある。米国ではすでに五〇年代に、映像表現を中心に警鐘と検証が繰り返されている。五〇年から始まったマッカーシー上院議員による共産主義者告発の公聴会（通称、赤狩り）は、連日のようにテレビ放映され、名指しされた人物の写真が新聞に掲載された。上院議員という公人の、公聴会という公の場での発言は、発言内容の真偽に拘らずそのまま映像化された。それによって根拠ない中傷がまき散らされ、訂正してもイメージは払拭しきれず、映画関係者をはじめ多くの表現者が職を失うなどの影響を受けた。事実無根の疑いに抗議する自殺者が相次ぎ、正しく手順を踏んでいるはずのジャーナリズムの作法は社会から大きな批判を浴びて、見直しを迫られた（バーナウ 1978 : 222）。米国ジャーナリズムは、一九二九年の世界大恐慌以降、客観報道主義を標榜してきたが、その作法の落とし穴に気づき、異なる文体や映像表現を試み、写真表現の分野でも調査報道を重視するなどの改善を積み重ねてきている。映像化しにくいものを組み写真などで描く欧米のフォト・ジャーナリズムの高い表現力が、日本にも望まれる。

ジャーナリズムの果たす役割

日本の報道検証研究を続けている山本武利によれば、公害という概念が日本の新聞に現れてきたのは、一九世紀末のことである（山本 1986 : ii）。一八九七年四月一七日から二二日の『読売』に、足尾銅山の鉱業は公益を害する、といった主旨で公害という言葉が使われている。さらには、一九〇一年一二月一〇日、一九〇二年一月一〇日、二月七日、四月六日に、『毎日』において、鉱業条例の「公益に有害」という概念と同義で公害という言葉が用いられているという。

初期の水俣病事件の場合、公害とは、公の害、公の人びとにとって害がある、という意味よりも、公（国策・地方行政）によって広められる害、と捉えるべきものがある。五九年当時、排水を流しつづけたのは工場だが、その操業を奨励し、生命に関わる人道的な問題を起こしていても操業停止にならないように強力にバックアップしたのは、県や国という公権力である。この公権力は、工場の操業によって恩恵を受ける多数の市民の支持を受けて成立しており、不利益は県民全体から見ればごく限られた漁民が被っている。社会を大きな流れで俯瞰した場合、薬害や戦争などもこれと同様の構造をもっている。すなわち、国策、国策によって膨大な利益を享受する一部企業、その国策による利益を享受し、あるいは、無関係であるがゆえに沈黙する大多数、利益を共にしないがゆえに切り捨てられ、あるいは抵抗する少数弱者、という人間社会の構図の凝縮である。

自由経済や民主主義を標榜する社会におけるこういった動きに対し、ジャーナリズムはどのような役割を果たしうるだろうか。国策の運営にあたる公務員や政治家の言動を伝達するためには、別の媒体、例えば、行政広報紙や政党機関紙もある。ジャーナリズムの理念は、政策の不備や不都合を監視し、社会の不正義を広く社会の中から掘りおこし、よりよい社会の構築に向けて問題を提起することを謳う。新聞は公器として、その社会にとって必要な規範を提示するがゆえに、新聞の声は多数の声として認識される。立法、司法、行政の運営や企業活動に注目するとともに、不利益を被る側に足を運び、その声を積極的に拾って代弁することで、社会全体の規範を調整し、社会の平和と幸福を形成する一助となる。こうしてはじめて、民主主義社会における、人々の発言の機会や内容にバランスがとれる、という考え方である。

水俣病事件関連の動きが注目を集めた五九年一二月中旬、県紙は県の提示した漁業補償の調停案に賛同するスタンスを明確に打ち出している。この調停案をもとにした見舞金契約は、後の一次訴訟の時、公序良俗違反により無効だと判断された。しかし当時の県紙における肯定的論調は、調印直後の社説「水俣病紛争の妥結」で明らかであり、その姿勢は一二月の紙面を通して一貫している。

ここに大きく歩み寄りをみせて調停案を受諾したことをまずわれわれはよろこびたい。またこんどの紛争を

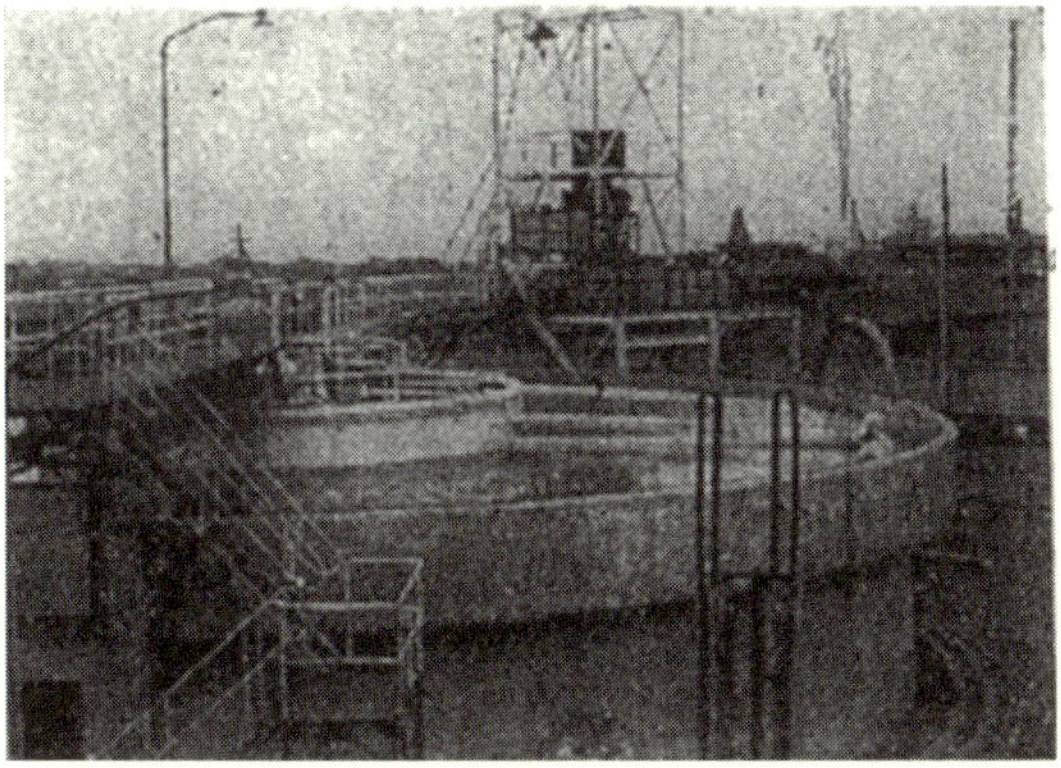

写真8-3　完成した「浄化」装置。
（『熊日』1959年12月20日朝刊3面）

平和解決へ直接導いた寺本知事はじめ調停委員各氏の並々ならぬ努力に対し深甚の敬意を表するものである。

（『熊日』五九年一二月一九日）

委員の一人が同社社長だったことを考えれば、この社説の意味するところは、紙面を使った調停委員会活動の自画自賛ともとれる。日本の新聞は、編集権が経営責任者に帰属する。紙面編集の最高責任者は編集長や編集局長ではなく、社長にある。五人しかいない調停委員のひとりに、県紙の社長が入ったことにより、読者の知る権利への奉仕が存在意義であるはずの県紙は、本来の機能を果たしにくい状況にあったものとの推測が成り立つ。社長が調停委員を務める新聞に、調停案に反対する側の声を積極的に拾い、あるいは、調停案の不備を客観的な状況分析から導き出して問題提起することを、期待することは難しい。なぜなら、公権力を監視する側にいるはずの新聞が、公権力側に入ってしまっているからである。社長は調印時に欠席し、すぐに社長は交替している。それでも五九年末という時期を考えれば、県紙社長の調停委員就任は、権力を監視する「第四権力」ともいわれる新聞社としてあってはならないことだったと言わざるを得ない。

社長だけではない。県紙に掲載された関係者座談会に編集局長や政経部長も参加していることから、会社上層部が一体となって調停案の推進に邁進していたともいえる（『熊日』一九五九年一二月二〇日、二一日、「死んだ海を戻すには　水俣病問題の今後を聞く（上）（下）」）。もちろん、社説で新聞社が独自の意見を述べることは、その意見の根拠が明確に提示されていれば、大いにすべきである。しかし問題は、五九年一二月の社説で展開される手放しの絶賛姿勢が、ニュースの表象にも少なからず影響している点にある。例えば、二〇日の記事では、浄化装置の写真を掲載し（**写真8-3**）、「浄化装置できあがる　排水は川水と同程度」との大見出しに続き、工場側による装置の性能説明と思われる内容をそのまま記事にしている。浄化機能のない装置だった結果からみれば、実質的には誤報である。『朝日』も地方面二一日づけの記事で同様の写真を掲載しているが、「分析を積極的に」との大見出しを掲げ、他の工場排水も含め、分析をさらに進めるために県の工業試験場に予算要求する動きを伝えているのとは対照的である。

五九年、熊本県内にさまざまな思惑が渦巻いていた。利害や隠蔽の力関係や複雑な人間関係の様相について、地元の県紙はどこよりも多角的に把握している（前述、『熊日』五九年一一月の連載「水俣病」などを参照）。だが、これまで見てきたように、その問題提起は社会に広く共有されるものとはならず、継続性もなかった。問題が深く進行していた二年後、『熊日』の連載「工場」ではチッソ水俣工場を「水俣市の育ての親。県下最大の規模ほこる」と紹介している（『熊日』六一年四月一九日）。こうして、ジャーナリズムの理念と実践は、制度上、組織上のさまざまな人間関係によって乖離し、新聞は工場側の虚言とカモフラージュの行動を伝えつづけた。

新たな試みの芽

県紙はその後、水俣病認定訴訟の途上で出てきた議員の「にせ患者」発言に関する裁判に際して、「中立の立場」ではなく「原告の立場」での報道を明言し、裁判への補助参加を試みたことがある。議員の「にせ患者」発言を新聞に掲載したが、議員側から裁判でその発言を否定された県紙が、事実証明をする必要性があったという特殊事情もある。しかし、報道において「原告の立場」を明確にすることは、客観報道主義を旨とする日本の新聞社としては異例のことである。

一九七五年八月、県議会のメンバーが環境庁へ陳情に入った際に、「運転免許のさいは視野狭窄じゃないのに、検診のときは視野狭窄で見えないと答える」といった話をする。議員の発言がそのまま報道され、「にせ患者」イメージをばらまく。ところが、裁判になると議員本人は、「そういうことは言っていない」とあっさり取り消す。しかし、新聞にのって運ばれたイメージ、すなわち、にせ患者もいる、というイメージは消えない。新聞は、誤報ではないので訂正をださない。こうやって新聞が悪用されてきた。

県紙は、「原告の立場」での報道に踏み切った理由について、当時の報道部長名で以下のような説明を紙面に掲載している。「この補助参加については、ひとつは記事の事実性実証だが、問題の発言にみるような対応が水俣病の真の解決を遅らすだけでなく、政治、行政の不信をさらに深める結果にしかならないことを公害の原点、水俣病を生んだ熊本県の地元紙として、広く訴える責任があると考えた」（高峰 2004：150）。

同じ姿勢は、今日の県紙にも受け継がれている。公式発表から五〇年目を迎え、連載「水俣病五〇年」を担当する水俣支局長は、被害者の認定方法すら定まっていない水俣病の「悲劇は現在進行形であり、しかも、最も初歩の段階」との認識を示し、「……現場の記者ができることとして、徹底的に被害者の声にこだわった連載にしたい。絡まった糸を解く答えは被害者にある。メディアまでが『第三者』である必要はこの際、ない」と述べている（並松 2006：51）。水俣病事件報道に関する社内継承が課題の県紙だが、こういった個々の取り組みに注目したい。

二〇〇六年、九州エリアをターゲットとする『西日本』では、自社の記者約五〇人が関わって、連載企画「検証 水俣病五〇年」を展開した。水俣病をリアルタイムで体験していない三〇歳代の記者たちが、部署ごとに手分けして継承と検証を続けている。そこでは、「誰のために書くのか」「どう書くのか」という記者としての命題に対し、「被害者の苦しみを伝えたい」「書くことで水俣再生を手助けしたい」との基本姿勢を共有しているという（田代2006：26-27）。

水俣病事件の初期報道に関して、新聞写真における患者の表象を追跡する作業は、患者が闇に葬られていくプロセスの検証となっていった。五九年末に限定すれば、新聞は社会構造におけるヒエラルキーに組み込まれたニュース価値観に基づいて、発表される政策や企業の言い分を日々伝えながら、声なき人々を吹き飛ばしてしまう側面が大きかった。写真のインパクトは強い。社会構造の中に、闇に葬られやすいところと、光を当てられやすいところがあり、その格差は広がるばかりである。その枠の中で、新聞写真は何を表象してきたのか。新聞写真は人々にどう読まれてきたのか。その検証は始まったばかりである。

引用文献

朝日新聞取材班（1996）『戦後五〇年メディアの検証』三一書房
川名英之（1987）『ドキュメント日本の公害』緑風出版
桑原史成（1989）『報道写真家』岩波書店
栗原彬（2000）『証言水俣病』岩波新書
高峰武（2004）「水俣病とマスコミ——主に地元紙の視点から」『水俣学講義』原田正純編著、日本評論社
田代俊一郎（2006）「公害の教訓を未来に語り継ぐ」『新聞研究　一〇月号』（663号）日本新聞協会
並松昭光（2006）「もう、よかバイ」の声が消えるまで——水俣を伝え続ける仕事は終わらない」『新聞研究　八月号』（661号）日本新聞協会
山本武利（1986）『公害報道の原点』御茶ノ水書房
エリック・バーナウ、牛山純一他監訳（1978）『世界ドキュメンタリー史』風土社
ロラン・バルト、沢崎浩平訳（1984）『第三の意味』みすず書房

第九章　テレビドキュメンタリーと「水俣の経験」

小林直毅

一　「テレビを見ること」としての水俣病事件の経験

多くの人びとにとって、水俣病事件の経験は、新聞やテレビ、あるいは書物や映画のようなメディアを読む、見る、聞くという経験である。水俣病の患者とその家族、そして彼ら、彼女たちを、さまざまに支援する人びとの経験でさえ、少なからず、こうしたメディアを読む、見る、聞くという経験であるだろう。

言語や映像や音声は、人びとがそれらを読んだり、見たり、聞いたりすることで多様な意味を生成する。メディア環境とは、こうして生成した、多種多様な記号の意味によって充たされた環境世界（Umwelt）にほかならない。しかも、メディア環境において、人びとが読んだり、見たり、聞いたりする、さまざまな記号の意味として経験される出来事は、その語られ方、描かれ方によって、さまざまな相貌で表象される。それゆえに、メディア環境には、いくつもの水俣病事件が生み出され、人びとはさまざまな水俣病事件を経験することになる。

少なくとも、一九五六年の水俣病「公式確認」の「第一報」以後の数年間、熊本、あるいは九州といった地域で暮らす人びとのメディア環境では、水俣病事件は、新聞記事の言語を読み、紙面の写真を見ることで経験可能な出来事であった。そこで経験されるこの事件は、原因不明の奇病、原因究明の難航、漁業被害の拡大、患者発生の拡大、患者と家族への支援策として語られ／読まれ、関連する報道写真となって描かれ／見られる出来事となっていた。ところが、一九五九年一一月二日の、いわゆる「漁民騒動」に至るまで、この事件が全国に向けて報道されることはなかった。その間、この国で暮らす大部分の人びとのメディア環境において、水俣病事件は出来事として発生すらしていなかったのである。そして、広範な人びとが、この事件を経験するようになったとき、それはもっぱら、チッソ水俣工場に乱入し、多くの負傷者、逮捕者を出した漁民の「騒乱事件」として語られ／読まれ、描かれ／見られる出来事となっていた。

しかし、今日までの人びとの水俣病事件の経験は、新聞記事の言語が記述する、意味としての出来事を読み、新聞紙面の写真が描く、意味としての出来事を見るという経験だけではなかっただろう。「公式確認」、「第一報」以降の水俣病事件史は、わが国のテレビというマスメディアの歴史とほぼ重なり合っている。この国で暮らす人びとは、テレビニュースやテレビドキュメンタリーの映像を見たり、音声や話された言語を聞いたり、図像を見たり、字幕に書かれた文字を読んだりすることでも、この事件を経験してきたはずである。むしろ、人びとの水俣病事件の経験のなかでは、そうした、「テレビを見ること」としての水俣病事件の経験が、新聞を読むこと以上に重要な位置を占めているかもしれない。それがまた、水俣病事件史の重要な特徴の一つでもある。

テレビニュースやテレビドキュメンタリーは、動画、静止画像、話された言語、さまざまな音声や音楽、図像や書かれた文字などの、新聞よりもはるかに多様な記号、すなわちマルチモダル（multimodal）な記号によって制作されている。とはいえ、テレビもまた、新聞と同様に、一定の政治的経済的状況、世論や社会意識の動向と結びついた制度的なマスメディアである。テレビ番組の制作も、それを見ることも、多かれ少なかれ、制度的、社会的な実践として展開されている。

そう考えると、テレビ番組を制作することも、「テレビを見ること」も、ある出来事を、たんに映像、言語、音声、音楽、図像の意味として表象し、そうした意味としての出来事を、たんに見聞きするだけの経験ではありえない。ある出来事をテレビ番組として制作していくことも、「テレビを見ること」としてのその出来事の経験も、やはり、状況的特性、制度的枠組、社会的諸領域の特性と関連した、何らかの言説を編制する言説実践であるといえるだろう。むしろ、制作することであれ、見ることであれ、そこでは、制度的、社会的実践としての言説実践と、それをつうじて編制された言説が、映像、言語、音声、音楽、図像といったマルチモダルな記号によって分節化され、表象されていると考えるべきである。

水俣病事件にかんするテレビニュースやテレビドキュメンタリーも、さまざまな場面を撮影した映像、収録した音声、ナレーターの話す言葉、効果音や音楽、出来事を説明するための図像や文字などを組み合わせたメディアテクストとして織り成されている。このような水俣病事件にかんするテレビ番組は、「すでにある諸要素のたんなる組み合わせとしてだけでなく、そうした諸要素を、分節化というプロセスをつうじて、メディアによる特殊な言説へと変形した結果」（Connell and Mills 1985 : 40）としてある。

とりわけ、水俣病「公式確認」後の歴史のさまざまな段階に応じて、きわだって特徴的なテレビドキュメンタリーが数多く制作され、見られてきた。その一つ一つが、制作され、見られた時代の、水俣病事件をめぐる状況的特性や、制度的、社会的背景のもとで展開される言説実践と、それによって編制される言説を、さまざまな記号的モードで分節化し、表象している。しかも、新聞において、日々の出来事を逐次報道していく記事と、あるテーマを集中的、多角的に取り扱う特集記事とでは、言説と表象の仕方が異なっているのと同様に、テレビニュースとテレビドキュメンタリーにもそうした違いがある。当然、テレビニュースで見る水俣病事件と、テレビドキュメンタリーで見るそれとでは、異なった経験が成立することにもなる。

おそらく、人びとがメディア環境において、水俣病患者とその家族の生活を見ることとして、初めて水俣病事件を経験したのは、一九五九年一一月二九日に放送されたNHKのテレビドキュメンタリー『奇病のかげに』によってであっただろう。それまで、新聞はもとより、テレビニュースにおいても、患者と家族の姿や、彼ら、彼女たちの生活が語られ、表象されることは少なかった。第七章で藤田真文が指摘しているように、全国報道に先立って、自局のテレビ放送の開始とほぼ同時に、水俣病事件を取り上げていた熊本放送のテレビニュースにおいてでさえ、患者と家族の姿は、それほど多くは表象されていない。しかし、『奇病のかげに』では、急性劇症型の水俣病患者の映像をはじめとして、水俣という地域で、当時の日本の経済発展から取り残されたような極貧の生活を余儀なくされた患者と家族の生活をとらえた映像が、この事件を表象している。そして、人びとがこのテレビドキュメンタリーを見ることは、こうした映像を見ることとしての水俣病事件の経験であった。それはまた、メディア環境において、「テレビを見ること」として人びとが経験してきた水俣病事件の相貌でもあり、今日ではその記憶にもなろうとしている。

二　テレビと水俣病事件との出会い

初めて見る水俣病事件

『奇病のかげに』は、一九五七年一一月から六四年四月まで放送された、NHKのドキュメンタリー・シリーズ

『日本の素顔』の第九九集として制作された三〇分の番組である。テレビ草創期といってもよい時代に、このシリーズ番組は、撮影のためのたった一台の一六ミリのカメラですら、東京都内在住の外国人から一日三〇〇〇円の借り上げで賄うといった条件の下で制作が始められた。映像撮影の経験がほとんどないスタッフは、映画ではなく、新しいメディアであるテレビにふさわしいシリーズ番組の制作を目指していたという（吉田 2003 : 11-17）。放送開始当初は、一〇回程度のシリーズと考えられていたが、話題をよんだ番組があったことなどから継続され、『奇病のかげに』が制作されるころには、当時のテレビドキュメンタリーとして、ほぼ確立された番組になっていた。

『日本の素顔』の放送開始から、ちょうど二年が経過したところで、『奇病のかげに』は制作、放送されたことになる。この時期は、日本のテレビ史のなかで重要な意味をもっている。『奇病のかげに』が放送された一九五九年の四月に、当時の皇太子、現在の天皇の結婚パレードのテレビ中継が行われ、このビッグ・イベントが、テレビ放送のネットワークの整備と、テレビ受像機の世帯普及を加速させた。この年、テレビの普及率は二〇％を超え、翌六〇年には四四・七％に急増し（藤竹・山本 1994 : 89-92）、六一年の経済企画庁の「消費動向調査」は、人口五万人以上の都市世帯でのテレビの普及率が五〇％を超えたことを示している。しかも、この時期には、高度経済成長が、その緒につこうとしていた。六一年の総理府の「国民生活調査」では、生活のなかで「去年の今ごろと比べてよくなった面がある」と答えた人の割合が五九％に達し、「『家具、電気器具』の面で生活がよくなった」と答えた人は三四％にのぼった。

高度経済成長期にあって、人びとに生活の「豊かさ」を実感させる耐久消費財の一つとして、テレビが普及したとは、ほとんど常套句のようにしていわれるが、それは、こうしたデータによっても十分に裏付けられる。当時、人びとが家庭で「テレビを見ること」は、それ自体が生活の「豊かさ」を実感させることであったといえるだろう。それに加えて、皇太子の結婚パレードを見ようとテレビを買った人びとは、戦後という時代にふさわしい結婚と家族のあり方を体現する皇太子、皇太子妃の姿に、新しい時代の「明るさ」も、「テレビを見ること」で感じていたと

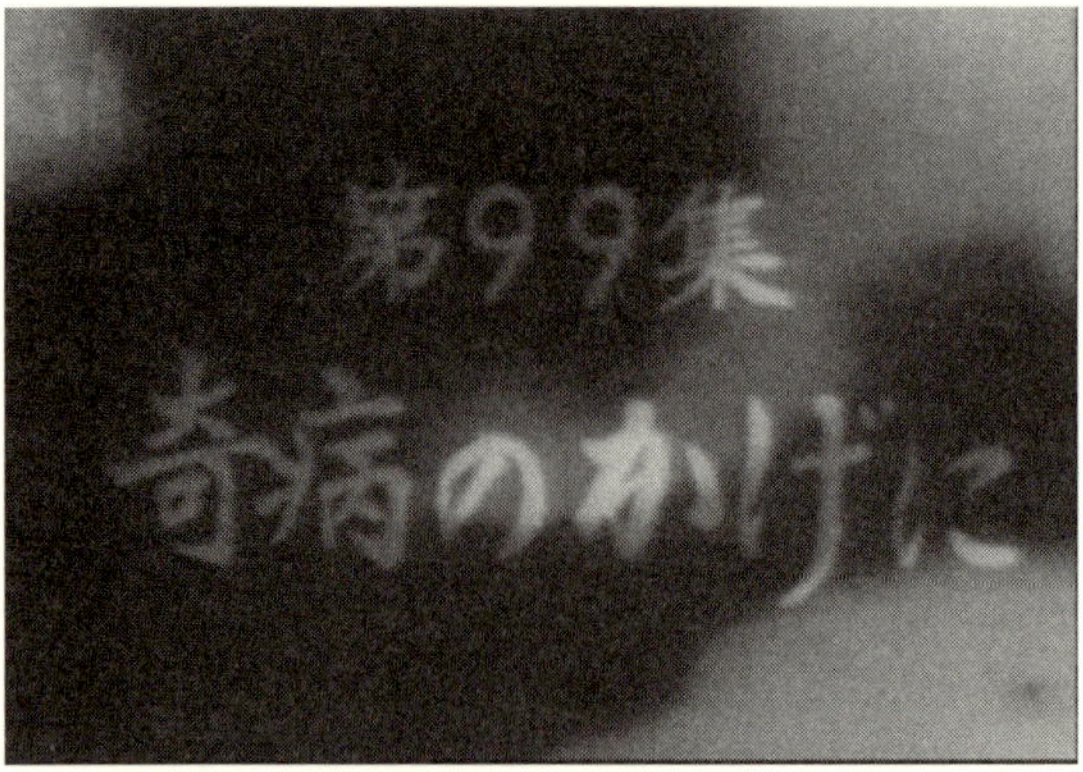

写真9－1　『奇病のかげに』番組タイトル。
（NHK『奇病のかげに』。以下本章の写真は同）

もいえる。

そうした沸き立つような一九五九年も師走を迎えようとしていた一一月二九日の夜九時半、生活の「豊かさ」を実感させ、新時代の「明るさ」を見せてくれるテレビの、そのチャンネルをNHKに合わせていた家庭に、『奇病のかげに』は映し出された。『日本の素顔』のテーマ音楽が、一日を終え、そろそろ眠りにつこうとする家庭に流れる。画面には『日本の素顔』のタイトルにつづいて、『第99集、奇病のかげに』というこの日のタイトルが映る。その背景は、水を飲もうとする人物のシルエットになっている（**写真9－1**）。よく見ると、身体が小刻みに震え、コップから水がこぼれてうまく飲めない。こうして、「テレビを見ること」としての水俣病事件の経験が始まったのである。

『奇病のかげに』は、一四のシーンによって構成されている。ここでは、まず、シーン1からシーン5までの展開をたどることで、初めて広範な人びとに、見ることとしての水俣病事件を経験させた、このテレビドキュメンタリーの基本的な特徴を明らかにしていこう。

シーン1では、最初に、一人の女性の水俣病患者がバスト・ショットで映し出される。彼女は、何かしゃべっているが、何を話しているのかよくわからない。そこへ、「これは、だれにその責任があるのか、世にも不思議な病気の話です」という明瞭なナレーションが重なる。

それが、先のタイトルバックの映像へ向けられた眼差しの、「これは何か」という問い、そして、今、ここで見られている映像へも向けられる同様の問いへの答えとなる。患者を診察する医師の映像も現れ、この患者と医師との会話も聞こえるが、やはり、患者が何を言っているのかよく分からない。すかさず、ナレーションが、「じつは、この人はついこの間まで病気一つしたことのない健康な漁民でした。それが急に口が不自由になり、運動神経がすっかり麻痺してしまいました」と説明する。

カットが変わり、粗末な木造平屋建ての建物が映り、つづいて、板張りの廊下を、裸足で歩く人の姿が見せられる。「当時、この人たちは、おおかた日本脳炎だろうというので、みんな町の避病院に隔離されました。今から思えば、世界に例がないといわれる水俣病がその原因であったのです」という語りが重なる。次のカットでは、横たわる男性の患者の上半身が映し出される。その両腕は痙攣している。そこへ「水俣病患者、78人」、「内死亡者、31人」と書いたテロップが重なる。

つづいて映し出されるのは、熊本大学の「水俣奇病医学研究班」が、一六ミリ・フィルムで撮影した患者の映像である。片足立ちができない少年が現れる。次に、手が震えてコップの水をうまく飲めない男性の患者が現れ、タイトルバックのシルエットが、彼のものであったことがわかる。さらに、手が震えてシャツのボタンをうまくかけられない男性、同様に、タバコを吸おうとしてもマッチが擦れない女性と、日常生活の状況に即して水俣病の症例を描こうとする映像がつづく。そして、住所と氏名を書いた患者の筆跡を見せ、その後、取材チームが撮影した、医師による診察の場面へと変わっていく。一連の映像とともに、ナレーションは次のように説明する。

この子はスポーツの選手だったというのに、平衡感覚がすっかり麻痺しています。やがて、手足が次第に不自由になり、歩くとよろけ、物も十分には握れないようになり、運動神経を司る小脳が冒されるからです。果たして、この病気の正体は何か。患者は漁師に多いこと。その人たちはいつも魚を多く食べていること。そんなところから、その原因は魚にあることだけは推理できました。しかし、そのほかの正体については、当時、ほとんどが謎でした。患者の筆跡です。口を利けず、寝たままの子どもたち。ときには目も見えなくなり、耳が遠くなることもあります。死亡率はコレラ並の高さだというのに、その治療法はまだ見つけ出されていないのです。

患者の映像とナレーションによって、奇病といわれた水俣病を表象するのがシーン1なら、水俣という地域とチッソ水俣工場の映像を示しながら、水俣病の原因にまで言及するのがシーン2である。九州の地図のなかに水俣市が示される。そして、漁村の風景、水俣の海の映像からカメラをパンさせて撮影したチッソ水俣工場の映像、そのプラント、工場排水が流れ出る百間排水口の映像が提示される。ナレーションは次のように語る。

この謎の病気の出た、熊本県水俣市というのは、鹿児島県との県境に近く、人口五万の海沿いの町です。色、あくまで青い南国の海、死の魚の住みかとは思えぬ佇まいです。この町にひときわ目立つ大工場、従業員三五〇〇人、化繊と肥料などを生産している近代（聞き取り不能）[1]のため、魚が汚染されたからだというのです。

シーン3では、この事件に揺れる水俣の光景として、水俣の魚が売れなくなったことが、鮮魚店の店頭の映像、水俣湾産の魚を使っていないという寿司屋の貼り紙の映像、そうした経緯を説明するナレーションによって描かれる。これを受けて、シーン4では、漁獲がまったくできなくなってしまった漁民の姿と、漁村の風景によって、深刻な漁業被害が表象されることになる。漁港の風景には、陸に引き上げられてスクリューが剥き出しになった漁船

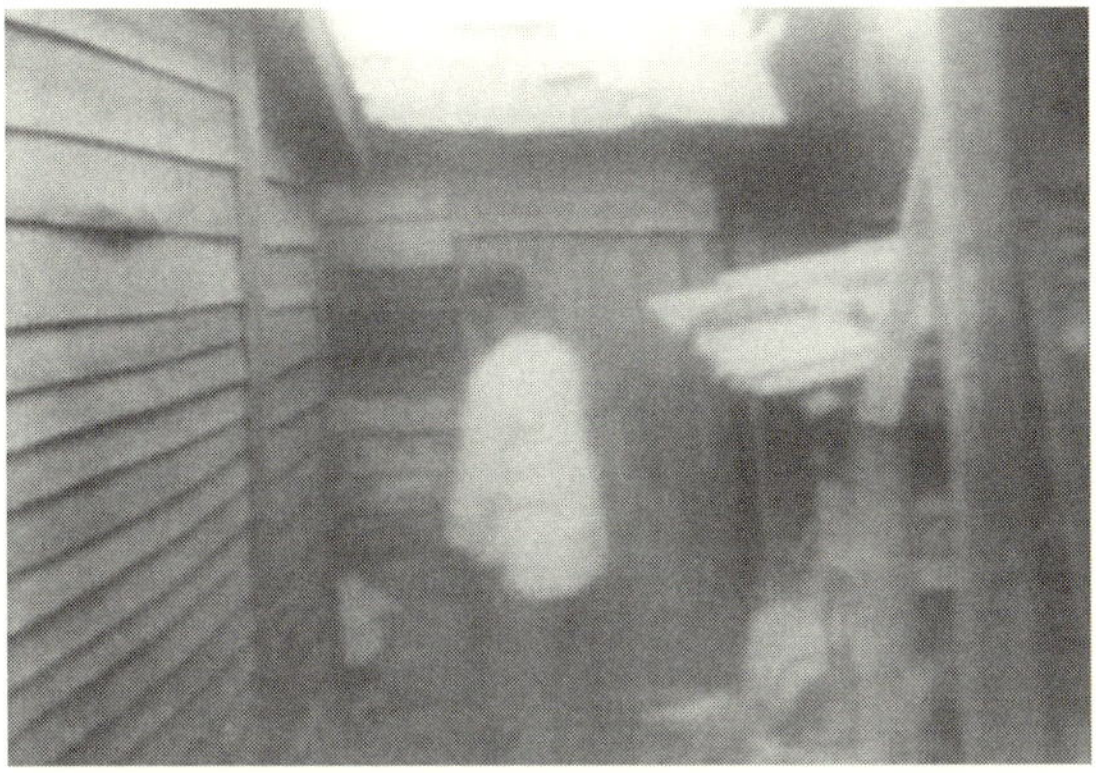

写真9-2　ある患者とその父が住む「家」。

がある。豊漁を祈願していたはずの恵比須神社も、子どもの遊び場になっている。何をするでもなく漁協に集まっているだけの漁民の姿、使う当てもない網の手入れをする老漁師の姿は、生業を奪われた漁民の生活を表象する。漁村の集落の屋根は壊れている。狭い畑で、漁民の家族が農作業をしている。こうした映像は、漁獲のできなくなった漁民の貧しい生活の表象である。ぼんやりと海を眺める老漁師の背中は、「豊かさ」も、「明るさ」も失われた漁民の生活を表象している。

シーン5は、水俣病の患者と家族の、悲惨なまでの貧しい生活を、映像とナレーションで描き出している。年老いた父親と二人で生活している患者の住まいが映し出される。それは、はたしてこれを「家」とよぶのか、この言葉の意味が問われてしまうような彼らの住居の映像である（**写真9-2**）。ナレーションは、こうした疑念に正直に、「この人の住んでいるところはランプひとつない、一畳一間の狭い小屋です」（傍点、引用者）と説明する。もう一組の患者とその家族の生活も紹介される。小学校入学前に発病し、三日目に視力を失った少年の患者である。彼の父親も患者で、言葉と手足が不自由だという。この父子の家庭では、犬も飼っているし、ラジオもあり、住まいもそれなりの広さがある。しかし、屋内にこれといった家財道具は見当たらない。畳張りのガランとした部屋で、少年の患者は、うずくまるようにしてラジオの相撲中継を聞いている（**写**

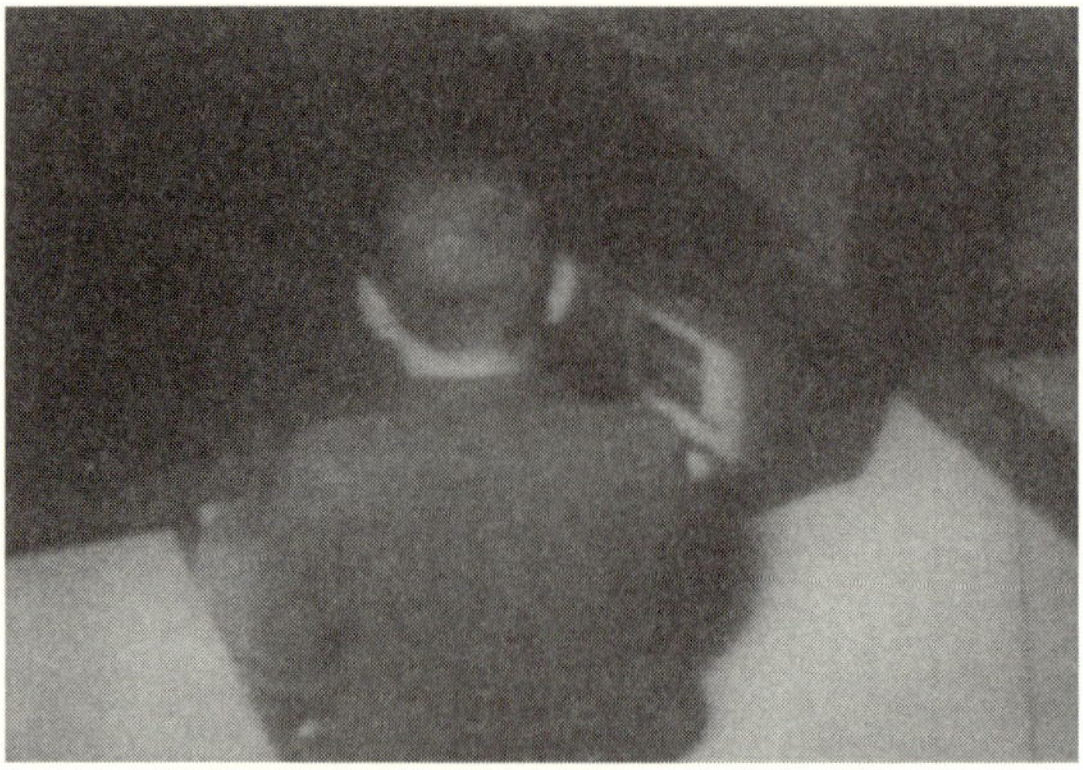

写真9-3　ラジオに聞き入る少年の患者。

真9-3）。郷土出身の力士が勝つと、喜んで手をたたき、笑みを浮かべるが、涎を垂らしている。ナレーションは、次のように説明する。

　この人（父親）にとっては、自分のことより、もっと気がかりなのは末っ子のT君（放送中では実名）のことです。今、T君にとっての唯一の楽しみはラジオです。ことに相撲の放送が始まると、ラジオから離れません。（中略）丈夫に育つようにと、あの子だけに特別たくさん魚を食べさせたのですがと、両親はしきりにそれを悔やむのです。

　そしてカメラは、この一家のある夜の出来事をとらえる。二人の男が訪れ、水俣病によく効くといって、漢方薬をしきりに勧める。二人連れの男は、ともにベレー帽をかぶり、一人は眼鏡をかけ、もう一人はチョビ髭を生やしている。当然、その姿は、この番組を見ている家庭のテレビ画面に映し出される。言葉巧みな語りも、夜の家庭に、テレビの音声となって流れる。さらに、父親が畳の上に正座して、この二人の詐欺師に、何度も丁寧にお辞儀をしている映像が映し出される。そこに重ねられた、「ご苦労さんです、ご苦労さんでしたと、何べんも頭を下げる父親です」というナレーションが、このシーンをより一層痛ましいものにしている。

病と貧しさとその原因の表象

全体で三〇分のこのテレビドキュメンタリーのなかで、シーン1から5までは、約一一分三〇秒を占めている。その冒頭で、恐るべき悲惨な症状を見せることによって、水俣病が表象されることになる。とりわけ、痙攣のような症状は、その激しさゆえに人びとに衝撃を与える。水俣病患者のなかでも急性劇症型のこうした症状を、この番組は、多くの人びとが普段はめったに見る機会のない、医学的な症例検討のための映像までも引用しながら見せる。それに重ねられているナレーションは、新聞報道などで語られてきたものとほぼ同様の、「平衡感覚の麻痺」、「小脳の損傷」、「魚の多食による発症」、「言語、視覚、聴覚の障害」、「致死率の高さ」といった言表から編制された言説である。水俣病事件にかんする最初のテレビドキュメンタリーは、その冒頭の部分で、こうした言説によって語られる水俣病を、映像を見る衝撃へと変形し、表象したのである。

シーン2では、チッソ水俣工場と名指ししなくても、「色、あくまで青い南国の海」を威圧するような、「この町にひときわ目立つ大工場」が、工場の遠景の映像、そのプラントの映像によって可視化される。ナレーション――正確にいうなら、今日でも聞き取ることのできるナレーション――は、この「色、あくまで青い南国の海」が「死の魚の住みか」であって、「魚が汚染され」ていると語る。すなわち、このナレーションは、それまでに明らかになった、水俣湾の魚の有毒化という水俣病の原因の一つを語る言表によって編制された言説なのである。そして、「この町にひときわ目立つ大工場」の排水が、海へ流されている映像が見せられる。

『奇病のかげに』が制作、放送された一九五九年一一月には、すでに、水俣病が有毒化した魚の摂取によるものであることは明らかになっていて、それは、新聞報道はもとより、さまざまな言説によって語られてきた。しかし、魚の有毒化の原因がチッソ水俣工場の排水であることは、新聞報道のテクストが可能にする意味としては表象されながらも、潜在化され、排除されつづけてきた。工場排水が魚の有毒化の原因であり、水俣病の原因であるという意味を抑圧してきたのは、水俣病の「原因物質」が明らかになっていない上に、はたして「原因物質」が工場排水に含まれているのかどうか、明らかになっていないと語る言説であった。この年の七月には、熊大医学部研究班が、水俣病の原因物質は有機水銀であることを発表する。しかし、チッソは、水俣工場内のアセトアルデヒド工程では有機水銀を使っていないという反論を展開して、工場排水が、魚の有毒化、そして水俣病の原因であることを認めようとはしなかった。

ところが、シーン2の一連の映像は、「色、あくまで青い南国の海」を「死の魚の住みか」に変えたのが、「この町にひときわ目立つ大工場」であるという意味を可視化する。そして、「この町にひときわ目立つ大工場」から流れ出る排水の映像は、それによって「魚が汚染され」たことを可視的に表象している。(2) 魚を有毒化し、水俣病を発症させる「原因物質」が解明されていないのだから水俣病は原因不明で、水俣工場の排水もその原因とはいえないといった言説が、これらの映像によって分節化されるようなことは、けっしてない。逆に、新聞報道などの言語的テクストによっても表象されてきた、魚の有毒化の原因も、水俣病の原因も水俣工場の排水であるという意味が分節化され、マルチモダルなメディアテクストの意味として表象されている。

悲惨で恐ろしい水俣病が、シーン1で衝撃的な映像となって表象され、「この町にひときわ目立つ大工場」、すなわちチッソ水俣工場の排水が魚を汚染して、水俣病の原因になっていることが、シーン2で可視的に表象される。そこからシーン3へといたるシークエンスは、この恐るべき水俣病の原因が、有毒化した水俣湾の魚であることが明らかになって、水俣の町に広がる動揺を表象する。水俣病事件が引き起こした動揺を可視化するのは、「唐津産」、「東北産」と書いた札をつけて、鮮魚店に並べられた魚の映像であり、水俣の魚を使っていないと書いた、寿司屋の店頭の貼り紙の映像である。さらに、シーン4までのシークエンスは、水俣病とその原因が明らかになることで魚が売れなくなり、生業が立ち行かなくなった漁民の、その困窮した生活を表象する。たしかに、漁民の窮状も、漁業被害や漁業補償を要求する漁民の行動にかんする新聞報道の言説によって、さまざまに語られてきた。しかし、テレビドキュメンタリーにおいて、漁民が陥っている生活の貧しさを可視化し、表象するのは、壊れたままになっている漁家の屋根や、けっして広くはない畑で何人もの家族が農作業をする姿の映像なのである。

水俣湾の魚を有毒化し、水俣病の原因となっているチッソの工場排水は、依然として流されつづけている。水俣病被害も、水俣湾沿岸から不知火海沿岸一帯へと拡大している。それとともに、漁業被害もまた拡大の一途にある。こうした漁業被害にたいする補償を求めるだけでなく、水俣病被害と漁業被害の原因である工場排水を停止させるために、水俣工場の操業停止を要求した不知火海沿岸漁民と、面会すら拒む工場との間で発生した衝突事件が、いわゆる「漁民騒動」であった。これがきっかけとなって、水俣病事件は、一九五九年一一月三日以降、全国報道されるようになった。

しかし、その後の新聞報道が語る水俣病事件は、全国報道にあっても、地域向けの報道にあっても、再び漁民の「暴動」が起こるといったデマも含めた、騒乱事件としての「漁民騒動」の続報や、熊本県知事が斡旋に乗り出した漁業補償問題にテーマ化していた。そこには、生業である漁業が深刻な打撃を受け、壊れた屋根を修理することもできず、わずかな畑を耕してようやく一家が生きていくような漁民の生活の貧しさは、ほとんど表象されていない。これにたいして、確立したばかりのテレビドキュメンタリーは、番組の冒頭から約六分二五秒のシークエンスで、チッソの工場排水が原因となって、水俣病被害とともに深刻な漁業被害も発生し、漁民の生活が困窮状態にあることを可視的に表象している。

水俣病の病苦、死の恐怖に加えて、漁民と同様に、貧しさを極めていた患者と家族の生活を描いているのがシーン5である。もちろん、新聞報道でも、患者と家族の生活の貧しさは語られてきた。しかしそれは、少なからぬ患者世帯が生活保護法の適用を受けていること、行政による金銭的な援護措置が講じられつつあることを語る言説によって表象される、患者、家族の生活の貧しさである。これにたいして、シーン5における、年老いた父親と二人で暮らす患者の住まいの映像は、彼らの暮らしが極貧状態にあることを余すところなく描き出す。この患者も漁民である。漁獲ができなくなった漁民の貧しさは、すでにシーン4で可視化されている。つづいて現れるこの患者の住まいの映像、「この人の住んでいるところはランプひとつない、一畳一間の狭い小屋です」というナレーションは、漁民にして患者となった彼らの貧しさを、残酷なまでに具体的で、可視的に表象する。

もう一人の患者である少年の映像は、水俣病が子どもの身体も、生活も容赦なく襲っていることを可視化している。小学校入学前に発病し、三日目に視力を失い、今では、彼の「唯一の楽しみがラジオ」であると語るナレーションと、相撲中継を聞いて手をたたいて喜ぶ動作のぎこちなさ、涎をたらす姿の映像は、この無慈悲な病の可視的表象にほかならない。しかも、この少年の父親も患者で、言葉と手足が不自由であるという。その父親にとって、「自分のことより、もっと気がかりなのは末っ子のT君のこと」で、「丈夫に育つようにと、あの子だけに特別たくさん魚を食べさせたのですがと、両親はしきりにそれを悔やむのです」と、ナレーションは語る。そこに現れる少年の屈託ない笑顔、しがみつくようにしてラジオを聞いている姿が、ごく普通に暮らしてきたはずのこの一家の置かれている、あまりにも悲惨な状況を表象する。

さらに、この少年の一家が暮らす住まいの内部の映像は、この家族の生活もまた、きわめて貧しい状態にあることを見せてくれる。そして、父も子も水俣病に冒され、生活も貧しいこの家族が、支援の手を差し伸べられるどころか、窮状につけこむ詐欺の被害者にもなろうとしていることを、テレビドキュメンタリーの映像と音声は描いてみせる。こうして、ここでも、映像や音声、ナレーションの語りによって織り成された、マルチモダルなメディアテクストの多層的な意味として、救われることのない水俣病の患者とその家族の生活が表象されるのである。

先に述べたように、「漁民騒動」以降の水俣病事件にかんする新聞報道では、漁業補償問題にテーマ化した報道の言説が編制され、患者とその家族の生活をめぐる言表は潜在化される傾向にあった。しかし、同じ時期に、初めて水俣病事件を取り上げたテレビのドキュメンタリー番組では、冒頭からこのシーンまでのシークエンスをつうじて、チッソ水俣工場の排水が原因となって発生した水俣病の、患者と家族の生活の貧しさこそが、まず顕在化される。

そうしたなかで、シーン1における、水俣病の「治療法はまだ見つけ出されていないのです」というナレーションが、シーン5と結びついたりもするだろう。そのとき、このナレーションは、患者と家族の生活の貧しさを可視化する映像によって分節化され、水俣病の病苦も、貧しさも、改善へ向かう見通しすらたっていないことを表象するメディア言説へと変形されるようにもなる。あるいは、番組の冒頭の、「これは、だれにその責任があるのか」と問いかける言表が、「この町にひときわ目立つ大工場」の映像、「色、あくまで青い南国の海」に流れ出る工場排水の映像、患者と家族の貧しさを可視化する映像と結びついたりもする。そのとき、水俣病を背負わされた患者と家族の貧苦の責任は、排水を「色、あくまで青い南国の海」に流しつづける「この町にひときわ目立つ大工場」にあることが、マルチモダルなメディアテクストの多層的な意味として表象される。

一九五九年一一月二九日、当時テレビを所有していた家庭に『奇病のかげに』が映し出され、そのタイトルバックに、「これは何か」と問いかける眼差しが向けられてから、シーン5までは、わずか一一分弱である。この間に、テレビを見る家庭では、救済も補償もされないまま、病と貧しさを背負わされた人びとの姿、その責任を負うべき者が、映像となってたしかに描き出された。しかし、それは、あたかも垣間見られるかのような一瞬の表象であった。これと同じ時間に、チッソ水俣工場の前に張られたテントでは、患者補償を要求する水俣病患者家庭互助会の座り込みが、初冬の寒さに耐えながら、一晩目を迎えようとしていた。三二日間の座り込みの後のチッソによる「患者補償」は、「見舞金契約」であった。

三　テレビドキュメンタリーにおける告発の表象

患者と家族、漁民から見た水俣病事件

『奇病のかげに』は、そのシーン5までの展開で、水俣病事件の基本的な構図を、直接的な被害者である患者の姿、患者と家族の生活の在り様を軸にして描き出した。患者と家族が、なぜ、これほどまでに忍従を強いられているのか。何が、水俣病という病、水俣病事件の原因なのか。どのようにして、事態が解決されようとしているのか。こうした問いへの答えを探ろうとするのが、シーン6からの展開である。番組のナレーションに即して言い換えるなら、冒頭の「これは、だれにその責任があるのか」という問いに答えようとする試みが、シーン6から始まることになる。

患者の発生地点をいくつもの白い点で示した、水俣湾周辺の地図を提示した後に、水俣市職業別人口の円グラフを見せるところからシーン6は始まる。これまでのシーンで、水俣病の患者として、また、生業を奪われ、生活の目途が立たなくなった被害者として描かれてきた漁民の、水俣市の人口のなかに占める割合が少ないことがわかる。つづく映像は、水俣市の朝の出勤風景である。自転車に乗った勤労者の姿ばかりが見える。そして、勤労者が向かう先の、「この町にひときわ目立つ大工場」のプラント、幾重にも並ぶ工場の屋根の映像が示される。このような映像の連鎖だけでも、チッソによる独占的な地域支配を描き出そうとするのがシーン6であることは、容易に了解できるだろう。ナレーションは次のように語っている。

こんな悲惨な水俣病患者にたいして、意外にも地元では一部の関係者を除いては無関心でした。県の政治問題となったのも、じつはつい先頃のことです。この病気の被害者である漁民は、水俣市全体のなかでは力の弱い一握りの人口であったからです。会社からの税金で市の財政の半分を賄い、従業員やその下請け業者など、会社の関係者が人口の半分を占めるこの町のなかでは、漁民たちの存在は、あまりにも小さなものでした。漁民の意見を代弁する議員も市会にはほとんどいませんでした。大工場が少なく、貧弱な財政を託つ農業県、熊本。会社の恩恵を直接受けている水俣市。両者ともこの問題で会社を刺激したくないと、内心こんな気持ちが働いていたのかもしれません。

水俣病の原因究明作業を描くのがシーン7である。熊本大学医学部「水俣奇病医学研究班」の発表した「原因物質」が、マンガン、セレン、タリウムと二転三転してきたこと、現在では、有機水銀であるとされていることをナレーションは語る。同時に、熊大の研究にたいする財政的支援が乏しいことも語られている。そこでは、熊大医学部の建物の壊れた扉、薄暗くて古い実験室や、粗末な実験器具などの映像が見せられる。しかし、有機水銀説は、実験によって水俣病を発症した猫の映像とともに、「水銀を注射して数日たつと、猫はいずれも水俣病特有の症状を見せます」という明瞭なナレーションによって語られる。そして、世良完介医学部長の映像と談話によって、熊大医学部の研究が説明される。手振りも交えた彼の姿は、学部長室のソファに腰掛けたところのミディアム・ショットや、背後からテーブルに広げられた資料とともに撮影するといった、さまざまな視点からの映像となっている（**写真9-4**）。次のように語る世良の談話は、原稿を読み上げるようなものではなく、あくまでも取材に応ずる会話口調である。

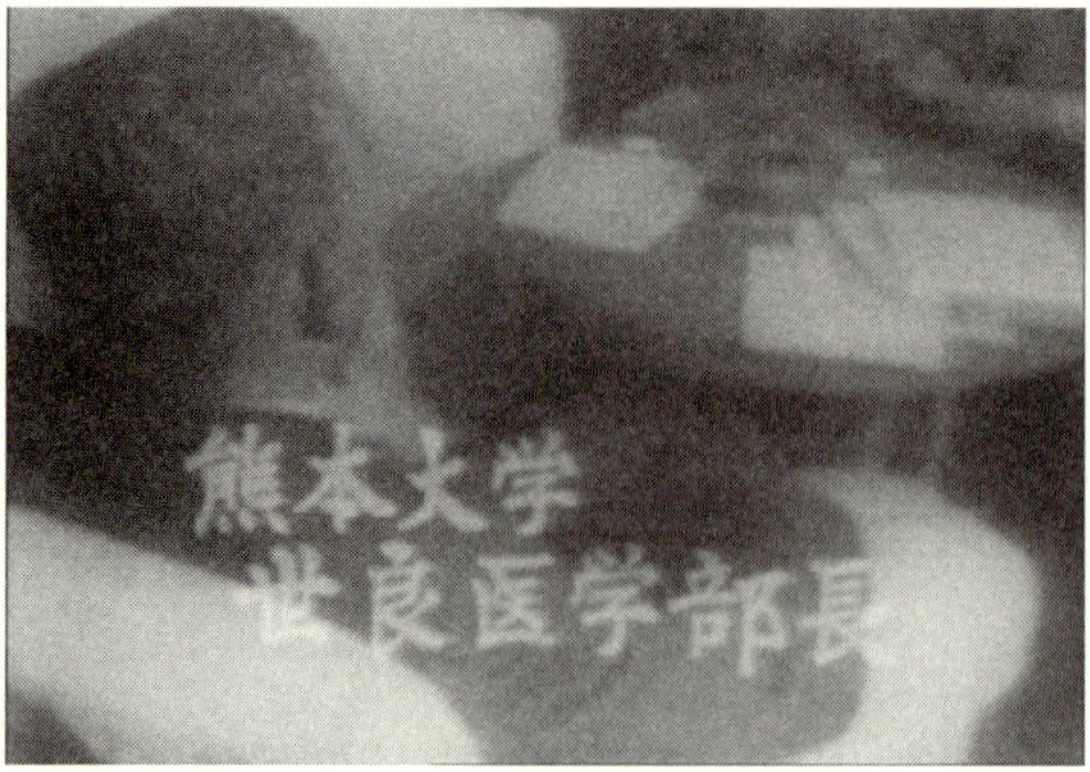

写真9-4　有機水銀説を説明する熊本大学医学部長世良完介。

水銀っていうものはね、いろんなものとくっついたり離れたりするんですよ。まあ、私どもは水銀が主であって、（中略）そういうものがついて有毒化するというかね、そういう風に考えます。工場の方では、自分の方の排水によるものではないといっておられますが、こういうような重金属というものは、まあ、工場からの排水によるものでなければ、どこかに原因として求められるものではないと考えられます。しかしながらですね、私どもにしましては、工場というようなことを相手にしているのではなくて、この本当の原因は何か、治療法はどうすればよいかというものを課題としているのでございまして、それに一生懸命取り組んでいるんでございます。

熊大の研究に対抗する、チッソの「研究」を紹介したのがシーン8である。豊富な人材を動員したこの「研究」は、「工場の排水と奇病と無関係なことを証明するため」のものであるとナレーションが語る。明るい陽射しのなかに建つチッソの研究所の真新しい建物、明るい実験室、当時の最新鋭と思われる実験器具などが映し出される。そして、チッソの吉岡喜一社長の映像と談話によって、熊大の有機水銀説にたいするチッソ側の反論が展開される。吉岡の姿は、バスト・ショットという固定された一つの視点からの正面映像で（**写真9-5**）、カメラ目線で次のように

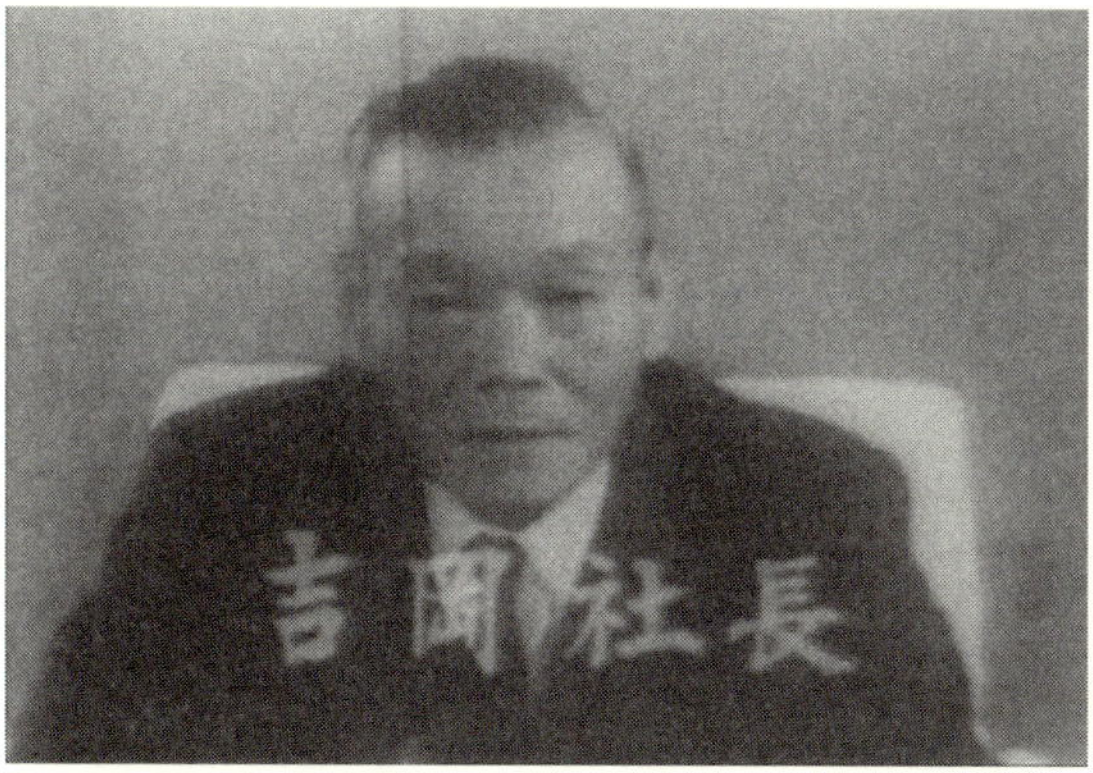

写真9-5　有機水銀説に「反論」するチッソ社長吉岡喜一。

語る談話は、あくまでもカメラの向こうで見る者への「語りかけ」の口調である。

私の方の工場の排水が騒がれておりますけれど、日本中には私の方と同じような仕事しておる同業会社、その工場が十数社ございます。世界中にはもっとたくさんの工場があるわけなんですが、ただ水俣にだけ起こったということに、はなはだ私たちは疑問をもつわけでございます。医学の方では魚介の体内にある、ある種の有機水銀が原因だといっておられますが、私の方の工場から出ますのは無機水銀であり、無機水銀が、どうして、どういう経路で、何によって有機水銀に化するか、こういうことは未だに究明されていない次第でございます。何分、非常に重大な病気でございますから、原因究明を急いで強力に押し進めていただきたいと思います。疑われております工場の排水につきましては、通産省の指示もあり、非常に完備した設備をやっております。

吉岡社長の談話につづいてナレーションは、旧日本軍が水俣湾に投棄した爆薬が水俣病の原因であるとする、有機水銀説にたいするチッソの「反論」を紹介する。熊大もまたそれに反論し、原因物質にかんする両者の「論争」は「感情的にまでなっています」と語られる。映像では、熊大の「有機水銀説」、チッソと熊大との「論争」などを報ずる新聞記事が示される。

患者と家族の生活を再び表象するのが、シーン9である。死亡した患者の遺族が暮らす家の外観、遺影や仏壇、水俣市立病院の水俣病専用病棟でベッドに横たわる患者の姿が映し出される。このシーンのナレーションは、「原因のはっきりしないまま、尊い生命がつぎつぎと失われていきます」と語り始める。そして、入院中の患者たちの映像に、「仕事を奪われた漁民、患者の家族の生活については、これまでなんら具体的な対策はありませんでした」というナレーションが重ねられて、次のシーンへとつながっていく。

シーン10では、国会議員の水俣病調査団の現地視察の模様によって、水俣病事件にたいして国政がようやく重い腰を上げたことが表象される。自動車に乗って到着した調査団一行。それを何本もの幟を立て、揃いの鉢巻姿で迎える漁民の集団。漁民を前に挨拶をする調査団の国会議員。チッソ水俣工場の事務所内で工場側の説明を聞き、患者家族の訴えを聞く調査団。調査団に深々と頭を下げる患者家族の女性。こうした映像によって、このシーンは構成されている。

ナレーションが語るのは、水俣病事件をめぐる政治の問題である。そこでは、まず、国会議員たちの視察をもって、「長い間日の目を見なかったこの出来事もやっと中央の政治の問題に浮かび上がってきた」とされる。しかし、ここに至るまでには、二つの問題があったという。その一つが、議員団が問題視する「地元の自治体の怠慢」である。ナレーションは、「熊本県知事も一行の来る前の日に現地を一度で視察しただけ」だという。もう一つが、「これがもし日本の南の端の出来事でなく、政治の中心の東京の近くにおきた事件であれば、もっと早く大きな問題になっていた」と語られる、「地方」と「中央」との隔絶、落差である。

水俣病事件が全国紙によって初めて広範に報道されたとき、そこに描き出されていた、いわゆる「漁民騒動」が、このテレビドキュメンタリーのなかで取り上げられるのは、ようやくシーン11になってからである。チッソ水俣工場の周囲で漁民を排除する警官隊、工場を取り囲む揃いの鉢巻姿の無数の漁民、投石によってほとんどのガラスが割られた事務所の窓、椅子や机などが壊された事務所の内部、工場のプラント、工場の周囲に張り巡らされたバリケードの映像が示される。ところが、『奇病のかげに』が今日放送される際には、「不適切な箇所」があるという理由で、それがナレーションなのか、収録された漁民たちの暴言なのかも分からないまま、このシーンの半分以上の話された言語は削除されている。(3) 話された言語が戻るのは、破壊された事務所内部をとらえたカットからで、工場の損害が一千万円近くにのぼったことを、ナレーションは語っている。

つづくシーン12では、チッソが排水浄化のためのサイクレーターの建設を進めていることが語られ、表象される。サイクレーターの建設現場、八幡プール、排水溝の映像がこのシーンを構成している。チッソのこうした「対策」を、一旦は、ナレーションが、「会社側では浄化作業の工事を進めています。これが完成すれば、今の日本ではまず第一級の排水処理です」と説明する。しかし、それにつづけて、次のような厳しい指摘もする。

今の段階では、水俣病は工場の排水の結果だとはいえません。しかし、病気に関係のあるなしにかかわらず、排水の処理は、公益上必要な事柄です。もしもこうした出来事がなければ、これほどまでに完備した浄化装置が果たして用意されたかどうかは疑問です。欧米のこの種の化学工場では、排水処理のため、設備費の一割を割いているのが普通ですが、日本ではそうしたところに金をかけている工場は少なく、しかも、つい最近まで工場排水を取り締まる法律さえありませんでした。ほとんどの工場では、今もなおそうしたところに金をかけていません。

シーン13では、ナレーションによって、水俣病事件の現状を、「県知事が漁民と会社側との斡旋に入ることになり、新しい段階に入りました」と規定した上で、漁港に漁民たちを集めたインタビューの模様を描き出している。このシーンは、ラジオ番組の制作手法の一つであった「街頭録音」の、いわばテレビ版とみなすことができる。そこでは、漁民たちが口々に訴える不安、政治への不満、不信、その語り口、表情、漁民たちの服装や姿、あるいは周辺の風景などによって、漁民から見た水俣病事件の現状がマルチモダルに表象されている。

新聞の全国報道は、水俣病事件における漁民の姿を、もっぱら「漁民騒動」のような暴力事件によって語り、表象していた。しかし、マイクとカメラによる、テレビドキュメンタリーのこうした制作の方法が表象するのは、「漁民騒動」となって現れ、「暴徒」などとよばれる水俣の漁民の姿ではない。ある者は、「私なんかも、この問題が東京辺りで起こった問題だったら、もうその年にはもう解決するんだろうと思っとったとですね」と指摘する。また、ある者は、「あまりにも政治がないとわれわれは考えるわけです。力のある者にはある程度手を伸ばす、力のない者は泣き寝入りをするのかというふうに、われわれは考えているわけであります」と指弾する。男性もいれば、女性もいる。孫と思われる赤ん坊を背負った年配の女性もいる。語る表情は、だれもが真剣であるが、あくまでも冷静である。

シーン14、すなわち『奇病のかげに』の最後のシーンで、患者と家族の生活が、もう一度表象される。粗末な寝巻き姿で食事をする数人の子どもの入院患者の映像が提示される。これにつづくナレーションは、夜釣を唯一の趣味としていた理髪店経営者の患者を紹介し、水俣病患者が漁民の間だけから出ているのではないことも明らかにする。この患者が三年以上も寝たきりであること、一家の働き手が病に倒れ、ともに理髪店で働いていた妻が子どもを親戚に預けて看病をつづけ、店も人手に渡ったことが語られる。そこに、この患者の痙攣発作の映像、ベッドの傍らで付き添う妻の映像が重ねられる。

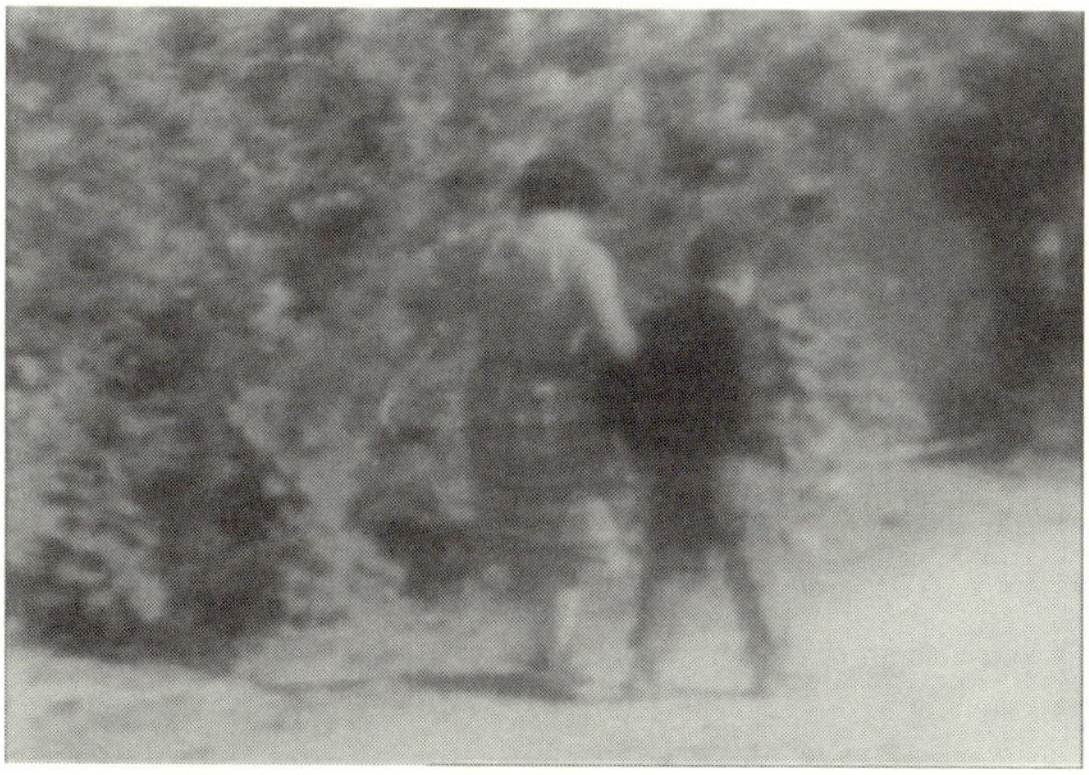

写真9-6　『奇病のかげに』ラストシーン。

最後のナレーションは次のように語って、この番組が締めくくられる。

これは南九州の一つの町で起きた、悲惨な出来事です。そしてそれはまた、住民の幸福を守るべき地方政治の在り方、大企業の生産の在り方など、われわれに多くのことを教えているようです。罪のない、そして力のない人たちの上に降りかかった大きな災難。早く本当の原因が究明され、一日も早く医学の力がこの病気の治療方法を見つけ出してくれるように、そしてさらに強い政治の手を、これが、すべての患者や家族たちの心のなかの願いなのです。

ナレーションに重ねられる映像は、十分に歩けない幼女の患者が、自宅の庭先で祖父と思われる男性と一緒に遊んでいる様子を描き出している。このテレビドキュメンタリーの最後の映像では、シーン5で紹介された、視力を失った少年の患者T君が、母親に付き添われて戸外へ出てきて、二人で歩いて出かけていく様子を、後姿になるまで追っている（**写真9-6**）。明るい秋の陽射しのなかを母と子は歩いていくが、その光が照らし出した二人の住む家は、今にも崩れそうなほどにみすぼらしい。

営業放送開始後、わずか数年しか経過していないテレビは、こうして、患者と家族の生活を語り、表象することで、三〇分の水俣病事件を終えたのである。

政治経済的問題としての表象

本書でもさまざまなかたちで論及してきたように、新聞の全国報道が、広範なメディア環境における出来事として水俣病事件を表象するようになったのは、一九五九年一一月二日に発生した、いわゆる「不知火海漁民騒動」がきっかけであった。そして、新聞を読む人びとは、もっぱら、多くの負傷者、逮捕者を出した漁民による暴力事件、騒乱事件として、水俣病事件を経験することになる。しかし、こうして全国報道された「漁民騒動」も、じつは、国会議員調査団の水俣入りに合わせて、不知火海沿岸漁民が陳情を行ったことが一つのきっかけとなって発生していた。つまり、国政レベルの政治家の現地視察というタイミングで騒乱事件が起こったために、この「漁民騒動」をつうじて水俣病事件が全国報道され、広範な人びとの構成するメディア環境における出来事として経験されるようになったともいえる。このような経緯もあって、新聞の全国報道が語り、描く水俣病事件では、言説によるものであれ、写真によるものであれ、水俣病という病も、患者と家族の生活も、漁民の窮状も、けっして十分に表象されてはいない。(4)

新聞の全国報道が始まって、ほぼ一ヶ月が経過したところで、『奇病のかげに』は放送された。このテレビドキュメンタリーは、先行する新聞報道を参照し、また、参照された新聞記事を映像として提示してさえいる。しかし同時に、新聞報道ではほとんど描かれない水俣病事件の相貌が、テレビでは表象されていることに注目する必要がある。

それは、シーン6で端的に現れる。ここではまず、水俣病「公式確認」から数えても三年以上の歳月が流れているのに、「こんな悲惨な水俣病患者にたいして、意外にも地元では一部の関係者を除いては無関心」な状態がつづいてきたことが指摘される。その後、一分足らずの間に、チッソが独占的に支配する水俣という地域社会の構造が、図像、映像、ナレーションによって、まさにマルチモダルな方法で説明される。そして、これ以降のシーンでは、「水俣市全体のなかでは力の弱い一握りの人口」であるがゆえに抑圧される患者と家族、漁民の生活に照準を合わせて、水俣病事件のポリティクスが語られ、表象されていく。

つづく、シーン7における熊大の原因究明作業の表象の仕方と、シーン8におけるチッソの「研究」の表象の仕方との、きわだったコントラストには注意が必要である。シーン7では、熊大の発表してきた水俣病の原因物質が二転三転してきたこと、研究費が乏しいことをナレーションが説明する。そこに重ねられるのは、古びた熊大医学部の建物、薄暗い実験室、粗末な実験器具の映像である。たしかに、このような映像は、わずかな資金と、旧式の機材でも地道に進められてきた、熊大の研究者たちによる原因物質の究明を、マルチモダルなメディアテクストの多層的な意味の一つとして表象する。しかし他方では、別な意味として、有機水銀説が提起されるまでの研究を支える物質的条件の不十分さや、そうした制約のもとで導かれた有機水銀説にたいする疑義すらも、示唆されてしまうことがあるだろう。

また、世良医学部長の談話は、取材に応じたものとはいえ、テレビを見るオーディエンスに語りかけるのではなく、画面には映らないだれかとの会話調で話されている。その映像も、複数のカメラ・アングル、カメラ・ポジションで撮影され、一つには定まらず、足を組んで話す姿までもが見せられる。このような語り口と映像は、熊大の提起した有機水銀説を、状況依存的、文脈依存的で不安定なものとして、マルチモダルに表象することにつながる。すでに、熊大が発表した水俣病の原因物質は、マンガンに始まり、セレン、タリウム、有機水銀へと二転三転してきたという言表が配分され、水俣病の原因はいまだに不明であると語る言説が編制されている。そうした言説を、シーン7の世良の映像や口調が分節化し、表象することもありうるのだ。

これにたいして、シーン8における、チッソが進める「研究」の表象の仕方は、まったく対照的である。明るい陽射しに照らされるチッソの研究所の建物、明るい実験室、新しい機材。これらの映像は、「工場の排水と奇病と無関係なことを証明するため」の研究が、豊富な資金と最新鋭の機器を投入して進められていることを可視化する。その「成果」が、熊大の有機水銀説にたいする「反論」であることが、やはり、マルチモダルなメディアテクストの多層的な意味の一つとして表象される。そこでは、チッソが「反論」を提起するに至る「研究」の方法や手段の物質的な十分さ、ひいては「反論」の「科学的」妥当性までもが、こうしたメディアテクストの多層的な意味の一つとして示唆されるかもしれない。

有機水銀説に「反論」する吉岡社長の談話も、ほとんど「公式発表」のスタイルで語られている。吉岡と水平の位置にあるカメラ・ポジションで撮影され、ただ一つのカメラ・アングルからとらえたバスト・ショットの彼の姿は安定し、カメラ目線はそれを見る者を正視し、口調はそれを聞く者に「語りかける」。こうした映像と語り口が、「無機水銀が、どうして、どういう経路で、何によって有機水銀に化するか、こういうことは未だに究明されていない」という言表を、文脈独立的で、相応に安定したものとして、マルチモダルに表象するのである。さらに、「原因究明を急いで強力に進めていただきたい」という言表が配分されることで編制される、水俣病の原因はいまだに不明であるとする言説は、このようなシーンによって、ある種の確かさ、説得性をもって表象されることも見逃してはならないだろう。

とはいえ、これらの二つのシーンからシーン9へとつづくシークエンスで見ると、水俣病の原因物質をめぐる熊大とチッソとの「論争」は、患者にとっていったいどのような意味をもつのかという視点から表象されることになる。シーン9のナレーションの、「原因のはっきりしないまま、尊い生命がつぎつぎと失われて」いくという語りは、熊大とチッソとの間で「感情的にまでなって」いる原因物質「論争」が、いかに不毛であるかを同時に語っている。そして、患者と家族、その生活の映像が、いつ終わるともない不毛な「論争」を告発し、もっとも直接的な被害者が置き去りにされてしまっていることを可視的に表象する。

さらに、シーン9からシーン10へのシークエンスでは、国政も、地方政治も、「原因のはっきりしないまま、尊い生命がつぎつぎと失われて」いく水俣病事件に向き合ってこなかったことが語られる。たしかに、シーン10における、国会議員の列の両側から口々に訴える漁民たちの姿、調査団に深々と頭を下げる女性の姿は、水俣病事件が「やっと中央の政治の問題に浮かび上がってきた」ことへの、彼ら、彼女たちの期待の大きさを表象しているともいえる。しかし、シーン9では、ナレーションが、「尊い生命がつぎつぎに失われて」きたのにもかかわらず、「漁民、患者の生活については、これまでなんら具体的な対策はありませんでした」と語っていた。そして、そこでは、水俣病で家族を亡くした家庭の様子や死亡した患者の遺影、病床にある何人もの患者の姿が、映像となって提示されている。これらが、シーン10に結びつけられるとき、「公式確認」後、三年以上も経過してからようやく視察に訪れた国会議員の姿は、国政もまた、この事件を顧みてこなかったことを表象するだろう。

実際に、一九五七年九月には厚生省が、水俣湾の漁獲の禁止、水俣湾産魚介類の販売禁止のための食品衛生法の適用を熊本県に見送らせている。国は、それまでに提起され、なしえた有効な水俣病対策を、何一つとして実施してはいないのだ。そうした意味で、失われた家族の遺影も、病院のベッドに横たわる何人もの患者の姿も、政治の無策を告発し、「これがもし日本の南の端の出来事ではなく、政治の中心の東京の近くでおきた事件であれば、もっと大きな問題になっていた」という語りを説得的なものにする。パルプ廃水による東京湾の漁業被害を引き起こした本州製紙江戸川工場を、通産省が操業停止処分にしていたことを、ここでも確認しておこう。

シーン11については、ナレーションの大半が削除されているため、他のシーンと同様に扱うことができない。今日放送されるこのシーンは、「漁民騒動」をもっぱら騒乱事件として語り、漁民を「暴徒」として描いた、当時の新聞報道と同様の状態にあるという点だけを指摘しておく。

「暴徒」とまでよばれた漁民たちが何よりも要求したのは、長年にわたって漁業被害を与えつづけ、水俣の魚を汚染し、そして水俣病を引き起こし、漁業という生業を奪った、チッソ水俣工場の排水停止であった。排水停止が操業停止にまでいたるのなら、それもまた、当然の対策として漁民たちは要求した。これにたいして、チッソはもとより、国、とりわけ通産省も、操業停止につながる排水停止はなんとしても回避しようとしていた。そこで選択された方策が、浄化装置を設置して排水をつづけ、水俣工場の操業を継続させるというものであった。これこそが、「疑われております工場の排水につきましては、通産省の指示もあり、非常に完備した設備をやっております」という、先の吉岡社長の談話の意味するところにほかならない。

ところが、「非常に完備した設備」と吉岡が胸を張って言明し、シーン12ではその建設現場の映像が提示されたサイクレーターには、有機水銀の浄化能力はなかった。有機水銀を含む排水は、完成したサイクレーターを通らずに、そのまま流されつづけたのだ。ナレーションが、「これが完成すれば、今の日本ではまず第一級の排水処理です」と語り、映像が描いて見せた急ピッチで進められるサイクレーター建設工事は、チッソと通産省による、水俣工場の操業継続のための、まさに偽装工作であった。

しかしながら、このシーン12のナレーションでは、注目すべき言表も配分されている。それは、「病気に関係のあるなしにかかわらず、排水の処理は、公益上必要な事柄です」という言表である。また、「欧米のこの種の化学工場では、排水処理のため、設備費の一割を割いているのが普通ですが、日本ではそうしたところに金をかけている工場は少なく、しかも、つい最近まで工場排水を取り締まる法律さえありませんでした」という言表でもある。これらの言表によって、戦後復興を経て、生産をより一層拡大しようとする段階で表面化した、この国の企業活動の問題を指摘する言説が編制されている。ただ、それ以上に、当時の新聞報道では言及すらされなかった、工場排水の安全性の確保が公益上必要な事柄であると語られている点に注目する必要がある。

水俣病事件にたいする政治の不作為について、当時は「公害」という概念すら通用性をもっていなかったのだから、チッソ水俣工場の排水規制など考えられなかったという弁明がしばしばなされてきた。しかし、一九五九年放送の『奇病のかげに』では、化学工場の排水処理を「公益上必要な事柄」として語る言説が明示的に編制されていたのだ。もう少し踏み込んだ言い方をするなら、未処理の工場排水の垂れ流しを「公益にたいする害」として語る、すなわち「公害」という概念を発動しうる言説が編制されていたともいえる。さらにシーン9と10も結びつけるなら、生産を拡大させ、戦後日本の独立を成し遂げようとする経済政策が、人びとの生活に重大な危害を与えていることを告発する言説も編制され、マルチモダルな方法で表象されているともいえる。

シーン13から14では、けっして「暴徒」ではない漁民たちの語る言葉とその姿、そして患者と家族の姿が再度表象される。「力のある者にはある程度手を伸ばす、力のない者は泣き寝入りをするのか」という漁民の声と姿は、無策をつづける政治にたいする厳しい批判を表象する。「さらに強い政治の手を、これが、すべての患者や家族たちの心のなかの願いなのです」というナレーションとともに、幼女の患者、失明した少年の患者と母、そしてこの二人が住む家の映像が、政治に向けられる切なる望みを表象する。こうして、テレビによって、初めて水俣病事件を描いたドキュメンタリー番組、『奇病のかげに』は結びを迎えた。

この番組が放送された三〇分の間に、「公式確認」以来の水俣病事件の基本的な構図は、ほぼ描き出されたといってよいだろう。そこでは、政治への切実な訴えもまた描かれていた。しかし、放送より二週間以上前の一一月一三日には、厚生省食品衛生調査会水俣食中毒部会は、「水俣病の主因をなすものはある種の有機水銀である」という答申をまとめただけで、その翌日には、すでに解散させられていた。放送後の一二月一八日、寺元広作熊本県知事の斡旋によって提示され、二五日にチッソと漁民の双方が調印した漁業補償は、補償金三五〇〇万円、立ち上がり資金融資六五〇〇万円、そのうち、補償金からは「漁民騒動」による工場の損害一〇〇〇万円を差し引くという内容であった。そして、一九五九年の暮れも押し詰まった一二月三〇日に、水俣病患者家庭互助会とチッソとの間で調印された「患者補償」が、「見舞金契約」であったのだ。

四　水俣病事件を見る経験と記憶

「水俣」の批判的、対抗的言説と告発的表象

水俣病「公式確認」から三年以上が経過して始まった水俣病事件の全国報道のなかにあって、草創期のテレビのドキュメンタリー番組であった『奇病のかげに』は、テレビというメディアに固有の方法で、この事件をメディア環境に表象している。『奇病のかげに』を映し出した「テレビを見ること」としてのこの事件の経験は、新聞の全国報道を読むこととしての水俣病事件の経験とは大きく異なる。それは、急性劇症型の患者の身体、患者と家族の悲惨なまでに貧しい生活、生業を奪われた漁民の姿を見ることとしての水俣病事件の経験である。そこに表象される患者の身体、患者と家族の貧窮、漁民の窮状は、戦後復興を経て、高度経済成長に向けて歩を進めようとする戦後日本社会の政治経済的な歪みまでも告発する。

当時のテレビは普及の緒についたばかりの段階にあって、その報道も新聞の後塵を拝する状態にあった。番組制作の技法も、ラジオや映画の技法の借用の域を十分に脱してはいない。テレビドキュメンタリーの制作の方法も、多くの場合、ラジオの「録音構成」を原型にしていた。「現場の音やインタビューを採ってきて、それらを『証拠』のように使い、前後に芝居のト書きのようにコメントを入れていく」（桜井　2001:85）のが、ラジオの「録音構成」の制作手法である。この録音素材に映像素材を加えるかたちで、いわば、「記録映画と録音構成が合体」して、当時のテレビドキュメンタリーは出来上がっていた（桜井　2001 : 86）。

『奇病のかげに』も、こうした手法によって制作されたドキュメンタリー番組の特徴を備えている。全体のストーリーは、ナレーションによって進められる。水俣病の衝撃的な症状と致死率の高さ。水俣湾の汚染された魚の摂食によってこの病が発生すること。チッソ水俣工場の排水が魚の汚染の原因と考えられていること。この事件によって壊滅的な打撃を被った水俣の漁業。患者世帯を襲う貧困。にもかかわらず、チッソが支配する地域社会は無関心で、地方政治も国政も無策をつづけてきたこと。チッソと熊本大学との間で原因物質をめぐる「論争」がつづくなかで失われる患者の生命。政治による対策が、患者と家族、漁民の切なる願いであること。ナレーションが、水俣病事件のさまざまな局面を関連させて、全体的な構図を描き出していく。

新聞報道にたいして、テレビドキュメンタリーの制作が後発になったために、このような言説の編制が可能になったのかもしれない。しかし、それだけではなく、テレビドキュメンタリーという表象の方法自体が、患者の症状や患者世帯の生活、水俣を睥睨し、君臨するかのようなチッソの工場、そこから流される大量の排水などの映像を必要とする。そうした映像を説明する言表が配分されていくことで、水俣病事件の全体的構図を語る言説が編制されていったともいえるだろう。その上で、「カメラと録音機が証拠能力を持っている、ということがドキュメンタリーの生命だった」（桜井 2001：87）と考えるなら、カメラのとらえた映像、マイクのとらえた音声によって、水俣病事件の構図が裏付けられながら表象されるようになる。

『奇病のかげに』の制作に携わった小倉一郎の語ったところを、桜井均は次のように紹介している。ここからは、このドキュメンタリー番組の言説が編制される具体的な経緯が明らかになる。

あのころは、公害という言葉はまだなかった。企業城下町というのが全国あちこちにあって、住民は企業のすることに絶対に逆らったりしない。ところが、苫小牧の製紙工場の廃水によって漁ができなくなった漁師が大漁旗を掲げて海上デモをした。つづいて東京湾でも漁民が抗議した。新聞記事の扱いは小さかったが、これはなにか異変が起こりつつあるなと直感した。これまでになかったことが起こったのだから。そうしたら今度は水俣で漁師が新日本窒素肥料（のちにチッソと改称）水俣工場に殴りこみをかけた。おとなしい漁師が企業にたてつくほど怒るとは、よほどのことだと思い取材に行った。そこで、体が震え、眼がつりあがる奇妙な病気におかされた大人や子供たち、それから狂い死にする猫を見た。

（桜井　2001：83）

新聞の全国報道と同様に、『奇病のかげに』の制作の端緒も「漁民騒動」にあった。しかし、小倉は、この出来事をたんなる騒乱事件としてはとらえていない。「なにか異変が起こりつつある」という直感に突き動かされ、「漁民騒動」を「よほどのこと」と思って、取材に臨んでいる。そこで小倉が見たのは、急性劇症型の水俣病患者の姿であった。そのとき、「なにか異変が起こりつつある」と小倉に直感させた事態も、漁民を怒らせるほどの「よほどのこと」と思わせた事態も、「体が震え」る患者の姿を見るという小倉自身の経験において、可視的に実現された。その後、「異変」や「よほどのこと」として語られるような、水俣病事件のさまざまな局面が関連づけられることで、この事件の構図を描き出す言説が編制されていったのだろう。それが、『奇病のかげに』のナレーションとなって語られる。同時に、水俣病事件の構図を描いてみせる言説が、小倉が患者を見たときと同様に、患者の身体の映像、患者と家族の生活をとらえた映像、漁民の生活をとらえた映像などによって、可視的に実現され、表象されていく。

たとえば、番組のなかでは、「水俣」がチッソによって独占的に支配される地域社会であるがゆえに、何一つ対策が講じられないまま、患者と家族も、漁民も、置き去りにされているというナレーションが展開される。新聞の全国報道では、このような水俣病事件の様相はけっして十分には語られていない。テレビドキュメンタリーでは、こうした言説が、海を眺める漁民の映像、患者と家族の映像、水俣市職業別人口の円グラフ、数多くの勤労者がチッソ水俣工場へと向かう出勤風景の映像などによって、可視的に実現され、表象される。

排水処理の公益上の必要性を主張し、安全性の確認されない排水を垂れ流す、この国の企業活動の在り方を批判する言説までもが編制されていることには、とくに注目しておく必要があるだろう。これは、公害という概念を発動する言説である。ここに、多くの生命が奪われる事態に政治が無策をつづけてきたことを指摘する言表もさらに関連づけるなら、それはまた、チッソの生産を優先させてきた経済政策とその「生産力ナショナリズム」のイデオロギーへの対抗的言説にもなりうる。家族を失った家庭の映像、視察に訪れた政治家とそれを取り囲む漁民の映像、着工された「排水処理施設」——じつは偽装工作でしかなかったのだが——の映像を説明する言表の配分によって、このような批判的、対抗的言説が編制され、テクスト的に表象されていく。また同時に、これらの一連の映像が、批判的、対抗的言説を可視的に実現し、表象する。

まさに、水俣病事件のマルチモダルなメディア表象としての『奇病のかげに』をめぐっては、「抽象的に考察された言説の編制だけではなく、その言説を実現するモードの編制もまた論ずるべき重要な事柄」(Kress & van Leeuwen 2001:31) なのである。新聞の全国報道では、漁民も、患者と家族も、抑圧的に構築され、表象されていた。しかし、このドキュメンタリー番組では、漁民の姿も、急性劇症型の患者の身体も、患者と家族の極貧の生活も、チッソによる「水俣」の独占的支配、この国の企業活動、経済政策、「生産力ナショナリズム」にたいする告発的表象となっている。

告発的表象から「水俣」の記憶の表象へ

原田正純は、この番組が放送された一九五九年には、東京でインターンをしながら、都内の小さな診療所の見習い当直医に雇われていた。その診療所の当直をしていて、原田は『奇病のかげに』を見ている。「水俣病患者のフィルムを見て、たいへんなショックを受けた」(原田 1972:i)という原田は、医師として、熊大研究班が撮影したものも含めて、このテレビドキュメンタリーのなかの急性劇症型患者の映像を見ていたはずである。別のところで彼は、この番組で見た「失明して、よだれを流した少年がラジオにしがみついて栃光の勝負を聞いている姿が印象的であった」(原田 1995:68)とも述べている。これは、まぎれもなくシーン5に登場する、父もまた患者で、めぼしい家財もなくガランとした家で暮らし、「唯一の楽しみはラジオです」と語られた少年の患者T君である。原田にとって、『奇病のかげに』を映し出した「テレビを見ること」としての水俣病事件の経験は、衝撃的な水俣病の症状を見ることだけではなかった。それは、病苦以上に患者と家族に悲惨な生活を強いる水俣病事件を見る経験でもあり、そのときの原田の眼差しには、東京から遠く離れた水俣の惨状が可視的に実現され、表象されていたといえるだろう。

たしかに、このドキュメンタリー番組は、原田のような「テレビを見ること」としての水俣病事件の経験を可能にした。しかし、これが放送された一九五九年一一月二九日には、患者と家族、漁民たちが切望していた「強い政治の手」は、彼ら、彼女たちの「心のなかの願い」とはまったく逆に働いていた。『奇病のかげに』の制作と放送は、水俣病事件史の展開からすれば、あまりにも遅すぎたのだ。他方で、この番組を映し出していたテレビは、急速な普及期を迎えてはいたものの、世帯普及率はまだ五〇%を超えていない。『奇病のかげに』の制作と放送は、多くの人びとが「テレビを見ること」としてこの事件を経験するには、あまりにも早すぎたのだ。

宮澤信雄は、NHK熊本放送局のアナウンサーとして一九六八年八月に水俣病事件と出会って以来、水俣病を告発する会、水俣病研究会の発足に関与するなど、この事件と深くかかわりつづけている。宮澤は、水俣病事件史とテレビの歴史との不運な出会いを次のように述べている。

水俣病事件史におけるマスコミ情報の功罪を検証することは、それ自体一つのテーマだが、私がつくづく思うのは、当時テレビが行き渡っていて、奇病患者の悲惨な様子がくりかえし映像で伝えられていたら、事件のその後のなりゆきは違っていた可能性があるということだ。水俣湾の惨状や急性劇症患者の姿を知る人はごくわずかだった。それが、対策を怠って済ませえた要因の一つだったと言えるのではないか。（宮澤　1997 : 122）

宮澤は、マスメディア組織の只中に長く身を置きながら、一九九五年にNHKを退職した後も、患者支援の活動、水俣病事件史研究をつづけている。そのような彼も、『奇病のかげに』が放送された一九五九年にNHKに入局したが、原田とは逆に、当時水俣病事件が起きているという意識も、この番組を見た記憶もなかったという（宮澤　1997: 15）。水俣病事件との濃密な関係を成立させてきた宮澤の、一九五九年当時の意識と記憶は、その頃と、さらにその後のメディア環境における「水俣の経験」の一つの特徴を際立たせている。

一九六〇年代に入ってテレビの普及が進み、「テレビを見ること」としての「水俣の経験」が広範に可能になったのとは逆に、『奇病のかげに』の続編となるような番組は、しばらく制作されていない。公害という概念を発動させ、経済政策とそのイデオロギーにたいして批判的、対抗的な「水俣」の言説は、このドキュメンタリー番組において束の間に編制され、そうした政策とイデオロギーを可視的に告発する「水俣」の表象は一瞬垣間見られたにすぎなかった。患者と家族、漁民を語り、表象するテレビドキュメンタリーは、チッソ水俣工場の排水に含まれる有機水銀が水俣病の原因であるという政府統一見解が発表された一九六八年まで途絶える。このような事態は、その間、一九五九年末の「見舞金契約」によって水俣病事件は「解決」したとする言説が、「水俣」の批判的、対抗的言説と告発的表象を潜在化させていたことを物語っている。

じつは、「見舞金契約」による水俣病事件の「解決」を語る言説こそが、チッソ水俣工場の操業継続、生産の拡大を可能にしていた。一九五九年末に水俣病事件が「解決」したとみなされたことで、チッソ水俣工場の操業停止は回避され、その後もアセトアルデヒド工程は稼動しつづけ、オクタノールの増産が可能になったのである。まさにこの点で、一九五九年末に水俣病事件を「解決」させた言説は、生産の拡大を優先させる経済政策と、その「生産力ナショナリズム」のイデオロギーへとつながる高度経済成長期の支配的言説でもあったのだ。『奇病のかげに』につづく「水俣」をめぐるテレビドキュメンタリーが途絶えたことは、こうした高度経済成長期の支配的、イデオロギー的言説が、「水俣」の対抗的言説と告発的表象を潜在化させたということにほかならない。

原田のように、『奇病のかげに』の放送当日に、テレビでこの番組を見て衝撃を受け、そのなかの印象的なシーンが水俣病事件の記憶になっているオーディエンスは、けっして多いとはいえない。むしろ宮澤のように、一九六〇年代後半になってからようやく、人びとは「水俣」を経験するようになる。そして、そうした「水俣の経験」の多くが、テレビドキュメンタリーやテレビニュースを見ることとしてのメディア環境における経験であった。にもかかわらず、本書の執筆者たちも含めて、人びとが必ずといってよいほど想起する「水俣」の表象は、『奇病のかげに』で見られるような急性劇症型の患者の身体の映像である。

たしかに、このドキュメンタリー番組は、「テレビを見ること」としての「水俣の経験」には早すぎた、「水俣」のマルチモダルなメディア表象であった。しかし、そうであったがゆえに、後のドキュメンタリー番組や、とくにテレビニュースで、水俣病という病とその悲惨な症状の可視的な表象として、『奇病のかげに』のなかの急性劇症型の患者の映像が繰り返し引用されることになった。一九五九年にこの番組を見なかった者にとっても、急性劇症型の患者の身体が「水俣」の表象となり、さらには「水俣」の記憶の表象にもなるのは、こうして引用された断片的な映像をテレビで見るという「水俣の経験」に起因している。

『奇病のかげに』では、水俣病事件の構図を語る言説に加えて、当時の支配的、イデオロギー的言説にたいして批判的、対抗的な、「水俣」の言説までもが編制されていた。そして、それらを可視的に実現するがゆえに、患者の身体の映像が告発的表象でありえた。しかし、その後、潜在化された「水俣」の表象となっていた患者の身体の映像が、テレビニュースの一シーンのように断片化されて再び「水俣」の表象となるとき、それはもっぱら過去にあった出来事として、水俣病の悲惨さを表象する。

患者の映像の引用とともにそこに配分される言表は、多くの場合、あたかも参照注のようにして水俣病の症状を説明し、一九五〇年代の悲惨な出来事を語り、その結果、戦後史の一齣としての「水俣」を構築する言説が編制されていく。こうして、テレビドキュメンタリーやニュースの言説は、「ストーリー構成のそれぞれの段階で、前のヴァージョンが、当面する段階の関心、優先順位、そして目標に応じた方法で変形され、再文脈化される」(Fairclough 1995：48)。そして再文脈化された「水俣」を語る言説を可視的に表象することで、断片化され、引用された急性劇症型の患者の映像は、「水俣」の告発的表象から、「水俣」の記憶の表象へと変容する。

メディア環境において、初めて「テレビを見ること」としての「水俣の経験」を可能にしたテレビドキュメンタリーの映像の断片は、今日では、メディア環境における水俣病事件の集合的記憶を表象する。そのとき、激しく痙攣する患者の身体は、経済発展を最優先にしてきたこの国の近代化、生産力の拡大によって戦後日本の独立を図ろうとする経済政策、その「生産力ナショナリズム」のイデオロギーの悲劇的帰結の告発的表象であることをやめさせられる。同じ身体は、かつて公害という概念すらなかったといわれる時代に、この国の片隅で起こった悲惨な出来事として水俣病事件を語る言説の可視的表象となり、そうした「水俣」の記憶を表象することになるのだ。二〇〇六年五月一日、「水俣病事件五〇年」を報ずるＮＨＫ『ニュース７』では、その日の水俣における式典の鮮明なカラー映像の合間に、『奇病のかげに』のなかの急性劇症型の患者の、傷みの目立つモノクロの映像が、またも引用されていたのである。

注

（1）NHKは、近年何度か『奇病のかげに』を放送したが、異なる放送日に録画した二つのビデオ素材をスロー再生して繰り返し聞いてみたが、どちらもこの箇所の音声が、まったく同様に跳んでいた。ここでは、「魚が汚染された」理由、原因が語られていたと推測できるだけに、今日この部分が放送されず、聞き取れないのは、どのような事情によるのかを検証することが必要である。この番組は三〇分の番組として制作、放送されたはずであるが、再放送されたものを録画したDVDの再生時間は、約二六分三〇秒であった。

（2）ナレーションの音声を消して、映像の連鎖だけを見ていくと、それを見る眼差しが、映像のテクストが表象する多層的な意味の一つとして、こうした意味を生成することがわかるだろう。

（3）このシーンは一分三〇秒ほどであるが、現在の放送では、その半分以上にわたって、あたかもエイゼンシュタインの『戦艦ポチョムキン』のようなシーンが見せられることになる。

（4）このような「不知火海漁民騒動」の経緯については、第一章で烏谷昌幸が、また、当時の新聞による全国報道の特徴については第三章で山口仁、第八章で別府三奈子が詳細に論じている。

引用文献

Connell, I. and Mills, A. (1985) "Text, Discourse and Mass Communication". In T. A. van Dijk (ed.) *Discourse and Communication: New Approaches to the Analysis of Mass Media Discourse and Communication*, Walter de Gruyter.

Fairclough, N. (1995) *Media Discourse*, Arnold.

藤竹暁・山本明編（1994）『図説日本のマス・コミュニケーション』日本放送出版協会

原田正純（1972）『水俣病』岩波書店

――（1995）『この道は』熊本日日新聞社

Kress, G. and van Leeuwen, T. (2001) *Multimodal Discourse: The modes and media of contemporary communication*, Arnold.

宮澤信雄（1997）『水俣病事件四十年』葦書房

桜井均（2001）『テレビの自画像――ドキュメンタリーの現場から』筑摩書房

吉田直哉（2003）『映像とは何だろうか――テレビ制作者の挑戦』岩波書店

あとがき

われわれには、何度か「水俣」を訪れる機会があった。飛行機や高速道路を利用しても、「水俣」は遠い。国道3号線は片側一車線に狭まり、トンネルを抜け、峠を越えてようやく水俣の市街地が望める。八代以南は、旧JR鹿児島線（現在の肥薩オレンジ鉄道）も単線になり、車窓の真下に海が迫る曲がりくねった路線を長く走らなければ水俣には着かない。インタビューのために訪れた海辺の集落は、どこも国道をはずれ、急峻で狭い山道を対向車が来ないことを念じながら登って降りなければたどり着けない。かつてここで漁業を営み、ごく普通に暮らしていて水俣病を発症した患者や、小児性、胎児性水俣病患者が、町場の医療機関にまで出かけて診察を受けることがいかに困難であったか容易に想像される。

水俣駅の駅頭に立つと、間近にチッソ水俣工場の正門が迫る。それは、水俣工場が鉄道の駅前に立地したのではなく、工場正門に接して駅が設けられたことが見て取れる風景である。市内最大の大型小売店は、チッソの消費組合を母体とする水光社の店舗である。昼食に立ち寄った飲食店では、われわれが他所からの来訪者だとわかると、「チッソの関係の方ですか」と声をかけられる。こうして、「水俣」では今日に至るまで、チッソの独占的な地域支配が営々としてつづいていることも容易に実感できる。

高濃度の有機水銀を含むヘドロが海底に分厚く積もっていた水俣湾は、その奥部が埋め立てられて「エコパーク水俣」とよばれている。周辺には「水俣メモリアル」、「水俣市立水俣病資料館」などのいくつかの施設が点在し、公園地帯として整備されているが、普段は訪れる人も少なく、寂寥とした土地が海に向かって広がる。港湾整備に際して、水俣港の「自然の防波堤をなしている」といわれた恋路島も、今では手の届きそうな間近に浮かんでいる。「水俣」の海が、水俣病事件史の推移とともに大きく変貌しながら、こうした風景を作り出してきたこともまた容易にわかる。これとは対照的に、天草の島影が見える波穏やかな不知火の海と、そこに沈む夕陽が作り出す、変わることのない美しい風景もまた、「水俣」を訪れさえすれば眺められる。

おそらく、こうした数々の桎梏も、また惨劇を映し出しながらなお美しい風景も、一九七〇年代には、多くの知識人や表現者、そして支援者を引きつけたのだろう。「水俣」を訪れた彼ら、彼女たちは、自らの体験に依拠した「水俣」の言説と表象を生み出していった。しかし、われわれは、わずか数度の訪問による「水俣」の体験だけに依拠して「水俣」を論ずることができなかった。それは、われわれの訪問があまりにも遅すぎたからかもしれない。あるいは、どれほど強い衝撃を受けたところで、慌しく去っていく来訪者にすぎない自らの姿を、われわれ自身が認識していたからかもしれない。

たしかに、容易に見て取れた「水俣」の空間的制約も、チッソの独占的な地域支配も、矛盾に充ちた風景も、メディアでは必ずしも十分には語られず、描かれてもいない。その不十分さを、自らの「水俣」での体験に依拠して問題にすることは、ある意味では容易い。しかし、これまでそれなりに「水俣」を読み、見てきたにもかかわらず、なぜそこでは、自ら訪れることで知りえた「水俣」が十分に語られず、描かれてこなかったのか、それをわれわれは問いたかった。われわれも含めた多くの人びとは、語られ、描かれた「水俣」を読み、見ることだけで「水俣」を経験してきたし、これからもそうしていく。だからこそ、われわれは、自らが「水俣」を読み、見る者であることに徹したいと考えた。

水俣病事件は、今もなお進行している。そうしたなかで、「水俣」に向き合おうとする者は、自らの当事者性が厳しく問われる。地域社会としての「水俣」に生きるのでもなく、「水俣」の闘いを共にするのでもなく、かといって「水俣」を報道する現場にいるわけでもない者の当事者性とは何か。われわれが研究を進めるなかで、つねに直面しつづけた問いである。この本を書き終えて、それは「水俣」を読み、見る者の当事者性であると答えられるようになった気がする。

新聞記事やテレビ番組だけではなく、水俣病事件をめぐる膨大な資料を前にしたときの足のすくむ思いに始まって、それらを読み、見ていく作業はけっして平坦ではなかった。一九七〇年代以来、社会問題に強い関心を向けるなかで「水俣」を読み、見てきた執筆者たちも、学校教育や最近の報道をつうじて「水俣」を読み、見てきた若い執筆者たちも、それぞれが自らにとっての「水俣」を作り直すことを迫られた。それは同時に、一九七〇年代という時代のなかで「水俣」を読み、見ることで、「水俣」の経験の「主体」となりえていた自らを解体していく作業でもあった。あるいは、教科書の「水俣」を読み、見ることで、今日なお混迷をつづける「水俣」についての報道を読み、見ることで、「水俣」の経験の「主体」となっている自らを解体する作業でもあった。こうした作業をつづけていくことが、「水俣」を読み、見る者の当事者性であるといえるだろう。

原田正純は次のように述べている。「水俣は鏡である。この鏡は、見る人によって深くも、浅くも、平板にも、立体的にもみえる。そこに、社会のしくみや政治のありよう、そしてみずからの生きざままで、あらゆるものが残酷なまでに映し出されてしまう」（原田正純『水俣が映す世界』日本評論社、一九八九年、三頁）。当初われわれは、「水俣」は戦後日本のジャーナリズムやマスメディアのありようをまざまざと映し出し、それらが従属する戦後から高度経済成長期へといたる日本の社会や政治のありようまでも映し出す鏡になっていることを実感していた。しかし、「水俣」という鏡には、かつて一九七〇年代の言説と表象を読み、見たことで、「水俣」の問題意識を形成した「主体」の姿も、今日の報道の言説と表象を読み、見ることで、「水俣」の「混迷」を知る「主体」の姿も映し出されていたのである。

この本となって明らかにすることのできた研究成果は、ようやく水俣病事件史の一九七〇年代初頭にたどりついたにすぎない。しかし、語られ、描かれた「水俣」を読み、見ることとしての、「水俣」の経験の陥穽と可能性についての基本的な考察はできたと思う。そしてわれわれは、このような水俣病事件研究を今後もつづけていくだろう。それによって、「水俣」を読み、見る者が、「水俣」を読み、見ることの可能性と、その責任もまた明らかになると考えているからである。

周知のように、二〇〇四年一〇月の水俣病関西訴訟最高裁判決を経て、二〇〇六年五月一日に、水俣病事件は水俣病「公式確認」後五〇年の節目を迎えた。これを期に、いくつかの報道機関が、「水俣」がどのように語られ、描かれてきたのか、そして今日、「水俣」をどのように語り、描くことができるのかを考える試みを展開している。「公式確認」の「第一報」を行った西日本新聞社では、二〇〇六年一月から一〇月までの長期にわたって、「水俣病五〇年」のシリーズ企画を組み、一二月にはこれを単行本（『水俣病50年――「過去」に「未来」を学ぶ』西日本新聞社）にして刊行した。地元の熊本日日新聞社でも、「水俣病小史」と題したシリーズ企画を継続している。しかし、こうした試みも、ブロック紙や地方紙による限定的なものであることは否めない。

問題なのは、この本で取り上げたような地方向けの新聞記事の多くは、図書館が所蔵するマイクロ・フィルムには収められているが――それとても、すべてを網羅しているわけではない――、縮刷版のようなかたちで読み、見ることができないという点である。原紙をもとに、報道写真も含めた記事を系統的に整理した、「水俣病事件報道資料集」のような資料体が公にされることが望まれる。

さらに、テレビニュースについては、収集、保存さえ十分になされていない状態にある。「NHKアーカイブス」のような機構が、ようやく構築されつつあるが、そこでもニュース番組は保存されていない。たしかに、いくつかのテレビドキュメンタリーは再び見ることが可能であるが、その再利用には、著作権を理由にしたさまざまな制約がある。第七章で取り上げた熊本放送のテレビニュースは、同社の「報道ライブラリー」に保存、整理されていたものが、ご好意によって視聴できた稀なケースである。この本の第Ⅲ部『「水俣」の映像表象』の各章で、いくつものテレビ番組や報道写真に論及しながら、画質の良くない写真を掲載したり、参照すべき写真を十分に提示できなかったりしたのは、こうした事情に起因している。

水俣病事件報道にかんする資料整備の立ち遅れや、利用上の制約は、水俣病事件研究を制約しているだけではない。それは、「水俣」を読み、見ることにたいする制約にもなっている。語られ、描かれてきた「水俣」が、それらを読み、見る者に向けて広く開放されることを強く求めたい。

レイト・カマーの水俣病事件研究は、多くの方々のご協力、ご支援によって可能となった。

水俣でのインタビューでは、坂本フジエさん、松崎忠男さん、緒方正人さんから多くのお話を聞かせていただいた。インタビューはいつも二時間程度と考えていたが、生き抜いてきた「水俣」を、どなたも予定の時間を越えて惜しみなく話してくださった。日吉フミコさん、山下善寛さんからは、「水俣」を共に闘ってきた市民としての経験をお聞かせいただいた。そして、マスメディアの只中に身をおきながら「水俣」の闘いを支援しつづけてきた宮澤信雄さんへのインタビューは、われわれにとって学ぶことばかりだった。

ここにお名前を挙げた皆さんには、あらためて心からのお礼を申し上げるとともに、お詫びもしなければならない。皆さんが「水俣」を語り、それにわれわれが耳を傾けることは、まぎれもなく重要な「水俣」の言説実践であった。その実践の成果を、この本では明示的に生かすところまでには至らなかった。われわれの力の足りなさをお許しいただきたい。「水俣」を生き抜き、共に闘ってきた人びとが語り、それに耳を傾けるという実践から、どのような「水俣」の言説が形成され、歴史が拓かれていくのか、これを考察していくことが次の課題となった。

「水俣」の報道に第一線で携わってきた熊本日日新聞社の高峰武さん、花立剛さん、農孝生さんには、まさしく水俣病事件報道の歴史と現状について数々のご教示をいただいた。また、同社新聞博物館の西村一成さんにもお力添えをいただいた。熊本放送の村上雅通さん、牧口敏孝さんは、テレビドキュメンタリーが、「水俣」の何を、どのように描いてきたのか、今、何を、どう描こうとしているのかという問題をお話しくださった。とくに、村上さんには、熊本放送の「報道ライブラリー」を視聴する機会だけではなく、同社の水俣病事件関連のテレビニュースにかんする資料も提供していただいた。

財団法人水俣病資料センター相思社の弘津敏男さんには、資料収集について多大なご協力をいただいた。われわれが同センターの書庫に入って、文字どおりの資料探索をすることを認めてくださった。こうしたご協力があったからこそ、第六章で取り上げた「ビラ合戦」の際のビラを、貴重な資料として読むことができた。

熊本学園大学の原田正純教授、花田昌宣教授からは、われわれが研究を進めていく上で欠くことのできないご支援をいただいた。原田教授は、水俣病事件史上の主要な出来事を、どのような視点からとらえていく必要があるのかという問題をていねいにレクチャーしてくださった。花田教授は、現地でのインタビューの計画にたいして適切なアドバイスを与えてくださった。また、同大学の水俣学研究センターにも、インタビューの会場を提供していただくなどのご支援をいただいた。とりわけ、同センターのリサーチ・アシスタントの田尻雅美さんの細部にまでわたるサポートがなければ、現地水俣でのインタビューも、資料収集もままならなかっただろう。地理不案内なわれわれのガイド役まで引き受け、「自分自身の勉強にもなるから」といってインタビューに同席してくださったことは、非常に心強かった。とくに記してお礼申し上げたい。
最後になったが、出版事情の厳しいなか、この本の出版をお引き受けいただいた藤原書店に、心からの感謝を申し上げたい。良書の刊行に努めてきた藤原良雄社長の、「お互いに良い本を造りましょう」という言葉は大きな励みとなった。

二〇〇七年四月

執筆者を代表して　小林直毅

＊本書は、独立行政法人日本学術振興会科学研究費補助金の助成を受けて推進した「水俣病事件報道のメディアテクストとディスクールにかんする研究」（平成一五〜一七年度、基盤研究（B）、研究代表者　小林直毅）の成果を発展させたものである。

執筆者紹介（五十音順）

伊藤守（いとう・まもる）
1954年生。法政大学大学院社会科学研究科博士課程修了。早稲田大学教育・総合科学学術院教授。社会学、メディア・文化研究。主著に『記憶・暴力・システム』（法政大学出版局）、『デモクラシー・リフレクション』（共著、リベルタ出版）等。

大石裕（おおいし・ゆたか）
1956年東京都生。1985年慶應義塾大学大学院法学研究科政治学専攻博士課程修了。博士（法学）。慶應義塾大学法学部教授。政治コミュニケーション論。主著に『ジャーナリズムとメディア言説』（勁草書房）、『政治コミュニケーション』（勁草書房）、『メディア・ナショナリズムのゆくえ』（共編、朝日新聞社）等。

烏谷昌幸（からすだに・まさゆき）
1974年愛媛県生。慶應義塾大学法学研究科博士課程修了。慶應義塾大学グローバルセキュリティ研究所、リサーチ・アソシエート。マス・コミュニケーション論、政治社会学。主要論文に「フレーム形成過程に関する理論的一考察」（『マス・コミュニケーション研究』第58号）、「高速増殖炉開発計画をめぐるメディア言説の変遷」（鶴木眞編『コミュニケーションの政治学』慶応義塾大学出版会）。

小林義寛（こばやし・よしひろ）
1961年神奈川県生。1995年日本大学大学院文学研究科社会学専攻博士後期課程修了。日本大学法学部新聞学科准教授。文化社会学。主著に『テレビジョン・ポリフォニー』（共著、世界思想社）、『テレビはどう見られてきたのか』（共著、せりか書房）。

藤田真文（ふじた・まふみ）
1959年青森県生。慶應義塾大学大学院法学研究科博士後期課程修了。法政大学社会学部メディア社会学科教授。マス・コミュニケーション論。主著に『ギフト、再配達――テレビ・テクスト分析入門』（せりか書房）、『テレビジョン・ポリフォニー――番組・視聴者分析の試み』（共編著、世界思想社）、『現代ニュース論』（共著、有斐閣アルマ）、『図説日本のマスメディア』（共著、日本放送出版協会）、『テレビニュースの社会学――マルチモダリティ分析の実践』（共著、世界思想社）。

別府三奈子（べっぷ・みなこ）
1961年東京都生。上智大学大学院文学研究科新聞学専攻博士後期課程修了。博士（新聞学）。日本大学法学部新聞学科准教授。米国ジャーナリズム史（プロフェッション論）。主著に『ジャーナリズムの起源』（世界思想社）、『アジアでどんな戦争があったのか――戦跡をたどる旅』（めこん）、『ジャーナリズムと写真　2006』（別府研究室）等。

山口仁（やまぐち・ひとし）
1978年埼玉県生。2006年慶應義塾大学大学院博士課程修了。（財）マルチメディア振興センター研究員、尚美学園大学兼任講師。社会問題の社会学。主著に『ジャーナリズムと権力』（共著、世界思想社）、主要論文に「構築主義再考」（『法学政治学論究』慶應義塾大学）等。

山腰修三（やまこし・しゅうぞう）
1978年東京都生。慶應義塾大学大学院法学研究科博士課程在籍。東海大学、東洋大学、二松学舎大学非常勤講師。マス・コミュニケーション論。主著に『ジャーナリズムと権力』（共著、世界思想社）、『メディア・ナショナリズムのゆくえ』（共著、朝日新聞社）、『マス・コミュニケーションへの接近』（共著、八千代出版）。主要論文に「『新自由主義』に関するメディア言説の編制」（『マス・コミュニケーション研究』第67号。第二回日本マス・コミュニケーション学会優秀論文賞受賞）等。

編者紹介

小林直毅（こばやし・なおき）
1955年兵庫県生。1985年法政大学大学院社会科学研究科社会学専攻博士後期課程満期退学。県立長崎シーボルト大学国際情報学部教授。メディア文化研究。主著に『メディアテクストの冒険』（世界思想社）、『テレビはどう見られてきたのか』（毛利嘉孝との共編著、せりか書房）、「水俣病事件報道にかんする批判的ディスクール分析の試み」（原田正純・花田昌宣編著『水俣学研究序説』藤原書店）、「報道としての水俣病事件」（原田正純編著『水俣学講義 第２集』日本評論社）、「気象情報の国土論」（伊藤守編著『テレビニュースの社会学』世界思想社）等。

「水俣《みなまた》」の言説《げんせつ》と表象《ひょうしょう》

2007年６月30日　初版第１刷発行©

編　者　小林直毅
発行者　藤原良雄
発行所　株式会社 藤原書店
〒162-0041　東京都新宿区早稲田鶴巻町523
電　話　03（5272）0301
ＦＡＸ　03（5272）0450
振　替　00160-4-17013

印刷・美研プリンティング　製本・河上製本

落丁本・乱丁本はお取替えいたします
定価はカバーに表示してあります
Printed in Japan
ISBN978-4-89434-577-5

1989年11月創立 1990年4月創刊

月刊
機
2007
6
No. 184

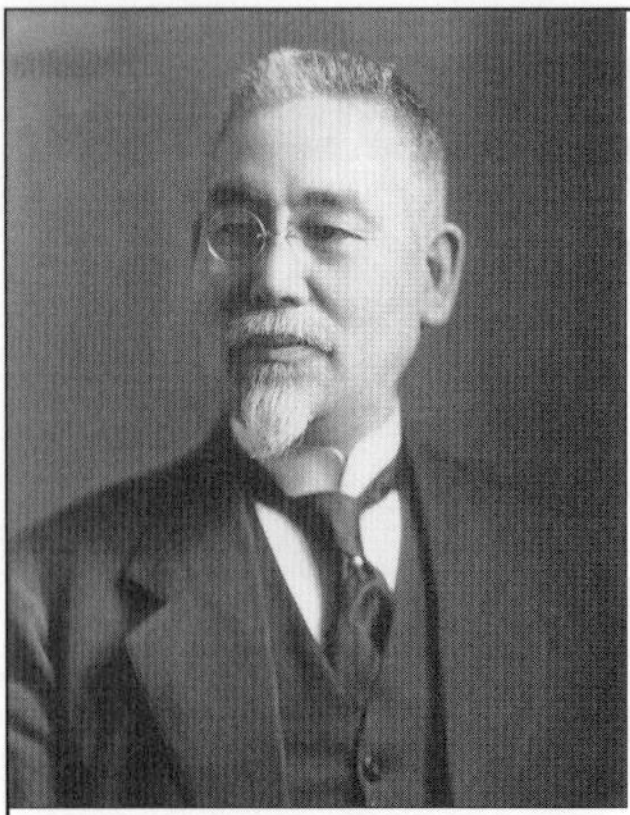

読者待望の後藤新平のすべてがわかる『後藤新平大全』、遂に刊行！

「後藤新平の全仕事」を網羅

生誕一五〇年の今年、テレビやイベントほかで話題沸騰の後藤新平。百年先を見通し、時代を切り拓いた男の波瀾万丈の生涯を、厖大な一次資料を駆使し描き切った近代日本における人物評伝の金字塔『〈決定版〉正伝　後藤新平』の掉尾を飾って『後藤新平大全』を今月刊行する。

後藤新平の全仕事や、全生涯、又全著作・関連文献一覧、約二五〇〇名もの関連人名索引や、約二一〇〇人余の人物紹介、そして人物相関図、地図や資料などをふんだんに収録した、研究者や図書館から、歴史ファンまで必携の一書。　**編集部**

発行所　株式会社 **藤原書店**©
〒一六二-〇〇四一　東京都新宿区早稲田鶴巻町五二三
電話　〇三・五二七二・〇三〇一（代）
ＦＡＸ　〇三・五二七二・〇四五〇
◎本冊子表示の価格は消費税込の価格です。

編集兼発行人
藤原良雄
頒価 100 円

● 六月号目次 ●

一九九五年二月二七日第三種郵便物認可　二〇〇七年六月一五日発行（毎月一回一五日発行）

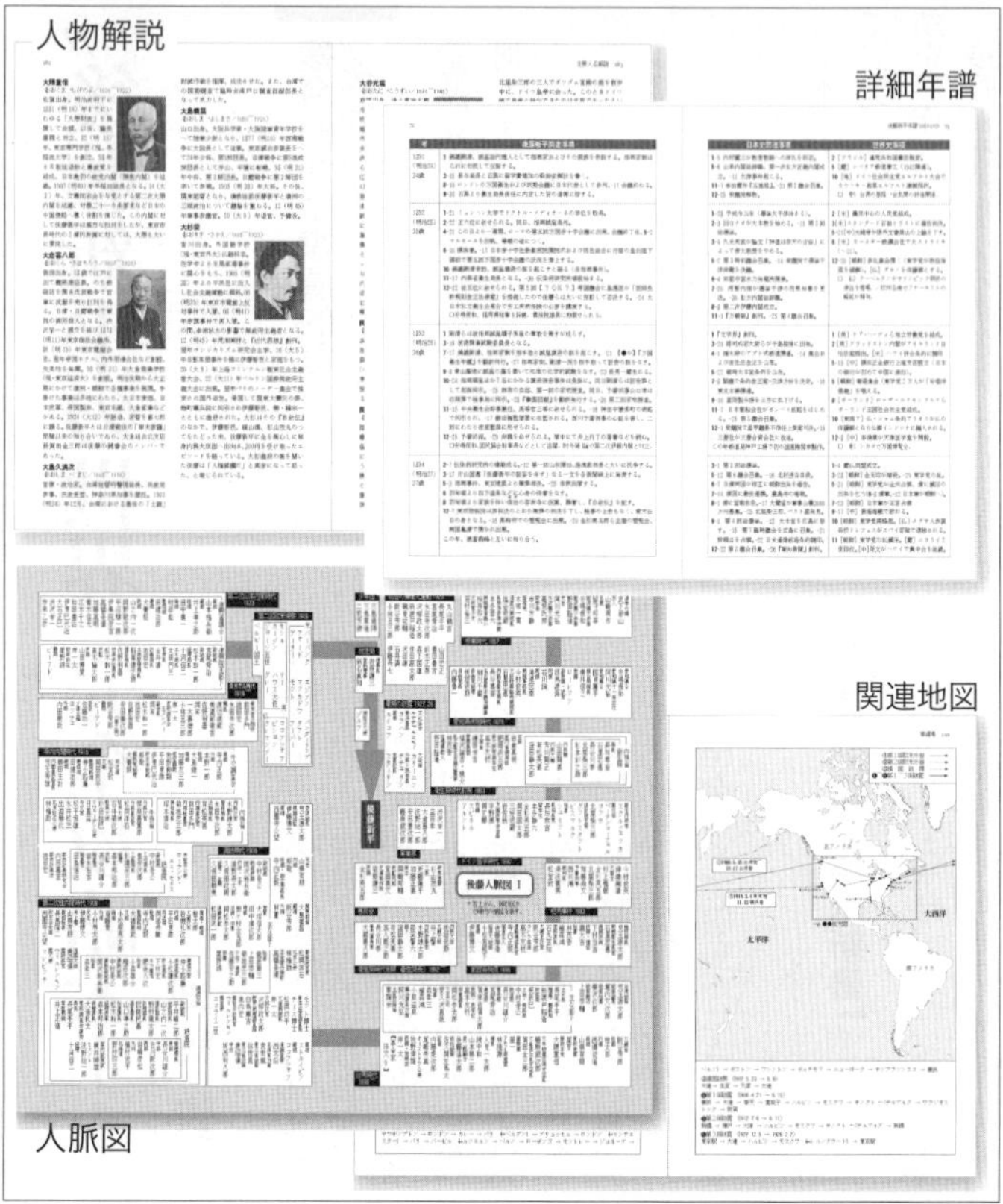
人物解説
詳細年譜
関連地図
人脈図

〃後藤新平の世界〃完全攻略本！

御厨 貴

複合的かつ複層的な〃後藤新平の世界〃

『後藤新平大全』をおくる。大全とは一冊ですべてがわかる仕組みになっている本のことを言う。後藤新平という人物にとっては、大全という形式の本が待たれていたと言ってよい。なぜか。それは余りにも活動範囲が広く、思わぬ出会いがまた次なる出会いを生みしかもそれが水平方向、垂直方向に同時に連なって、あっという間に人と仕事と組織の連鎖を形作っていくからだ。

後藤のその仕事の特色は、プロジェクト型と言うにふさわしい。後藤のその出会いを描くのには、司馬遼太郎風ではなく、山田風太郎風が最もふさわしい。そうであれば、〃後藤新平の世界〃を単に一人の偉人伝を描くように、クロノロジカルに一本の幹が苗の時代からスクスク育っていくようには書けない。複合的かつ複層的な〃後藤新平の世界〃は、かくて大全を待って明らかにされることになる。

『後藤新平・解体新書』

同時にこの大全は、八冊に垂んとする『正伝 後藤新平』を読み進める上での導きの書、よきガイドラインたらんとする。昭和初めの旧版ほどではないが、今回の決定版にしても、巻数の多さと各巻の厚さの前に、いかなる読書家であろうとも、まずは読破意欲をそそられぬことは、疑いえない。一度開いた本をいつのまにやら閉じて書架に戻したが最後、後藤新平の伝記は書架を飾り決して繙かれることのない立派な装丁のシリーズとして重きをなすことになる。

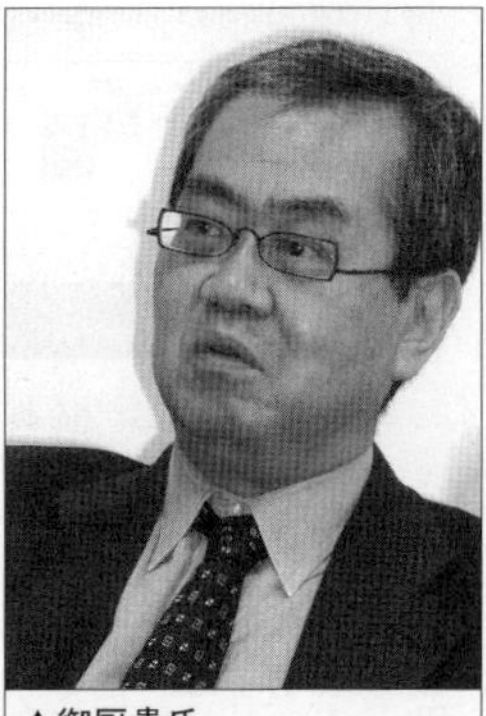
▲御厨貴氏

だったら教科書ガイドならぬ読み解き方を示唆するこのガイドラインの本

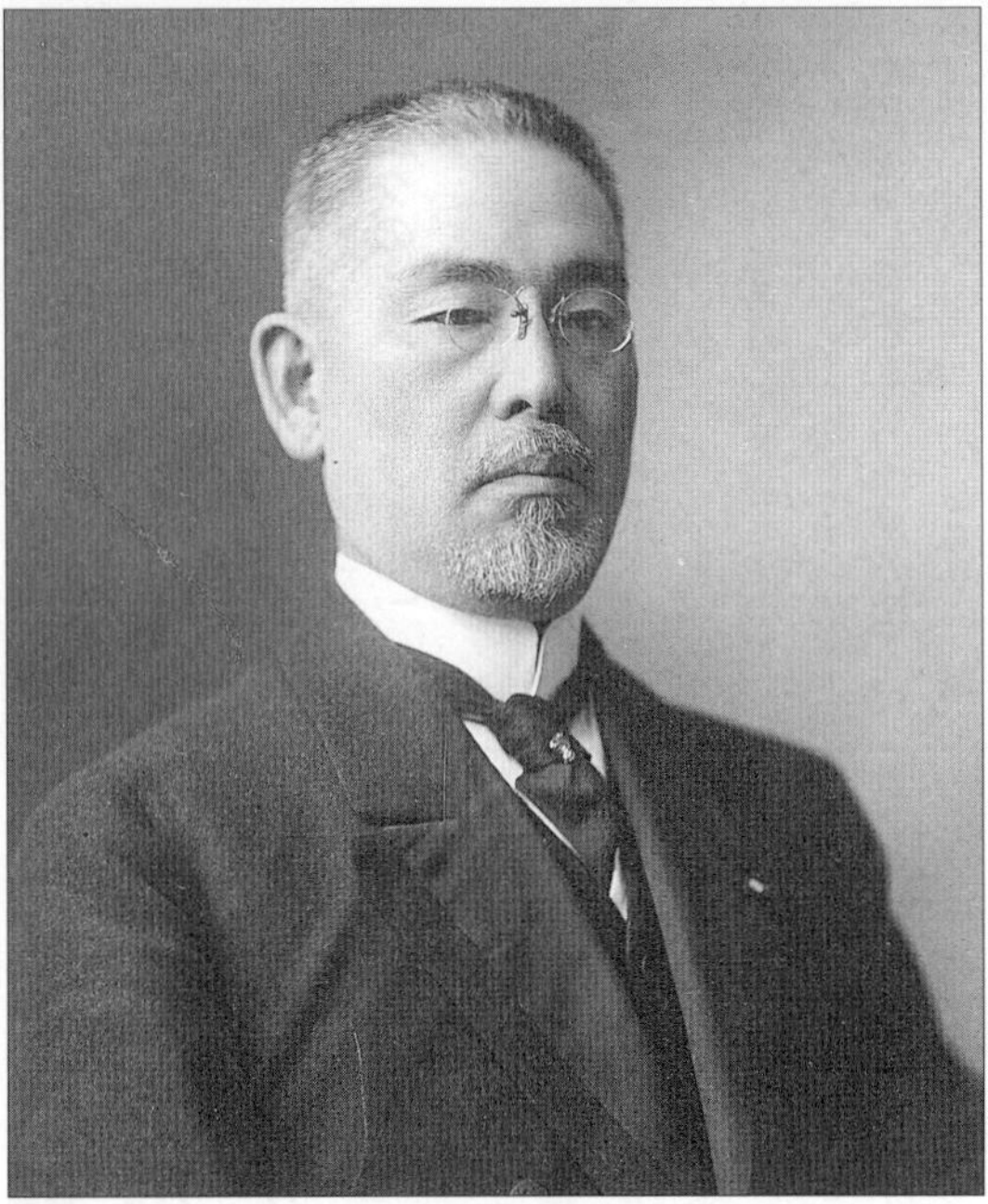

は必携である。それと同時に、この大全は、『後藤新平・解体新書』の役割を果たし、〝後藤新平的世界〟の要素分解の機能を示す。逆に言えば、初心者が『正伝 後藤新平』の航海中に何が何だかわからなくなったら、大全にあたれば、一つの読破方向を示してくれる。そこで自らの位置を確かめ安心できる。そうではなく余裕綽綽のベテランには、大全を攻略することから、『正伝 後藤新平』をまったくこれまでとは異なる独自の読みの世界として構築する楽しみが与えられる。

ここまで説明してくれれば、もう賢明なあなたはお分りであろう。『後藤新平大全』は、ゲームの攻略本と同じ意味を持つわけだ。その点で老若男女すべての層に〝後藤新平的世界〟を理解してもらう仕掛けがここには込められている。

浮かび上がる〝後藤新平の世界〟

『後藤新平大全』はゲームの攻略本のように、『正伝 後藤新平』全巻と共にあって、この『正伝』を、いやそれを超えて〝後藤新平の世界〟そのものを、読者一人一人のものにしていくための本である。この本をボロボロになるまで使い込んだ時、あなたは21世紀に再生すべき〝後藤新平の世界〟がくっきりはっきり浮かび上がってくる様子がわかるに違いない。

（みくりや・たかし／東京大学教授）

ノーベル文学賞受賞作家、待望の最新作、まもなく刊行！

「パムクのイスタンブール」

和久井路子

「パムクのイスタンブール」

『イスタンブール——街と思い出』はオルハン・パムクの九作目の作品で、二〇〇三年末にトルコで出版された。英訳は二〇〇五年に、仏訳は二〇〇七年に出ている。これは著者の二二歳までの思い出からなるものであるが、「五歳の子どもの目を通して五十歳の作家が見ている」と著者自身が語っているように、単なる自叙伝ではない。そこには家族（両親と兄）そして一族との関係を通して、その背後に見えるイスタンブールの街が描かれている。

『わたしの名は紅《あか》』の中で主人公が、長年離れていたイスタンブールに十二年ぶりに戻ってきた時の「糸杉やすずかけの木、屋根の風景、夕暮れの愁い、下の方からくる音、物売りたちの声、モスクの中庭で遊ぶ子どもたちの騒ぎ、これらがみなひとつになって、わたしはこれからこの町以外では生きていけないだろうと感じた」との思いは、一生のほとんどをイスタンブールで、同じ通りの同じ建物で過ごしてきたと語る著者の実感でもあろう。ノーベル賞授賞式で、アカデミーは、「ジョイスのダブリン、ドストイエフスキイのサンクト・ペテルブルグ、プルーストのパリ、そしてパムクのイスタンブール」という表現を用いた。

文学的読み物としても、評論、文明批評としても

彼の子ども時代のイスタンブールは、華やかな観光地ではなくて、かつてのオスマン・トルコの栄光が瓦礫となったところを野犬の群れが徘徊し、瀟洒な木造建築の屋敷は次々に火事にあって焼け落ち、その後から醜いコンクリートの建物が生え出す。そして西欧化を目指す人々は過去を忘れることが近代化だと考えている。そのようなところであった。著者はイスタンブールの町の特徴を「ヒュズン」というトルコ語で説明する。それは一種の憂愁であるが、メランコリーが個人の憂鬱、孤独、寂寥感であるのに対して、「ヒュズン」は、それに似

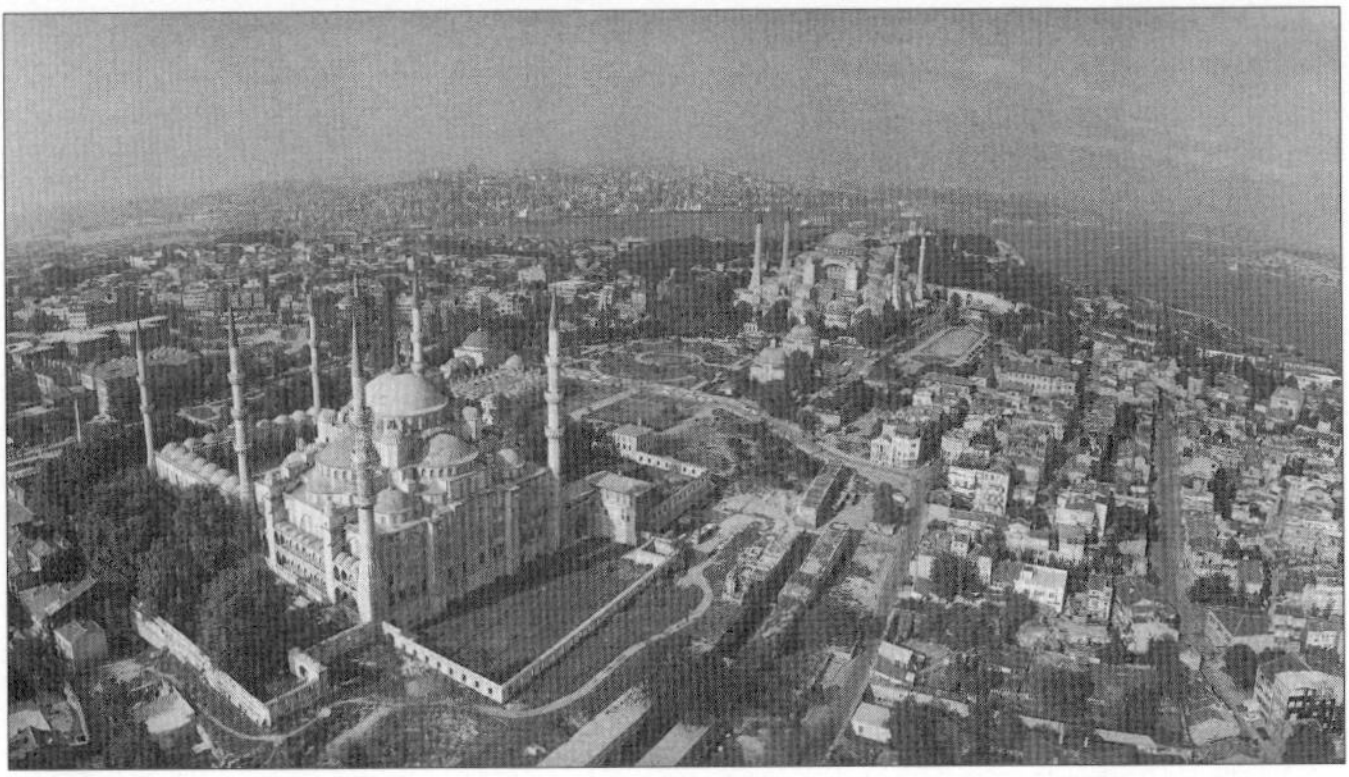

ているものの、社会全体に漂っている感情であるという。ノーベル文学賞授賞に際して言われた「生まれた街の憂いある気分を描いた」との評価が、一番よく当てはまるのがこの作品である。メランコリーに関する、古今の文献を広く渉猟した長い考察もある。

またイスタンブールについてトルコ人が書いたものは、二十世紀初頭になるまでほとんど存在しなかったこともあって、パムクはこの地を訪れた一八世紀の画家や、一九世紀の西洋の数多くの文人たち（特にメルヴィル、ゴーチエ、フロベールなど）の描いたものを考証している。二〇〇六年秋のノーベル文学賞発表の後、ニューヨークの本屋でこの本が研究書のジャンルでベストセラーに入っていたというのも頷けるが、パムク文学の読み物としても、随筆、評論、文明批評としても、愉しく奥深い作品である。

パムクの精神生活の形成の軌跡

読者はこの本の随所で作家オルハン・パムクの精神生活の形成の軌跡をみるであろう。たとえば次のような記述もある。「魂の中で何かが砕け、孤独感が近づいてきて心が乱れ、彼を呑み込もうとする暗闇が生活の一部になるかと恐れては、彼は誰しもと同じようになろうと決心するのだった。十七、八歳の一時期、誰彼を笑わせたり、何かあるごとに冗談を言ったり、誰とでも親しくして、馬鹿みたいにふざけては、群集の中の一人に見えることに成功するのだった……誰もがなんでもなくやっていることを巧くやるために、自分はどうして歯をくいしばり、努力しなければならず、そして

後になると、気取ってみせたといって自己嫌悪に陥らなければならないのであろうか……」

ギュレルの写真とメリングのエッチング

さらにこの本に収録されている二〇九枚の白黒写真も、少年時代のパムクとその家族とともに四、五十年前のイスタンブールの町をみせてくれて、興味をそそられる。巻末に撮影者について説明があるが、一部は著者の家族のアルバムからの写真（その大部分は父親が撮ったもの）や十代の著者自身が撮影したイスタンブールの通りの風景もあるものの、本書の中の写真の多くはトルコの著名な写真家であるアラ・ギュレルの撮影したもので、芸術作品といえるものである。アラ・ギュレルは二〇〇三年の「日本におけるトルコ年」に、トルコ大使館主催で日本でも写真展を開いている。

そのほかに、十八世紀にイスタンブールに来て、その後二十年近く彼の地に滞在したドイツの画家メリングのこの上なく詳細な絵を、メリング自身がヨーロッパに戻ってから銅板画に作らせたものの複版画もいくつかある。それらは当時のイスタンブールの町の様子を偲ぶことができる貴重なものでもあり、同時にエッチングとしてもすばらしいものである。

様々な文学的思想の実験

小さい時から絵を描くことが好きで、画家になることを考えていた著者が、エリート大学の建築学科の三年生だった二十二歳の時に、大学をやめると言い出して、母親に「もう絵描きにも、建築家にもならない。小説を書く」と宣言するところでこの作品は終わっている。その三十年後に書かれたのがこの作品であり、その三年後にノーベル文学賞を受賞していることを思うと、感慨深いものがある。

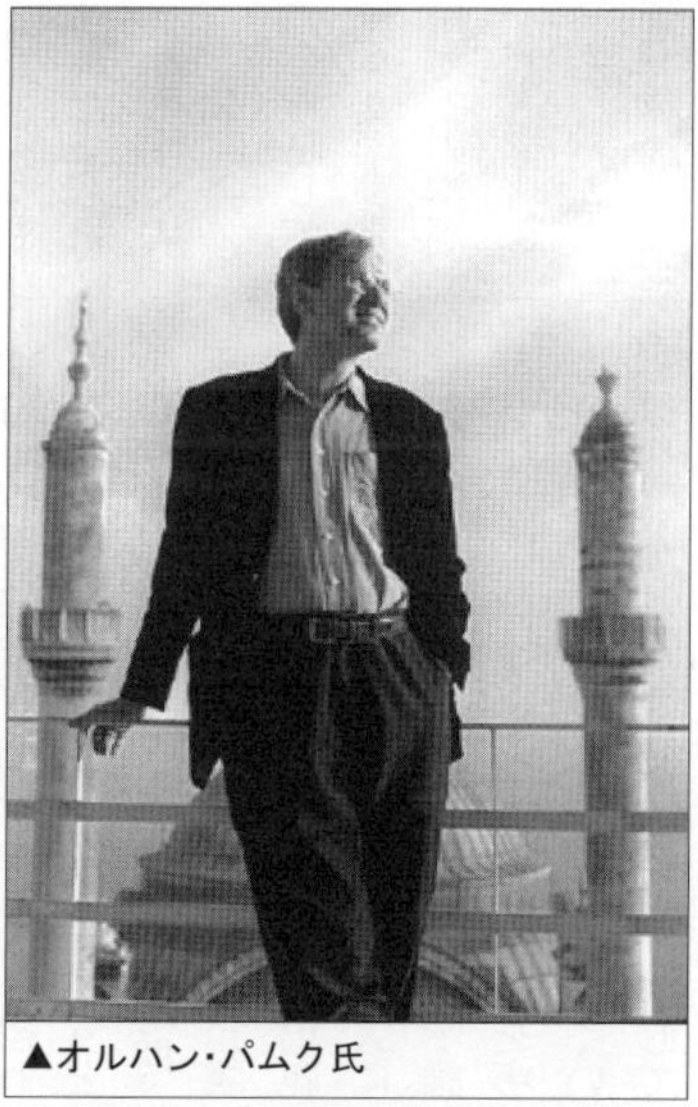

▲オルハン・パムク氏

オルハン・パムクは絶えず実験的で新しいことを作品で試みてきた。インタヴューで「新しいものを試さずには、変わった事をせずにはいられない。小説は西洋の伝統だけれども、西洋のしたことを盲目的にコピーするのではなくて、自分にふさわしい、実験的な、だれもがしなかったことを今まで計画して来た。だからノーベル賞授賞の理由の一つが小説芸術を変えたことといわれてとても嬉しかった。これからも、だれもがする勇気がなかったが、正当な文学的思想を、様式や形態で試してみたい」と語っていた。著書の『わたしの名は紅《あか》』も『雪』も『黒い本』も『白い城』もいずれも、それぞれ趣きを異にし、この上なくすごいとしか言いようがない作品であるが、この作品もまた格別である。

（わくい・みちこ／中東工科大学〔アンカラ〕勤務）

世界史の中に東アジアを位置づける日韓の思想家・歴史家による「対話＝歴史」。

東アジア・歴史の共有に向けて

子安宣邦

アジアにおける世界史

日露戦争は日本人につねに一国的栄光の歴史として回顧されてきました。それが日韓併合を帰結するような、韓国と満州をつつみこんだアジアにおける世界戦争であったことを、十分な説得性をもって私たちに教えたのは崔文衡氏の著書『日露戦争の世界史』（小社刊）でした。

崔氏は日露戦争をあくまで韓国から、韓国研究者として見ているのです。しかし、直ちに人は韓国から日露戦争を見るわけではありません。韓国のナショナリズムは日露戦争を自分たちの歴史から消してしまうのです。それは日本のナショナリズムが日露戦争に韓国問題を見ないことに対応することです。

では歴史家崔文衡は韓国からの視点を堅持しつつ、どのようにして日露戦争を歴史認識と記述の対象としえたのでしょうか。歴史を一国化するナショナリズムが歴史的事実を隠し、歴史記述を曲げてしまうものであることへの批判が、歴史家としてまずなされねばならなかったでしょう。まさしくそれは本書における崔氏の教科書問題をめぐる発言の主要部をなすものです。しかしこの批判は、韓国のナショナルな立場からのきびしい非難と反撃に合わざるをえません。それは日本首相の靖国参拝を戦争の記憶の日本一国化だとして批判する私に、日本のナショナルな立場からの攻撃があることに逆対応するといえます。韓国における崔氏の立場には、日本における私の立場よりもさらにきびしいものがあるでしょう。しかし崔氏は、氏の歴史認識がもたらす事実によって反駁します。だれがもっとも正しく韓国の悲劇という歴史事実を認識したのかと。

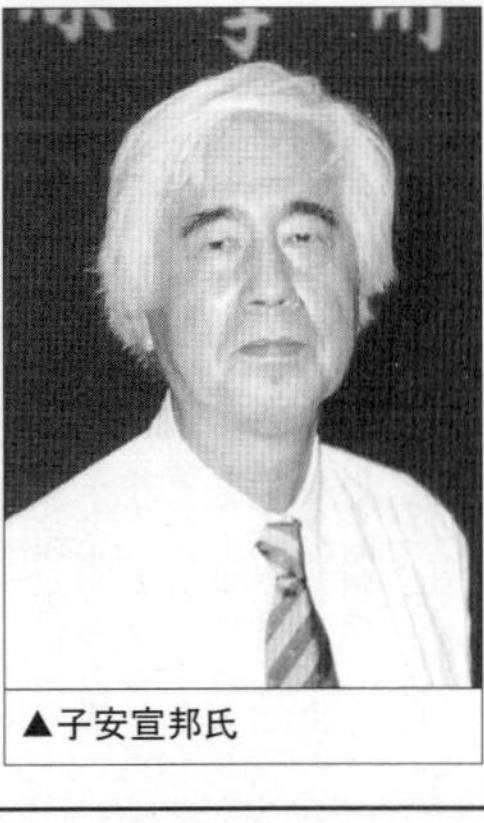
▲子安宣邦氏

歴史を一国化しようとするナショナリ

ズムが、決して自国の悲劇を正しく認識するものではないとする崔氏は、アジアにおける世界史のなかで自国の運命を読もうとします。アジアにおける世界史とは、アジアという歴史的舞台における世界史ということです。アジアにおける歴史認識の共有を求めるものにとって、ここには沢山の大事な示唆があります。ことに日本の研究者は、この韓国の内側から発せられた歴史記述をめぐる批判を、同時に己れにも向けられたものとして反復反芻して考える必要があります。

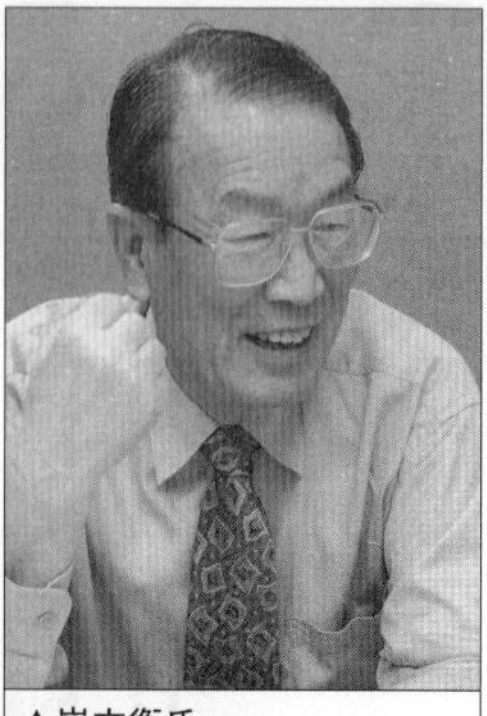
▲崔文衡氏

同志たちの大きな一歩

二〇〇五年一月に開かれた講演とシンポジウムの終了後、私は崔氏との短い対話の機会をもちました。それはわずか数分の対話でしたが、私はすぐに氏を古くからの友人のように思いました。氏もまたそう思ったのです。それから私たちはソウルで、あるいは東京で何度か会い、飲み、しゃべりながら近現代史の認識を相互に補い、深め合ってきました。不思議な出会いでした。崔氏の韓国の歴史家としての仕事を、日本の友人として私はいっそう深く理解できるようになったと思います。崔文衡も私も同年輩です。つまり二十世紀のアジアをともに七十年にわたって生きてきたもの同士だということです。私たちは二十世紀を生きてきたもの同士として、お互いをいま発言すべき同志として直ちに認め合ったということなのかもしれません。

韓国と日本からそれぞれの二十世紀の生を歩みながら私たちが友情を成立させたように、本書が東アジアにおける歴史の共有に向けての大きな一歩になることを私たちは心から願っています。

（こやす・のぶくに／日本政治思想）

情報通信革命と経済・金融の真のつながりを明かす！

IT神話と金融バブル

ロベール・ボワイエ

金融市場のパラドクス

本書の根本的なメッセージのひとつは、つぎのようなパラドクスに関わっている。すなわち、合理的な企業家や金融家の戦略と株主価値の最大化の戦略にしたがっている時代において、金融業界と投資家がとる行動は、実際には盲目的な信頼や他者を模倣する傾向によって支配されている。実際、株式市場における急上昇は、絶対的な信頼性を持っていたので、多くの人びとは、マクロ経済的な制約にも、長期にわたって確立された経営管理の諸原則にももはや注意を払わなくなったのである。

ニュー・エコノミーがかれらおよび同時代人にとってまったく新しい現象であると確信していた人びとは、長期の傾向や国際的な歴史に対して何の関心も持っていなかった。金融の短期的な見方は、技術革新の長期的な見方とは異なる。アナリストたちはニュー・エコノミーをもっと大きな枠組みや状況のなかに位置づけることに単に失敗したというのが、現実である。

シリコンバレーよりウォール街

アナリストたちが情報技術に付与した重要性は過大すぎた、ということは十分ありうる。回顧的に言えば、金融経済化現象の方がおそらくはるかに大きな影響を与えている。この現象こそ大半の制度諸形態に関わっているし、情報通信技術以上に、アメリカの成長体制の枠組を決定づけているからである。株式市場の上昇を背景にして、一九九九年にはアメリカの家計貯蓄率がマイナスに転じてしまうまでにアメリカの家計は消費指向を強めた。上場企業は株主価値を尊重するよう余儀なくされ、金融収益の安定さらにはその持続的な上昇、そして資本の節約が追求されることになった。かくして中央銀行は、インフレを抑制し、景気全体を安定させるという目標に加えて、金融システム全体の安定性を維持する必要が生じた。最後に、ウォール街は世界レベルの金融を媒介する役割を有しているの

で、直接投資にせよ、間接投資にせよ世界中からの資本流入を招き、アメリカの巨大な貿易赤字を相殺している。

技術イノベーションと金融のズレ

だが、こうした金融の柔軟性はその見返りとして投機の熱狂を生み出す。実際、九〇年代のエピソードは、経済史においてよく知られていたモデルの再実現を意味している。すなわち革新的なイノベーション、しかも経済活動や社会の階層に関わるほとんどすべての構成要因を変化させるようなイノベーションの出現にともなって、金融バブルが発生するというエピソードである。注目すべきことに、すべてが将来展望と合理的な計算に向かっている時期において、大半の公的あるいは私的な経済主体は、このような技術イノベーションと金融の相互作用に関する重大な歴史的教訓を忘れてしまっているのである。あらゆる投機的バブルはついには必ず崩壊するが、生産的、社会的、政治的な構造変化の時間は、金融市場の格付けの時間と同一ではないのである。

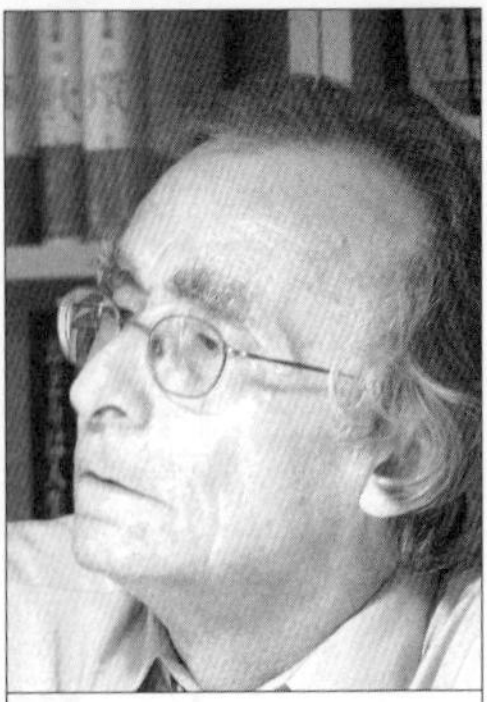
▲ロベール・ボワイエ氏

極端な自由主義者の期待に反して、現代の経営者たちは競争経済への復帰を目指していない。誕生しつつあるのはまったく別のレギュラシオン様式であって、しかも、その先行様式であるフォード主義よりもはるかに複雑にして、相互依存的である。ニュー・エコノミーというレトリックは、アメリカ、ヨーロッパ、そして日本という異なる軌道を生み出した諸変化の絡み合いを説明すべく登場した——単純ではあるが間違った——解釈である。

（Robert BOYER/CEPREMAP 教授）

「戦後文学」を問い直す、画期的シリーズ！

戦争体験から戦後生活へ

黒井千次

「戦争」と「平和」の共存

一九四九年は日本の敗戦から四年後で、戦争の記憶はまだ生々しく生きていた。同時に戦後と呼ばれる新しい時代の実質が形作られていく時期にも当たる。

一ドル＝三六〇円という単一為替レートが設定されたのもこの時なら、年齢を数え年ではなく、満で数える法律が公布されたのもこの年だった。下山事件、三鷹事件、松川事件という国有鉄道に関わる大きな事件が続け様に発生し、湯川秀樹博士の日本人初のノーベル賞受賞があった。中華人民共和国が成立した。

この八篇の短篇小説は、そのような年に発表され、読まれたものである。発表順に作品を見ていくと、前半は、戦争の体験を題材に据えているのに対し、後半の作品は戦後の生活にウエイトが置かれていることに気づく。一九四九年とは、人々の意識のうちにそのような「戦争」と「平和」の共存した年であった。

原民喜「壊滅の序曲」

この作者の代表作が「夏の花」（一九四七年）であることは知られている。敗戦の前年に妻を失った原民喜は広島の兄の家に疎開し、そこで原子爆弾に遭遇する。被爆体験を一人称で描いた短篇小説が「夏の花」なのだが、「壊滅の序曲」はその凄絶な日に至るまでの、戦争末期の一族の暮しの姿を捉えている。

兄達夫婦に寡婦の妹、更にそれぞれの子供である甥や姪を加えた人々は、どこにもありそうな気持ちの軋みを抱えて生きている。だがそこを流れる時間が壊滅の行き止まりに達することを知る作者の目には、ささやかな出来事の一つ一つが終末の閃光の反映を受けて影の世界を浮かび上がらせているかに感じられる。

作者と重なる三男の正三は、しかしこの重い流れの単なる傍観者ではない。終末への予感の中でこの世界を認識しようとし、同時に当の自分自身のあり方も彼は常に観察し続けねばならない。

正三が生きるのは、日常が異常となり、異常が日常となる世界に他ならな

い。この二つの相の入れ替わり、反転、逆転は人間の生きる上で本質的なものではあるのだが、当の異常が壊滅と呼ばれるほど巨大で決定的である場合、日常生活の細かな襞は間もなく消え失せるものとして、終末からの光の中に哀切で切実な姿を浮かび上がらせることを、あらためて感ぜずにいられない。

太田良博「黒ダイヤ」

戦後の日本文学に関心を持つ人にとっても、この作者の名前と作品名は目新しいものであるだろう。それはこの短篇が沖縄で書かれ発表され、その後読まれる機会が少なかったためと思われる。同じ占領期といっても、軍政下の沖縄は他の地域と異なる状況に置かれていた。

　地上戦の戦場となったこの土地では、文書・図書が全滅に近いまでに消尽し、印刷機や謄写版までが焼失して、人々は印刷物から遠ざけられた生活に陥った。その上、行政的分離によって「日本本土」との交流を絶たれた沖縄は、一冊の雑誌さえ読むことの出来ぬ状態が続いた。

　太田良博の「黒ダイヤ」は戦後沖縄文学の出発点として評価されたのだから、「日本本土」の戦後文学の誕生からは数年遅れたことになる。そこにこの土地の文化的苦境が窺われる。

　戦時中インドネシアに駐在し、日本語を教えたりマレー語の通訳をしたりする任務を負っていた「自分」と現地の十八歳の美しい少年との、心の交流とも精神の共鳴とも呼べそうな関係を抑制のきいた言葉によって綴る短篇だが、列強の支配から独立へと向うアジアの一少年の姿が複雑な感慨をもって描き出される。　（抄）

（文責・編集部）（くろい・せんじ／作家）

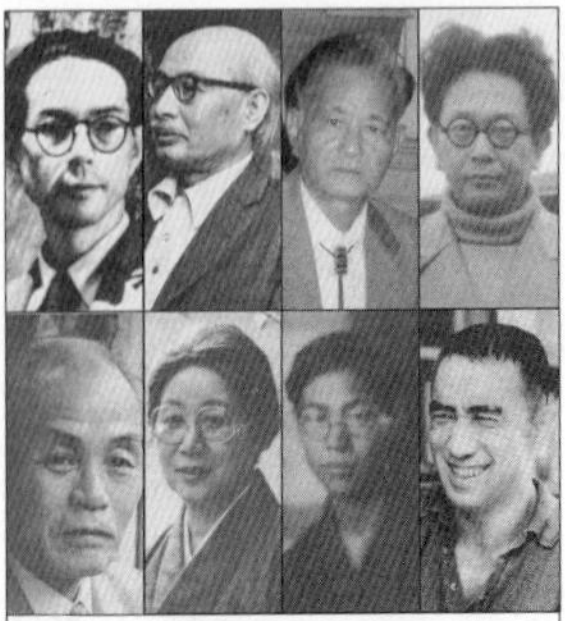

左上から原民喜、藤枝静男、太田良博、中村真一郎、上林暁、中里恒子、竹之内静雄、三島由紀夫

メディアの中の「水俣病」を徹底検証し、近代日本の支配的言説の問題を暴く！

何が「水俣」を表象不可能にしたのか

小林直毅

「水俣」を語らない言説

一九五六年、『西日本新聞』が水俣病の「公式確認」を最初に報道した。その後、患者の発生と死亡者が増加し、発生地域も拡大する。にもかかわらず、当時の有力なマスメディアであった新聞による水俣病事件の報道は、三年以上もの間、全国規模に展開することがなかった。しかし、われわれを驚かせたのは、全国報道が始まる以前に、地元の熊本や九州に向けて、この事件の膨大な新聞報道がなされていたことである。

一方では、人びとがつぎつぎに病に倒れ、亡くなっていく事件が、膨大な言説となって語られ、描き出される。他方では、そうした事件などなかったかのように、まったく語られない。このような事態は、はたして新聞社の組織上の問題や、報道の視点の在り方、報道現場の問題だけで説明できるものなのだろうか。

これほどまでに重大な出来事と、それを語る膨大な言説が、なぜ長期にわたって顧みられなかったのか。全国報道以前の、地域向けの膨大な水俣病事件報道に接したことで、「水俣」を語らない、あるいは、語ろうとしない別の言説が垣間見えてきたのである。それは、水俣病事件にニュース価値を見出すことを阻み、一地方の出来事として封じ込めた力ともいえるだろう。ある種の言説の力が、「水俣」を語り、描き出すことを潜在化させていたのではないか。

「水俣」の表象可能性と不可能性

とはいえ、報道によって語られ、描き出される「水俣」は、それらを読み、見ることで、多くの人びとが知り、経験する「水俣」でもある。限定的な言説が語る「水俣」も、遅れてきた広範な言説が語る「水俣」も、人びとがそれを読むことで知り、経験する「水俣」といえる。愕然とさせられたのは、この読むこと、見ることとしての「水俣」の経験であった。

水俣病の原因も、とりえた有効な対策も、地域社会としての「水俣」の特徴も、水俣病事件の初期段階から表象されよ

うとしていた。そうした地域社会のなかで抑圧されてきた漁民の姿も、何一つ救済の手を差し伸べられずにいた水俣病の患者とその家族の生活も、あるときには表象されようとしていた。しかし同時に、「原因不明の水俣病」と声高に語ったり、「補償問題は円満解決」と無批判に語ったりする言説が、仄見えていたいくつもの水俣病事件の相貌を抑圧し、排除していく。まさに、語られ／読まれ、描かれ／見られることとしての「水俣」の経験とは、他でありえた「水俣」の可能性でありながら、同時に、それらを抑圧、排除し、ある一定の意味としての出来事へと方向づけ、収斂させていく経験であったのだ。これが、多くの人びとの「水俣」の経験の陥穽なのである。

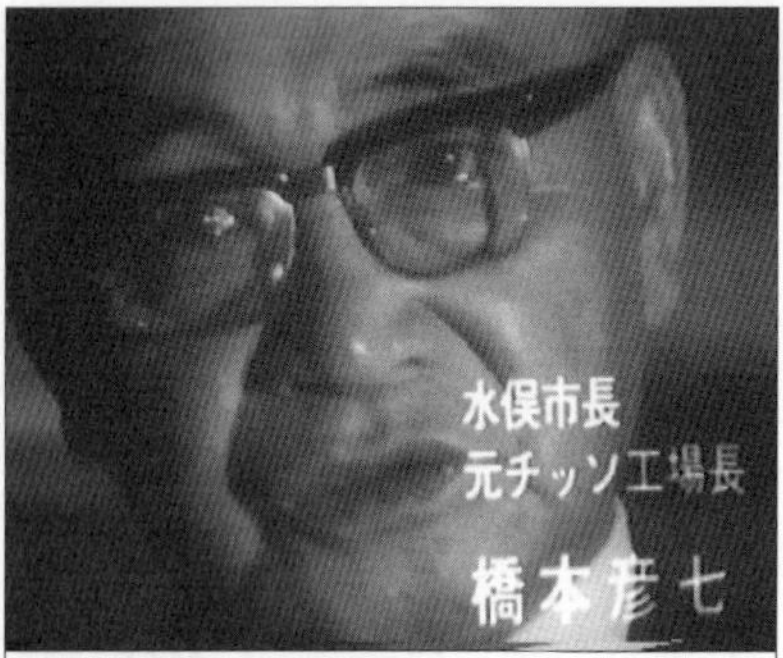

▲熊本放送による初の本格的ドキュメンタリー「111 奇病15年のいま」(1969年)より

　われわれも含めた多くの人びとは、たしかに「水俣」を知っている。しかしそれは、水俣病事件のありえたいくつもの相貌を抑圧、排除し、方向づけ、収斂させ、さらに過去の出来事として遠ざけた「水俣」なのである。人びとは、他でありえながら、そうはならなかった「水俣」をあまりにも知らない。「水俣」の何が、表象可能でありながら表象不可能になったのか、そして何が、表象可能な「水俣」を表象不可能にしたのか。

（こばやし・なおき／県立長崎シーボルト大学教授）

リレー連載　今、なぜ後藤新平か　22

〝平成の後藤新平〟待望論

前日本銀行副総裁　藤原作弥

河崎武蔵中尉と判沢弘軍曹

私事で恐縮だが、拙著『満洲　少国民の戦記』（新潮社）に河崎《かわさき》武蔵《むさし》という人物が登場する。同書は終戦直後、旧満洲・安東（現遼寧省・丹東）で難民生活を送っていた敗戦国民、日本人同胞のボランティア活動を描いたノンフィクションである。

河崎武蔵氏は学徒出陣（台北帝大）で海軍中尉。香港の海軍基地から航空部隊員約六十名を率い、朝鮮・鎮海基地に向う途次、安東で終戦を迎えた。安東では戦犯逃れのため軍服を炭鉱夫の作業衣に着替え、田原酒店の二階に身を潜め、逼塞生活を送っていた。

ある時、河崎中尉らは国民党系中国義勇軍と共に、その当時安東市を支配していた共産党八路軍・市政府に叛乱を企てた。だが、クーデターは、見事に失敗、監獄に放り込まれ、思想犯として身柄を公安局に移される。公安局では日本人の民主連盟の委員から毎日洗脳教育を受けた。その時、河崎中尉の洗脳を担当したのが、学徒出陣（早大）し、安東で敗戦を迎えた判沢《はんざわ》弘《ひろし》・陸軍軍曹だった。

この二人は立場こそ違え同じ学徒出陣で同世代、毎日生活を共にするうちに不思議なほどにウマが合った。二人は洗脳どころか思想信条も肝胆相照らす仲になり脱走を企てようとした……。

とんでもない勘違い

その後のストーリーは拙著にゆだねるが、安東時代のさまざまな秘話を物語ってくれたのは、まず、父の友人だった故・判沢弘氏。判沢氏は当時、東工大教授で社会思想史を講じていた。河崎武蔵氏については、判沢氏から、元満鉄総裁の後藤新平の外孫、と聞いていたので本にもそのように記した。そして「大胆なクーデター計画は雄大な着想で知られたおじいちゃん譲りの血筋だろうか」というコメントを付け加えたりした。

私が同書を執筆した当時、河崎武蔵氏は日本バイエル副社長。多忙の中、何度か取材に応じていただいたが、私はご本

人に後藤新平との関係について直接、確認する作業を怠った（新聞記者＝当時＝としては失格である）。それどころか、判沢氏から、同じ『思想の科学』の同人だった鶴見俊輔氏やその姉の鶴見和子氏が後藤新平の孫と聞いていたので、鶴見氏と河崎氏は孫同士の間柄――と思い込んでいた。

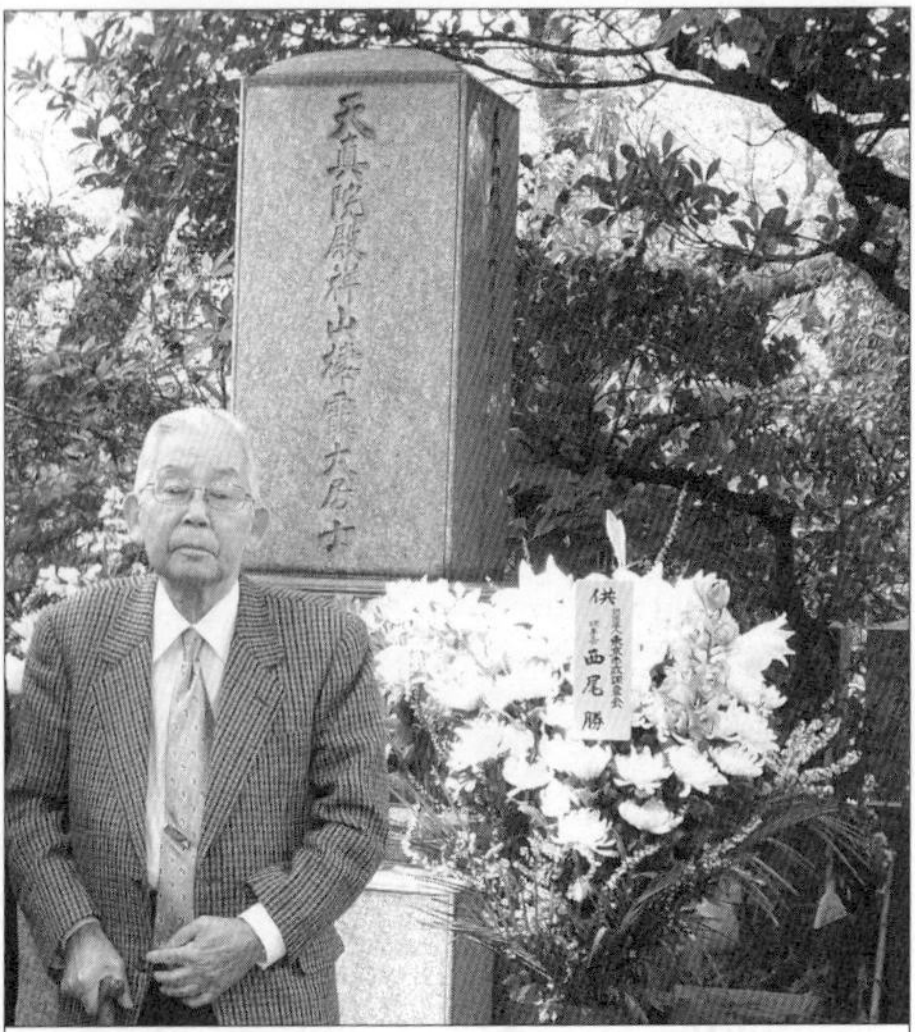
▲河崎武蔵氏（後藤新平の墓前で）

とんでもない勘違いだった。河崎武蔵氏が後藤新平の実子と知ったのは、旧満洲・安東からの引揚者の親睦団体である「安東会」の出席者からそのことを聞き及び、確認してからのことだった。私は遅ればせながら早速、河崎氏にお詫びし、あわてて拙著の記述の誤りも訂正した。

「生活文化大国」へ

後藤新平という人物に従前にもまして強い関心を抱くようになったのはそれ以来のことである。北岡伸一や杉森久英の伝記や小説を読み、その人物のスケールと構想力に驚嘆した。そして近代国家・日本の物心両面におけるインフラストラクチャーの開祖としての偉大さに思いを致すようになった。生地の水沢に足を運んだことも何度か……。ジャーナリストの師である粕谷一希氏のお誘いで「後藤新平の会」発起人の末席を汚したのもそうした因縁からだった。

河崎中尉は〝満洲少国民〟だった少年時代の私にとっての英雄だった。その父である後藤新平は戦前の日本にあっては「世界の中の日本」の視座で物事を考える希有な大人物だった。

戦前戦後に「軍事大国」「経済大国」という二つの大失敗を犯した日本が今、青写真を描くべきグランドデザインは「生活文化大国」であろう。そのためにも〝平成の後藤新平〟が待望される。

（ふじわら・さくや）

リレー連載　いま「アジア」を観る　54

ロシア(旧ソ連)を無視できるか?

丸川哲史

東アジアを頭に冠したシンポジウムや研究プロジェクトが政治、経済、文化の分野において大きな流行を見せていることは、周知の事実である。ただその際の参加者の枠組みは、日本、中国、韓国、あるいは台湾である場合が大半である。

そこで気になっていることの一つとして、ロシアがそこに入っていないということ、さらにアメリカ合衆国をどう加えるかという問題がかなり曖昧になっている、との印象がある。振り返ってみれば、私たちがここ十数年の間に自明視している東アジアの枠組みは、主にソ連の崩壊と韓国・台湾の民主化が後戻りできなくなった一九九〇年代からのものであることに気づく。つまり、それ以前の東アジア（極東）問題とは、日本を除外すれば、ほぼ米ソ中三大国のヘゲモニーの角錐状況を名指していたはずである。今日私たちは、その意味で、この八〇年代以前の地盤を容易に忘れようとしているのではないか。

またここで付け加えたいことは、この冷戦期にしても、往々にして五〇年代をモデルとして念頭においてしまっていることである。実は五〇年代型冷戦、つまり中ソ対立以前の冷戦は十年余りの時間しかなく、中ソ対立を含んだ冷戦は、実に二十年から三十年に近い時間を有していたはずである。さらに言うまでもなく、明治以来の近代日本における主要「ライバル」は、ロシアだった。そのロシアは、日露戦争の際には、西洋帝国主義のアクターとして考えられていた一方、ボルシェビキ革命という出来事に関しては、主にヨーロッパのインテリや支配層にとっては、アジア的な体質を多分に含んだものとして理解される向きが多かった。

ロシア（ソ連）は、ヨーロッパかアジアか、という単純な話ではない。いずれにせよ今日の（東）アジアの成立根拠を探す上で、実はロシアを重要な媒介者として認識することが不可避の事柄であり、そろそろロシアを思い出す時期に来ているのではないか、と思う次第である。

（まるかわ・てつし／明治大学准教授）

■連載・生きる言葉　3

万能作家の誕生

粕谷一希

ただこの遣唐使派遣の最も重要な意味をなす留学生、留学僧の銓衡だけは、年内には決まらないで翌年に持ち越された。もともと時の政府が莫大な費用をかけ、多くの人命の危険をも顧みず、遣唐使を派遣するということの目的は、主として宗教的、文化的なものであって、政治的意図というものは、若しあったとしても問題にするに足らない微少なものであった。

井上靖『天平の甍』（中央公論社・昭32年）

井上靖が『闘牛』で芥川賞を受賞したのが、昭和二十四年。『猟銃』『氷壁』などで圧倒的な人気を博し、文芸誌、週刊誌、新聞連載、すべてのメディアで人気作家となっていった。

その井上靖が『中央公論』誌上に『天平の甍』を連載し始めたとき、多くの読者は、作者の新境地開拓の意気込みを感じたものである。『敦煌』『楼蘭』等、詩情溢れる西域物への出発点を成す作品でもある。安藤更生の『鑑真』の世界を全面的に吸収したもので、歴史小説の新しいジャンルの形成でもあった。

井上靖の出現はそれに続く松本清張、司馬遼太郎と共に、新しい型の万能作家の誕生でもあった。それは旧文壇人の抵抗に会いながら週刊誌時代、テレビ時代というメディアの重視と併せて、文学と文壇の構造を変えていったともいえる。

文学もまたエンターテイメントとして面白く、楽しくなければならないことを、社会全体も認め出していったのである。

（かすや・かずき／評論家）

Le Monde

■連載・『ル・モンド』紙から世界を読む　52

多様性か特殊性か

加藤晴久

四月二二日におこなわれたフランス大統領選第一回投票の候補者十二人のうち三人はトロツキストだった。いずれも、国会・地方議会の議員、地方自治体首長等の五百人の署名を集めるという厳しい条件をクリアして候補者になったのだ。

「労働者党」le Parti des travailleurs（PT）が支持した、もと石大工で、南西部オード県の人口四百人弱の寒村の村長G・シヴァルディは得票率〇・三四％（約十二万票）と泡沫候補的結果。「労働者の闘争」Lutte ouvrière（LO）の女性候補A・ラギエールは一・三四％（約四九万票）だったが、これは六回目の立候補で飽きられたのと、前回二〇〇二年に極右ル・ペンが第二回投票に進出した椿事を避けるために左翼票がはじめから社会党候補に投じられたから。ラギエールは前回は五・七二％（約一六三万票）を獲得している。「革命的共産主義同盟」Ligue Communiste Révolutionnaire（LCR）のO・ブザンスノは三三歳の、歴史学修士号を持つ、郵便配達夫。四・一一％（一四九万票）を獲得した（前回は四・二五％）。三人合わせると五・七九％（前回は一〇・四四％）。

PTは公称党員六千人程度の群小政党。LOは工場内新聞を発行して劣悪な労働条件を告発するなど現場の労働者への扇動宣伝活動を重視している。国際的なつながりは弱い。トロツキスト派の国際組織「第四インター統一書記局」につながるLCRは一九六八年の五月革命以来の「伝統」もあり、学生と、比較的高学歴の不安定就労層に党員・支持者が多い。

二〇〇二年までの首相ジョスパンがPTの党員であることを隠して社会党第一書記にまでのし上がったことが二〇〇一年に暴露されスキャンダルになったが、LCRの現・元党員は教育者研究者に多い。ジャーナリストにも元党員がかなりいる。『ル・モンド』の前編集局長E・プルネルがそうだ。社会党幹部にも多い。S・ロワイヤルの選対本部で活躍した副党首F・レブサマン、J・ドレなど、枚挙に遑《いとま》がない。十人十色、各人各様の個人主義国フランスらしい多様性の徴候か。それとも特殊フランス的な現象か。

（かとう・はるひさ／東京大学名誉教授）

triple 8 vision 73

剥きだしの思考のすじが捨てられない
——フィリップ・ラクー＝ラバルト

吉増剛造

巡礼者たちが、同行二人（〃どうぎょうににん〃〃あるいは〃どうぎょうふたり〃、……）と、笠などに書きつけるときに、笠ではなくって、杖であったり、襟の裏のようなところでもいいわけで、……と考えているときに、そうか、もしかして、良寛さんが〃天上大風〃とこどもたちの凧に書きつけてあたえたときの刹那の心のはたらき*or*かぜの想像もそうであっただろうように、書きつけるところは、身近であってもよいし、はるか天空の青空の黒板のようなところであってもよいではないか。

空の黒板が歩をすすめるたびに、付いてくる景色は（*suica*や*pasmo*も「青山常運歩」＝道元みたい、だけどさ、……）それも、佳境だぜ……。

『環』*vol. 29*（追悼特集）フィリップ・ラクー＝ラバルト（「氏」と綴ると、何故かそぐわない、……微妙さ）の手書き原稿と遺稿のもたらした衝撃の語り難さ、それだからこそ、どうやら、切実かつ確実であるらしい、その衝撃と震えについて今月も再（また、……）ふれてみたい。ふれてはみたいが、きっとふれられないのではないのかという、怯えのあたらしさが、今月の小文の初めの空気を、引きだしていた。みたこともさわったこともない動物か精霊のようなもの、痩せこけた若い豹か夕方の蜘蛛かが、臆病そうに初めて胎内を歩きはじめる気がしてくるのは、……フィリップ・ラクー＝ラバルトの思考の（はじめての）こんな容器《コントゥナン》と出逢うときである。

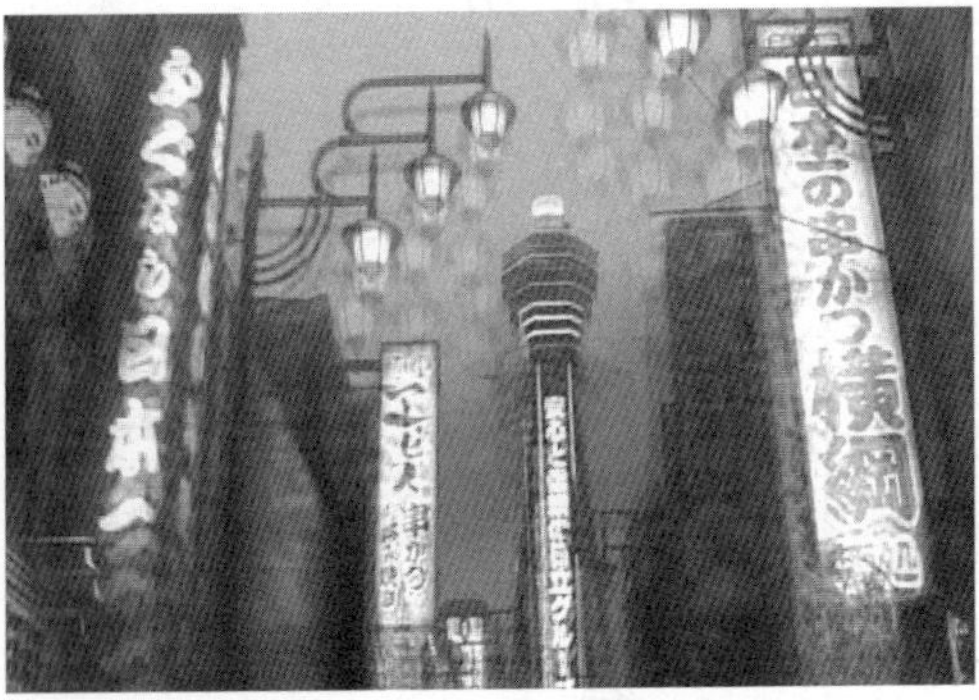

……をめぐるベンヤミンの分析は、並外れて難解である。一歩一歩、それに付き随っていかなければならないだろう。数多くの註解があったにもかかわらず——そのなかには、最終的には、アドルノによる利用も含まれる——、ベンヤミンによる分析は、いまだに秘密を明かさずにいるように思われる。私はといえば、どうしたらここで、それを読み通すことができるかさえ、よく分からずにいるのだが、ベンヤミンの結論——結論なき結論——を、その謎めいた宙吊り状態のまま喚起しておくことだけはしておきたい。（『ハイデガー　詩の政治』「ねばならない」一三二頁、西山達也氏訳、藤原書店刊）

切るに切れず、傍点も傍線もつけることの不可能な、……と感じさせる、剥きだしの思考のひかり、……というよりも、剥きだしのこれは思考のすじだ。（当時「図書新聞」編集長、……）山本光久氏にともなわれて聞きに行った、東大駒場でのフィリップ・ラクー＝ラバルトの講義（*1999.11.9 L'agome de la religion*　狭い教室に、小林さんも、鵜飼さんも、湯浅さんも、……）の*résumé*が、どうしてか捨てられなかった。何故か、——。仏蘭西語を一語も解さぬのに。

写真は、天才ギタリスト*Jean François Pauvros*を連れて、釜ケ崎、西成に行った、久し振りの通天閣——。きっところは、この塔のことが、この塔のまわりの空気が捨てられない、……。

（よします・ごうぞう／詩人）

連載 帰林閑話 151

春宵一刻

一海知義

宋代の詩人蘇東坡《そとうば》に、「春夜」と題する有名な七言絶句がある。

春宵《しゅんしょう》 一刻 直《あたい》千金
花に清香あり 月に陰《かげ》あり
歌管 楼台 声寂寂《せきせき》
鞦韆《しゅうせん》 院落 夜沈沈《ちんちん》

鞦韆は、ブランコ。院落は、中庭。

この春（四・十二）の『朝日新聞』「天声人語」は、「日に日に春がたけていく。この季節の『宵の刻』には、そこはかとない風情がある」といい、右の詩の第一、二句を引いて、この「甘美な詩句を愛唱している人も多いだろう」と述べているが、文章の主旨は詩の鑑賞にあるのではなく、次のように続く。

「『宵のうち』という表現が、気象庁の予報用語から消えることになり、惜しむ声が相次いでいる」

たしかにその通りだろうが、漢詩の「春宵」は「春の宵のうち」ではなく、詩題に「春夜」、詩の末尾に「夜沈沈」というように、「宵」は「夜」をさす。

中国最古の辞書『爾雅』、『説文解字』はともに「宵ハ夜ナリ」といい、白楽天の「長恨歌」に、

春宵短きに苦しみ 日高くして起《お》く

という「春宵」も、宵のうちが短いのでなく、夜全体が短いことをいう。

わが国の現代詩人安西冬衛の詩「ぶらんこ」はたぶん蘇東坡の詩を踏まえているのだろうが、次のようにうたう。

ひっそりとぶらんこが 花の木蔭です
鬱金《うこん》ざくらの匂ふ夜ふけです

日本と中国ではともに漢字漢語を使っているが、時に意味のズレることがある。

たとえば「春宵一刻」の「一刻」は、日本の江戸時代では二時間をさすが、現代中国の一刻は十五分である。三点一刻は、すなわち三時十五分。また、

晩に向かいて 意《こころ》適《かな》わず（李商隠）

の「晩」は「ばん」でなく、「くれ」と読む、というように。

（いっかい・ともよし／神戸大学名誉教授）

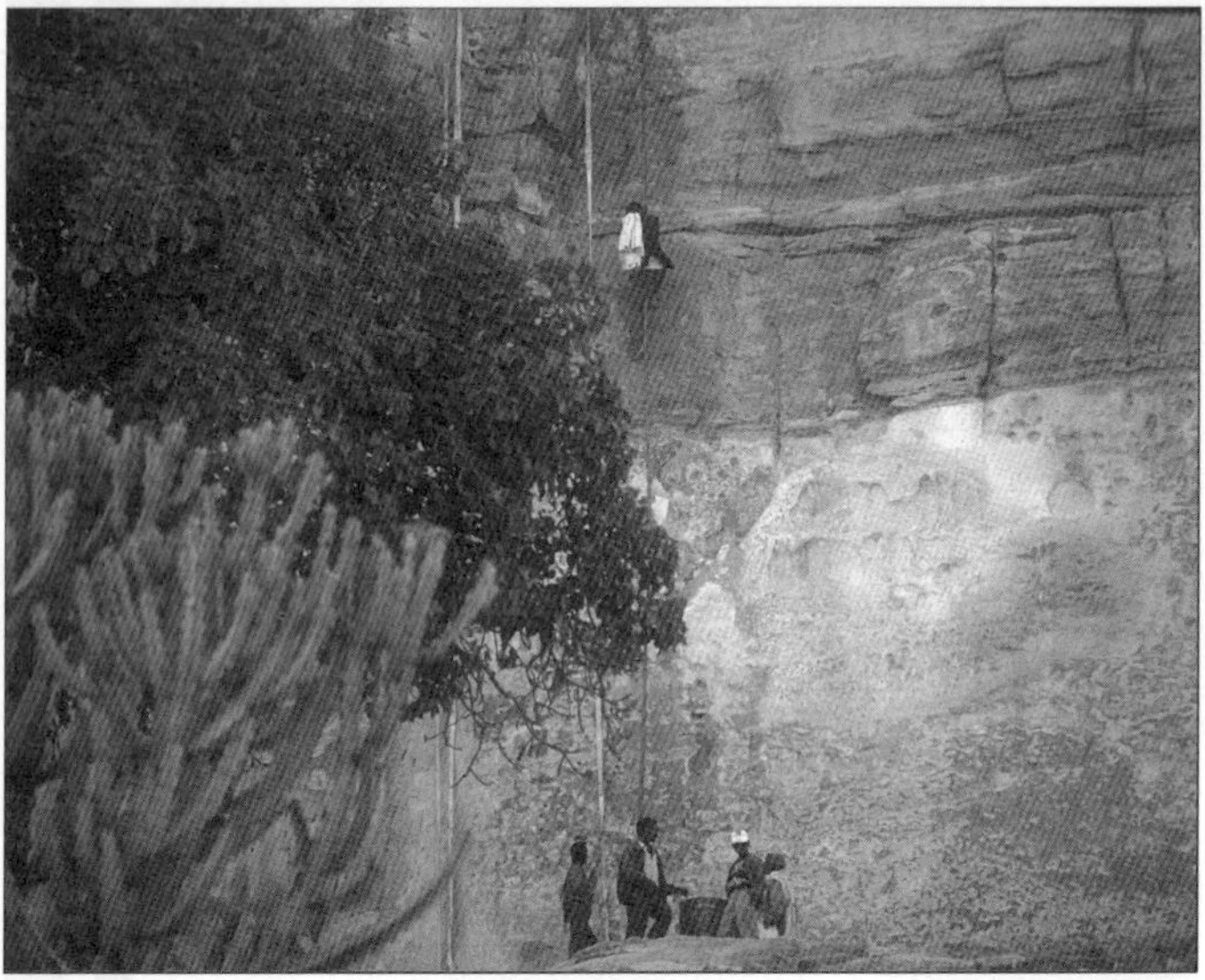
（断崖絶壁を一本のロープでよじ登る／エチオピア、デブラ・ダモ修道院）

連載・GATI 89

エチオピアの聖地、デブラ・ダモ修道院

―― 山頂と下界をつないだ一匹の蛇／「龍と蛇」考 ⓫ ――

久田博幸
（スピリチュアル・フォトグラファー）

エチオピア北部の古都アクスムと隣国エリトリアとの国境付近に孤高の聖地デブラ・ダモがある。荒涼たる土漠地帯には頂上の平らな「アンバ」と呼ばれる孤立峰が屹立し、俗世から隠れるように百以上の岩窟修道院が造られている。デブラ・ダモ修道院の出入り口は約二〇mの絶壁上にただ一つしかない。人も物もロープ伝いに全てここを通る。

基督《キリスト》教世界で論争となった命題がある。三二五年のニカイア公会議（現トルコ共和国ブルサ県イズニク）のイエス・キリストの「神性」と「人性」の解釈である。三九五年の東西ローマ分裂に伴う教会分裂の潮流はこれを機に互いの境界線を明確にしていく。四五一年のカルケドン公会議で、東方教会は基督《キリスト》の神性に重きを置く「単性説」を主張し、異端とされた。

これらの宗教抗争を避けてシリア、パレスティナから逃れてきた「九聖人」の一人、アブナ・アレガウィが蛇に導かれてこの山頂に修道院を建立した。彼はエチオピアの古語ゲエズ語の聖書も編纂している。

山頂の修道院や住居群と下界（地上）を結ぶ一本の革綱《ロープ》こそが『聖なる蛇』なのである。

六月一五日刊

「戦後文学」を問い直す画期的シリーズ

戦後占領期 短篇小説コレクション（全7巻）

発刊 内容見本呈

［編集委員］紅野謙介・川崎賢子・寺田博

一九四五年八月の敗戦から五二年春までの連合軍による占領期を生きた作家たちが、きびしい制約のなかで描いた短篇小説を通して見えてくるものとは。一年ごとの画期的編集。

2 一九四七年

［解説］富岡幸一郎

中野重治／丹羽文雄／壺井榮／野間宏／島尾敏雄／浅見淵／梅崎春生／田中英光

四六変上製 二九六頁 **二六二五円**

4 一九四九年

［解説］黒井千次

原民喜／藤枝静男／太田良博／中村真一郎／上林暁／中里恒子／竹之内静雄／三島由紀夫

四六変上製 二九六頁 **二六二五円**

五月新刊

パムク自身が語るパムク文学のエッセンス

父のトランク

ノーベル文学賞受賞講演

オルハン・パムク

和久井路子訳

父と子の関係から「書くこと」を思索する表題作の他、作品と作家との邂逅の妙味を語る講演「**内包された作者**」、自らも巻き込まれた政治と文学の接触についての講演「**カルスで、そしてフランクフルトで**」、**佐藤亜紀氏との来日特別対談、ノーベル賞授賞式直前インタビュー**を収録。

B6変上製 一九二頁 **一八九〇円**

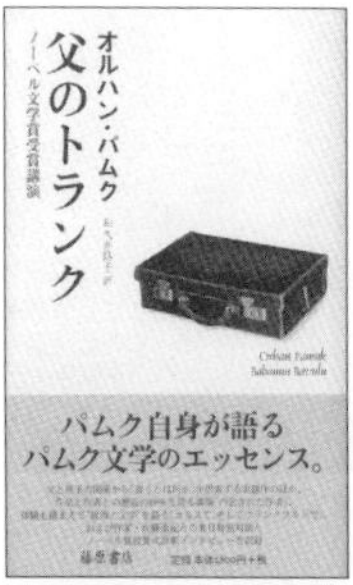

後藤新平の〝仕事〟の全て

〈後藤新平生誕一五〇周年記念出版〉

後藤新平の「仕事」

藤原書店編集部 編

郵便ポストはなぜ赤い？ 新幹線の生みの親は誰？ 環七、環八の道路は誰が引いた？ 日本人女性の寿命を延ばしたのは誰？――公衆衛生、鉄道、郵便、放送、都市計画などの内政から、国境を越える発想に基づく外交政策まで「自治」と「公共」に裏付けられたその業績を明快に示す！

＊写真多数 ［附］小伝 後藤新平

A5判 二〇八頁 **一八九〇円**

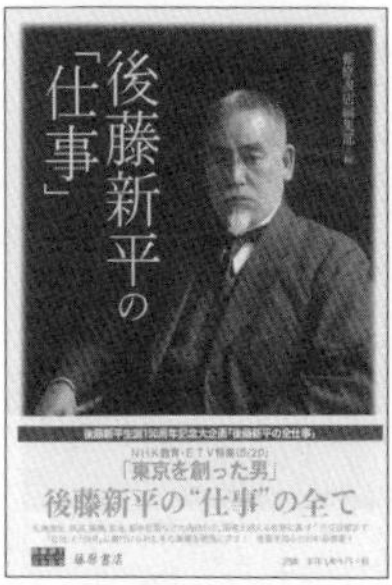

新しい「国連」をめざして

国連の限界／国連の未来

J－M・クワコウ

池村俊郎・駒木克彦訳

元国連事務総長のスピーチライターを務めた著者が呈示する〝国連〟の未来像、そして日本が提示しうる国連像とは？「日本は、安全かつ公正な世界の実現に貢献できる、またとない位置にある」（クワコウ）。

四六上製 三一二頁 **三一五〇円**

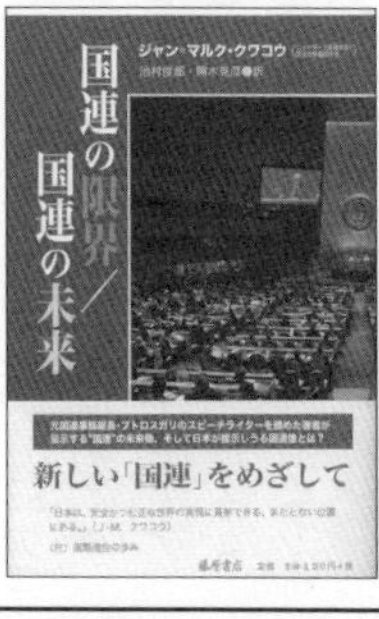

読者の声

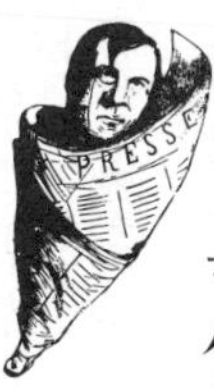

環28号〈特集・鶴見和子の「詩学」〉■

▼鶴見和子さんの足跡をたどる特集も読みごたえ十分ですが、『環』の本領、歴史とのかかわりからすると、松岡洋右さんの新発見書簡も、未見の領域に光を照ててこの国のありようを糺す大切な道標です。バランス・志・現代日本への視線をあますところなくたたえた見事な仕上がりです。

（三重　高校教員　**野崎智裕**　47歳）

遺言■

▼昨年春、金沢より娘の住む宇治に転居しました。丁度鶴見和子さんが亡くなられ、図書館で「和子コーナー」が設置され『鶴見和子曼荼羅』全九巻を読み感動し、京都文教大学で御寄付された図書を拝見することもできました。これから文教大学で「鶴見和子」に関する多様な公開講座が開かれるとお聞きしております。非常勤講師を辞めたので、これで本は購入しないでおこうと思っていましたが、死ぬまで手元におきたい本はやっぱり購入しなければと思っています。

（京都　**張江和子**　69歳）

▼脊髄圧迫骨折の病気も、発声の同質及び頭脳的変容を来たさない点も、私の病歴と同じ、故に自己の在りようの激しさに打たれました。私のリハビリの師がぜひとのこと。

（神奈川　歌人　**玉井慶子**）

民俗学と歴史学■

▼網野史学にはまってしまった(?)徒です。しかし、何んで?という私自身の理解することの浅さや、謎に対する解明を赤坂さんはしてくれる?　いや解明への道しるべを出していただいていると思っています。

（茨城　会社員　**福田秀夫**　57歳）

二・二六事件とは何だったのか■

▼一般庶民の受けとめも欲しかった。私の母（八十九歳）は当時大連で、一報に接して「よくやった」と思ったが、重臣惨殺の次報でその気持も失せたとの由。渡辺さんの京二節はいつもの通り。七十年後、学生運動敗退後、酔っぱらっては「昭和維新の歌」を歌ったことが（もちろん一人で）思い出されます。将校も学生もその後、現実との折り合いに随分苦労したのではないかと思います。渡辺さんの炯眼に敬服。

（横浜　匿名　58歳）

いのちの叫び■

▼昨年は、いじめによる自殺に心を痛め、今年は家族内での殺人に言葉を失っている。「日本は壊れてしまうのか。」と嘆く私に『いのちの叫び』の一つ一つの言葉が問いかけてくる。私は希望を捨てない……。

（東京　公務員　**松本朗**　44歳）

▼日本は今殺人事件ばかり。教員の質の問題！　小生旧制高校の出身であるが、お金に困ると教授の家に迄出かけ目的を達したことが多々あった。心の通路がいつもしかれており、一大心の支えになっていました。本書を読み何か〝みち〟が失われているような今の日本!!　淋しい感がします。

（東京　医師　**前田潤**　84歳）

「帝国以後」と日本の選択■

▼論客のコメントは参考になります。

（東京　大学講師　**二木良大**　59歳）

日本文学の光と影■

▼日本文学を外国人が理解して、本国で読書可能にした例を知らなさすぎた。みすずのノーマ・フィールドの本以来の感銘である。

（長野　会社員　**前沢尚弘**　57歳）

▼古今の日本文学について、我々日本人とは異質な解釈を下しながら、

日本の文学をこれ程までに読み込んでいることに教えられるとともに、敬意を表する。とくに書中の花袋、荷風、女の文学、光と影ほど図抜けた作品はあるまい。なお二人の訳者……その一人が著者の夫君である吉田秀和氏……の透徹した訳文は抜群である。

（東京　**小澤雄次**　91歳）

苦海浄土　第二部　神々の村■

▼石牟礼道子の著作は、『西南役伝説』以来、読んだのは二度目になります。アタウアルパ・ユパンキの『インディオの道』がすぐに頭に浮かんできます。七、八年前に天草諸島を望みながら、夕暮れ、湯ノ浦駅で降りて、湯ノ浦温泉に泊った事を想い出しました。

（青森　**小野寺満**　58歳）

ハルビンの詩がきこえる■

▼川の流れの如く、内容・文体共に自然で、一気に読んでしまった、「そのまま……」がこんなに人をひきつける力は、年齢だけでなく、大したことを大したことでなく記したところに魅力があったと思う。しかし、最後にしっかりと重味のある数行の考え方があり、素晴らしい……の一言につきる本であった。本の字体、構成など、写真の入り方バランスよく、気持ちよく目が通せました。

（京都　主婦　**新宮笛子**　70歳）

▼この本を読みながら子供の頃がなつかしく、何度もページをくりかえして走馬燈のようにかえって来ます。外地に生まれ日本の四季もわかり幸せ。戦争の悲しみは私達の年代で終りにしてもらいたいものです。平和、心のゆたかさをも一度考えてみてはどうでしょうか。未来の子供達に日本の国から世界にむけて自然のありがたさを分けあたえてほしいものです。後、賞味切れ人生を楽しく生きて行く。

（秋田　**永井恵美子**　70歳）

レーニンとは何だったか■

▼H・C＝ダンコース著『レーニンとは何だったか』は、私がこの十年間に読んだ歴史書では№1。近年、すぐれた歴史書が女性によって書かれる傾向。

（東京　公務員　**松倉慶光**　62歳）

▼いわゆる団塊の世代の一員です。例にもれず、三十年近く前、世の波にもまれました。以来、現実は変貌をとげ、当時の思想や規準は反故にされようとしています。しかし、その根底的な検証も、反省も、いまだ一度たりと行われていないまま、ただ時間が経過し、現実が歴史の厚みをつくっているという、成り行きまかせの怠惰が実情です。そんな中、本書を知りました。これから繙きますがなんらかの総括が本書で得られることを期待したい気持ちです。

（千葉　会社員　**田辺健**　58歳）

ジャンヌ■

▼現代作家にはこんな作品は絶対に書けないだろう。――何故なら彼女〔ジョルジュ・サンド〕は作品を頭で書くのではなく、深い詩的心の水面下で書いているのだから……！

（高知　**片山和水**　73歳）

米寿快談■

▼大変勉強になりました。岩手の生んだ偉大な政治家後藤新平、鶴見和子氏がその孫であった事を改めて知りました。当地には後藤新平「こらしめの松」が現存しております。

（岩手　農業　**佐藤清**　75歳）

いのちを纏う■

▼申し分ないと存じます。今後とも大いに期待致しております。

（滋賀　**武藤総子**）

わたしの名は紅■

▼社命により、海外駐在を三年経験した。そのあいだに、時間をうまく使い、本をたくさん読む機会を得た。以前購入して読まずにいた、世界史のシ

リーズ本をじっくりと読み、海外から日本を眺めることがいい経験となった。在住したマレーシアは、イスラム圏でありながら、アジア諸国の中でも日本に近く、親しみのもてる国であったが、時々、宗教上の習慣のちがい、考え方のちがいが、とまどいを覚えさせた。イスラム文化の勉強のためにも、本書はたいへん参考になり、また興味を持たせてくれた。

（青森　会社員　**伊賀一善**　50歳）

※みなさまのご感想・お便りをお待ちしています。お気軽に小社「読者の声」係まで、お送り下さい。掲載の方には粗品を進呈いたします。

書評日誌（四・一〜四・三〇）

(書) 書評　(紹) 紹介　(記) 関連記事
(TV) 紹介、インタビュー

四・一　(書) 読売新聞「政党と官僚の近代」（「本よみうり堂」／『政官』関係の成立描く」／佐藤卓己）
(紹) 信濃毎日新聞「いのちの叫び」

四・一〜八　(書) 共同通信社配信「遺言」（「命の限り伝えた死生観」／大石芳野）

四・一五　(書) 赤旗「黒衣の女ベルト・モリゾ」（「十九世紀女性画家の知られざる評伝」／上野百合子）

四・一六　(書) AERA「雪」（「マンスリーBOOKスコープ」／「深読み斜め読み拾い読み」／「勝手にノーベル文学賞」／「今回はノーベル文学賞受賞者の作品を読む、という高尚なテーマだったのですが、『春樹はもらえるのか』という話から脱線し始めて……。」／「今月のちょっと」／養老孟司・池田清彦・吉岡忍）

四・一七　(記) 毎日新聞「高銀詩選集 いま、君に詩が来たのか」（「ひと」／「詩作五〇年目を迎えた韓国の代表的詩人 高銀さん」／「人が互いに融和すれば悲歌は賛歌となります」／米本浩二）

四・一八　(書) 朝鮮新報「岡部伊都子作品選・美と巡礼　女人の京」（「歴史の中のまぶしい女性たち」）
(記) 朝鮮新報「高銀詩選集 いま、君に詩が来たのか」（「私たちのうた」／康明淑）

四・二三　(紹) 毎日新聞「高銀詩選集 いま、君に詩が来たのか」（「究める」／「高銀氏」／「詩人とは通路のようなもの」／郷原信之）

四・二五　(書) 聖教新聞『帝国以後』と日本の選択」（「読書」／「新ユーラシア時代へ」／「米国からの自立促す」）

四・二九　(書) 毎日新聞「なぜ男は女を怖れるのか」（「悲劇を武器に心の襞に切り込む」／村上陽一郎）

四月号　(紹) 東京中日新聞「空と海」
(紹) 出版ニュース「民俗学と歴史学」（「ブックガイド」）
(書) 都市問題「琉球の『自治』」（「琉球の開発史から考える『自治』の本質論」／高井正）
(紹) クレヨンハウス通信 Vol. 315「石牟礼道子全集・不知火　第六巻　常世の樹・あやはべるの島へ　ほか」（「Woman's EYE Vol. 152」／「本のつくり手による新刊紹介」）
(書) 書評「いのちの叫び」（「〜ことば　はずみ〜」「連載　読書甘露(五)」／杉原四郎）
(紹) UP「日本を襲ったスペイン・インフルエンザ」（「東大教師が新入生にすすめる本」／合原一幸）

七月新刊

＊タイトルは仮題

ノーベル文学賞受賞作家、待望の最新作！

イスタンブール

街と思い出　写真多数

オルハン・パムク

和久井路子訳

画家を目指した二十二歳までの〈自伝〉と、フロベール、ネルヴァル、ゴーチエら文豪の目に映ったこの街、そして二〇九枚の白黒写真――喪われたオスマン・トルコの栄華と自らの過去を織り合わせながら、胸苦しくも懐かしい「憂愁」そのものとしてのこの街を見事に描いた傑作。

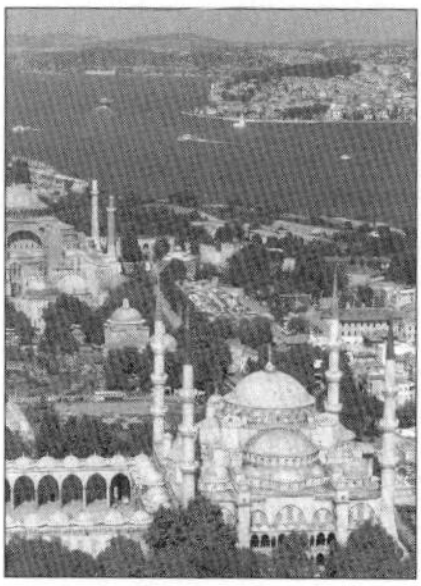

琉球弧を、われわれの手に取り戻す！

環

学芸総合誌・季刊【歴史・環境・文明】Vol. 30

［特集］今こそ、「琉球の自治」を

〈寄稿〉松島泰勝／安里英子／石垣金星／石垣博孝／上勢頭芳徳／内間豊／海勢頭豊／川満信一／金城馨／坂本清治／後田多敦／高良勉／新元博文／西川潤／西里喜行／波照間永吉／比嘉道子／前利潔／真喜屋美樹／目取真俊／『琉球の「自治」』を読む（大石芳野／高銀／子安宣邦／佐藤学／高成田享／玉野井麻利子）

〈特別講演〉「後藤新平と私」　李登輝

〈対談〉「近代詩とは何か」高銀＋辻井喬

「格差をめぐって」R・ボワイエ＋橘木俊詔

〈論文〉富田武／河津聖恵／J－M・クワコウ／岡田晴恵

〈新連載〉「水の都市論」　橋爪紳也

〈連載〉石牟礼道子（→多田富雄）／石井洋二郎／浅利誠／金時鐘／能澤壽彦／榊原英資／子安宣邦／石牟礼道子

昨夏急逝した著者の最後の歌集

歌集 山姥

鶴見和子　佐佐木幸綱・解説

脳出血で斃れた瞬間に、歌が噴き上げた――片身麻痺となりながらも短歌を支えに歩んできた、鶴見和子の〝回生〟の十年。多くの人々の心を打ち、励まし続けた歌の数々。『虹』『回生』『花道』に続き、最晩年の作をまとめた、第四の、最後の歌集。

「心を書いてきた」随筆家の箴言集

伊都子のことば

岡部伊都子

「私は心を書いてきたにすぎないのです」――人びとの心の動き、そのあわいの呼吸を捉える見事な文章で知られる随筆家、岡部伊都子。なかでも人々の心をとらえてやまない珠玉の約二百のことばを精選。

島原・天草の乱を描いた大河小説

〈石牟礼道子全集・不知火〉（全17巻・別巻一）

13 アニマの鳥

「チッソ本社前に座り込みをしていた際、原城にたて籠もった名もなき人びとの身の上がしきりに心に沁みた。以来、島原・天草の乱を物語にすることが宿願となった。」（石牟礼道子）

［解説］河瀬直美　［第13回配本］

「戦後文学」を問い直す、画期的シリーズ！

戦後占領期 短篇小説コレクション（全7巻）

5 一九五〇年　第2回配本

［解説］辻井喬　［解題］紅野謙介

吉行淳之介／大岡昇平／金達寿／今日出海／埴谷雄高／椎名麟三／庄野潤三／久坂葉子

6月の新刊

タイトルは仮題

『〈決定版〉正伝・後藤新平』（全8分冊・別巻一）別巻
後藤新平大全 ＊
御厨貴編　A5上製　二八八頁　五〇四〇円

歴史の共有体としての東アジア ＊
日露戦争と日韓の歴史認識
崔文衡・子安宣邦　四六上製　三〇四頁　三三六〇円

ニュー・エコノミーの研究 ＊
21世紀型経済成長とは何か
R・ボワイエ
井上泰夫監訳　中原隆幸・新井美佐子訳
四六上製　三五二頁　四四一〇円

「水俣」の言説と表象 ＊
小林直毅編　伊藤・大石・烏谷・小林　ほか
A5上製　三八四頁　四八三〇円

戦後占領期 短篇小説コレクション ＊
発刊（全7巻）毎月配本
【編集委員】川崎賢子・紅野謙介・寺田博
2 **一九四七年** ＊ 【解説】富岡幸一郎
4 **一九四九年** ＊ 【解説】黒井千次
四六変上製　各二九六頁　各二六二五円

近刊

イスタンブール 街と思い出 ＊
O・パムク／和久井路子訳

〈戦後占領期短篇小説コレクション〉（全7巻）
5 **一九五〇年** ＊ 【解説】辻井喬
【第2回配本】

『環 歴史・環境・文明』 30 07・夏号 ＊
〈特集・今こそ、「琉球の自治」を〉

歌集 **山姥** ＊
鶴見和子 【解説】佐佐木幸綱

伊都子のことば ＊
岡部伊都子

〈石牟礼道子全集 不知火〉13（全17巻・別巻一）
アニマの鳥 ほか ＊
【解説】河瀬直美 【第12回配本】

好評既刊書

父のトランク ＊
ノーベル文学賞受賞講演
O・パムク／和久井路子訳
B6変上製　一九二頁　一八九〇円

後藤新平の「仕事」 ＊
藤原書店編集部編
A5判　二〇八頁　一八九〇円

国連の限界／国連の未来 ＊
J-M・クワコウ／池村俊郎・駒木克彦訳
四六上製　三一二頁　三一五〇円

『環 歴史・環境・文明』 29 07・春号
〈特集・世界の後藤新平／後藤新平の世界〉
菊大判　四一六頁　三三六〇円

貧しさ
M・ハイデガー＋Ph・ラクー＝ラバルト／西山達也訳・解題
四六上製　二一六頁　三三六〇円

歴史の詩学
Ph・ラクー＝ラバルト／藤本一勇訳
四六上製　二一六頁　三三六〇円

能の見える風景
多田富雄
B6変上製　一九二頁　二三一〇円

いのち愛《め》づる姫
ものみな一つの細胞から
【作】中村桂子・山崎陽子 【画】堀文子
B5変上製　八〇頁　一八九〇円　カラー64頁

高銀詩選集
いま、君に詩が来たのか
高銀／金應教編　青柳優子・佐川亜紀訳
【解説】崔元植　【跋】辻井喬
A5上製　二六四頁　三七八〇円

〈ゾラ・セレクション〉8（全11巻・別巻一）
文学論集 1865-1896
佐藤正年　編訳＝解説
四六変上製　四四〇頁　三七八〇円
【第9回配本】

学芸総合誌・季刊
『環 歴史・環境・文明』 28 07・冬号
〈特集・鶴見和子の「詩学」〉
菊大判　三七六頁　三三六〇円

＊の商品は今号に紹介記事を掲載しております。併せてご覧戴ければ幸いです。

書店様へ

▼**第一回「後藤新平賞」**受賞のために台湾より李登輝氏が来日。当日は受賞講演「後藤新平と私」や、各紙誌、TV、ラジオなどのマスコミ各社の取材も行われ、後藤新平への思いを伝えていただきました。これまで以上に話題になること必至。5月刊**『後藤新平の「仕事」』**を軸に、今月刊**『後藤新平大全』**や**『〈決定版〉正伝　後藤新平』**（全8巻）と共に大きくご展開下さい。外商用チラシもご用意しております。お出入りの図書館や研究室などへも是非ご案内を。

▼**8／1より朝日新聞社主催「トプカプ宮殿の至宝展――トルコ・イスタンブール歴史紀行」**が東京から京都、名古屋へと巡回開催されます。紙上での企画記事や系列TV局での特別番組など、昨年トルコ初のノーベル文学賞を受賞したO・パムク氏を含め大きな話題となることが期待されます。7月上旬刊、待望の邦訳第三弾**『イスタンブール』**と共に、先月刊**『父のトランク』**は勿論、**『わたしの名は紅』**や**『雪』**も是非とも大きくご展開下さい。**（営業部）**

後藤新平の会シンポジウム

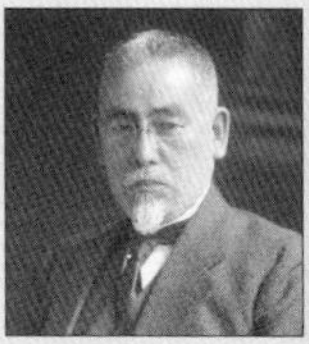

中央集権の肥大化と腐敗、地方の中央依存構造や地域経済・社会の衰弱が問題となるなか、晩年、後藤新平が提唱した「自治生活の精神」は現在ますます刮目されてきている。

21世紀と後藤新平 Part3
自治の創生と地方分権

（敬称略・五〇音順）

〈パネリスト〉
青山佾（元東京都副知事）
片山善博（前鳥取県知事）
最相葉月（ノンフィクション作家）
増田寛也（前岩手県知事）
〈司会〉御厨　貴（東京大学教授）
〈日時〉二〇〇七年七月二十一日（土）
午後一時半～（開場午後一時）
〈場所〉プレスセンター10階・ABCホール
〈参加費〉一般　二〇〇〇円
学生　一〇〇〇円（学生証持参）
＊お問合せ・お申込は藤原書店まで。

映像と講演の集い

鶴見和子一周忌
映像と講演の集い

二日（月）「**短歌百選**」より
「**回生**――わが生涯」
〔講演〕**黒田杏子**
三日（火）「**短歌百選**」より
「**回生**――新しい思想」
〔講演〕**三輪公忠**

【日時】〇七年七月二日（月）・三日（火）
開場　午後一時半　開会　午後二時
【場所】なかのZERO　視聴覚ホール
（本館地下2階）
【定員】九〇名（先着順）
【会費】一〇〇〇円／二日連続一八〇〇円
※お問合せ・お申込みは藤原書店まで。

●〈藤原書店ブッククラブ〉ご案内●
▼会員特典は、①本誌『機』を発行の都度ご送付／②（小社への直接注文に限り）小社商品購入時に10%のポイント還元／③送料のサービス。その他小社催しへのご優待等。詳細は小社営業部まで問い合せ下さい。
▼年会費二〇〇〇円。ご希望の方は、入会ご希望の旨をお書き添えの上、左記口座番号までご送金下さい。
振替・00160−4−17013　藤原書店

出版随想

▼今年のカンヌ映画祭グランプリに河瀬直美監督の「殯の森」が選ばれた。あの若い河瀬さんがこれだけ深い作品を製作され、しかもそれが外国で評価されるということ、まさに快挙である。まず思うのは、よくこういうタイトルを思いつかれたな、ということだ。「殯」という文字も読み方も、現代人ではなかなか思いつかない。日常使われないし、又あまり見たこともない文字だ。「殯」とは、「もがり」とも「あら（新）き（棺）」とも読み、死体を葬る前に、棺におさめてしばらく安置すること、と辞書にある。悠久の時を生きる森の中で、人間の生きる時は何とはかないものか。自然の中で人間が生かされる時間は、はかないが、尊いもの、有難きもの、感謝するものである。葬る、土に還すわずかな間《ま》のいたわり、やさしさがこの「殯」という言葉に表現されている。他国のようなゴツゴツした岩や石、又砂漠の土地ではなく、緑深い森の中に包まれた国がわが日本である。その緑が近年壊され、今や瀕死の病の渦中にある。その緑の呻き声を河瀬さんは撮りたかったのかもしれない。

▼河瀬さんとは二年余り前、『石牟礼道子全集』発刊記念のシンポジウムに出ていただいた時が最初である。奈良から生まれたばかりの赤ん坊を抱いて一緒に舞台に出られた。飾らない、素朴な人というのが第一印象。しかも、石牟礼さんを前にして、まだあまり読んでいませんのでこれから勉強しますと語られたのが爽やかであり、印象的だった。天草の乱と水俣病闘争を重ね合わせて書かれた名作『アニマの鳥』の解説を今から期待している。（亮）

ことばの奥深く潜む魂から“近代”を鋭く抉る、鎮魂の文学

石牟礼道子全集
不知火

（全17巻・別巻一）

Ａ５上製貼函入布クロス装　各巻口絵２頁

表紙デザイン・志村ふくみ　各巻に解説・月報を付す

内容見本呈

〈推　薦〉

五木寛之／大岡信／河合隼雄／金石範／志村ふくみ／白川静／瀬戸内寂聴／多田富雄／筑紫哲也／鶴見和子（五十音順・敬称略）

◎本全集の特徴

■『苦海浄土』を始めとする著者の全作品を年代順に収録。従来の単行本に、未収録の新聞・雑誌等に発表された小品・エッセイ・インタヴュー・対談まで、原則的に年代順に網羅。

■人間国宝の染織家・志村ふくみ氏の表紙デザインによる、美麗なる豪華愛蔵本。

■各巻の「解説」に、その巻にもっともふさわしい方による文章を掲載。

■各巻の月報に、その巻の収録作品執筆時期の著者をよく知るゆかりの人々の追想ないしは著者の人柄をよく知る方々のエッセイを掲載。

■別巻に、著者の年譜、著者リストを付す。

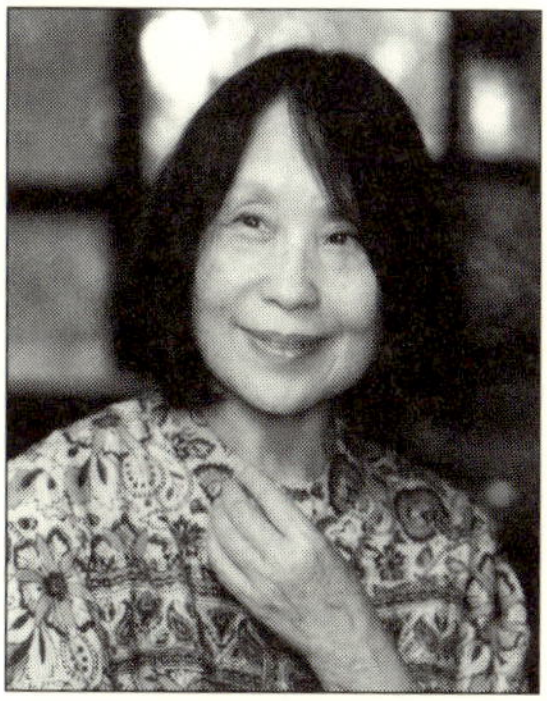

本全集を読んで下さる方々に　　石牟礼道子

わたしの親の出てきた里は、昔、流人の島でした。

生きてふたたび故郷へ帰れなかった罪人たちや、行きだおれの人たちを、この島の人たちは大切にしていた形跡があります。名前を名のるのもはばかって生を終えたのでしょうか、墓は塚の形のままで草にうずもれ、墓碑銘はありません。

こういう無縁塚のことを、村の人もわたしの父母も、ひどくつつしむ様子をして、『人さまの墓』と呼んでおりました。

「人さま」とは思いのこもった言い方だと思います。

「どこから来られ申さいたかわからん、人さまの墓じゃけん、心をいれて拝み申せ」とふた親は言っていました。そう言われると子ども心に、蓬の花のしずもる坂のあたりがおごそかでもあり、悲しみが漂っているようでもあり、ひょっとして自分は、「人さま」の血すじではないかと思ったりしたものです。

いくつもの顔が思い浮かぶ無縁墓を拝んでいると、そう遠くない渚から、まるで永遠のように、静かな波の音が聞こえるのでした。かの波の音のような文章が書ければと願っています。

＊白抜き数字は既刊

❶ **初期作品集**　解説・金時鐘
664 頁　**6500 円**　◇978-4-89434-394-8（第 2 回配本／ 2004 年 7 月刊）

❷ **苦海浄土**　第１部 苦海浄土　第２部 神々の村　解説・池澤夏樹
624 頁　**6500 円**　◇978-4-89434-383-2（第 1 回配本／ 2004 年 4 月刊）

❸ **苦海浄土**　第３部 天の魚　関連エッセイ・対談・インタビュー
「苦海浄土」三部作の完結！　解説・加藤登紀子
608 頁　**6500 円**　◇978-4-89434-384-9（第 1 回配本／ 2004 年 4 月刊）

❹ **椿の海の記** ほか　エッセイ 1969-1970　解説・金石範
592 頁　**6500 円**　◇978-4-89434-424-2（第 4 回配本／ 2004 年 11 月刊）

❺ **西南役伝説** ほか　エッセイ 1971-1972　解説・佐野眞一
544 頁　**6500 円**　◇978-4-89434-405-1（第 3 回配本／ 2004 年 9 月刊）

❻ **常世の樹・あやはべるの島へ** ほか　エッセイ 1973-1974　解説・今福龍太
608 頁　**8500 円**　◇978-4-89434-550-1（第 11 回配本／ 2006 年 12 月刊）

❼ **あやとりの記** ほか　エッセイ 1975　解説・鶴見俊輔
576 頁　**8500 円**　◇978-4-89434-440-2（第 6 回配本／ 2005 年 3 月刊）

❽ **おえん遊行** ほか　エッセイ 1976-1978　解説・赤坂憲雄
528 頁　**8500 円**　◇978-4-89434-432-7（第 5 回配本／ 2005 年 1 月刊）

❾ **十六夜橋** ほか　エッセイ 1979-1980　解説・志村ふくみ
576 頁　**8500 円**　◇978-4-89434-515-7（第 10 回配本／ 2006 年 5 月刊）

❿ **食べごしらえおままごと** ほか　エッセイ 1981-1987　解説・永六輔
640 頁　**8500 円**　◇978-4-89434-496-9（第 9 回配本／ 2006 年 1 月刊）

⓫ **水はみどろの宮** ほか　エッセイ 1988-1993　解説・伊藤比呂美
672 頁　**8500 円**　◇978-4-89434-469-3（第 8 回配本／ 2005 年 8 月刊）

⓬ **天　湖** ほか　エッセイ 1994　解説・町田康
520 頁　**8500 円**　◇978-4-89434-450-1（第 7 回配本／ 2005 年 5 月刊）

13 **アニマの鳥** ほか　解説・河瀬直美
14 **短篇小説・批評**　エッセイ 1995　解説・未　定
15 **全詩歌句集**　エッセイ 1996-1998　解説・水原紫苑
16 **新作能と古謡**　エッセイ 1999-　解説・多田富雄
17 **詩人・高群逸枝**　解説・未　定
別巻 **自　伝**　〔附〕著作リスト、著者年譜

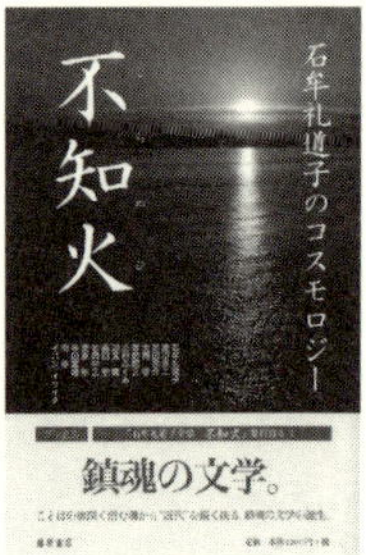

〃鎮魂〃の文学の誕生

「石牟礼道子全集・不知火」プレ企画

不知火《しらぬひ》
〔石牟礼道子のコスモロジー〕

石牟礼道子・渡辺京二
大岡信・イリイチほか

インタビュー、新作能、童話、エッセイの他、石牟礼文学のエッセンスと、気鋭の作家らによる石牟礼論を集成し、近代日本文学史上、初めて民衆の日常的・神話的世界の美しさを描いた詩人の全体像に迫る。

菊大並製　二六四頁　二二〇〇円
（二〇〇四年二月刊）
◇978-4-89434-358-0

「国民＝国家」を超える言語戦略

多言語主義とは何か

三浦信孝編

最先端の論者が「多言語・多文化」接触というテーマに挑む問題作。川田順造／林正寛／本名信行／三浦信孝／原聖／B・カッセン／M・ブレーヌ／R・コンフィアン／西谷修／姜尚中／港千尋／西永良成／澤田直／今福龍太／酒井直樹／西川長夫／子安宣邦／西垣通／加藤周一

Ａ５変並製　三四四頁　三六〇〇円
（一九九七年五月刊）
◇978-4-89434-068-8

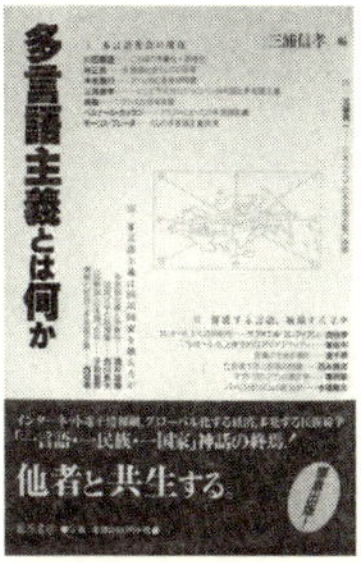

「英語第二公用語化論」徹底批判

言語帝国主義とは何か

三浦信孝・糟谷啓介編

急激な「グローバリゼーション」とその反動の閉ざされた「ナショナリズム」が、ともに大きな問題とされている現在、その二項対立的な問いの設定自体を根底から掘り崩し、「ことば」と「権力」と「人間」の本質的な関係に迫る「言語帝国主義」の視点を鮮烈に呈示。

Ａ５並製　四〇〇頁　三三〇〇円
（二〇〇〇年九月刊）
◇978-4-89434-191-3

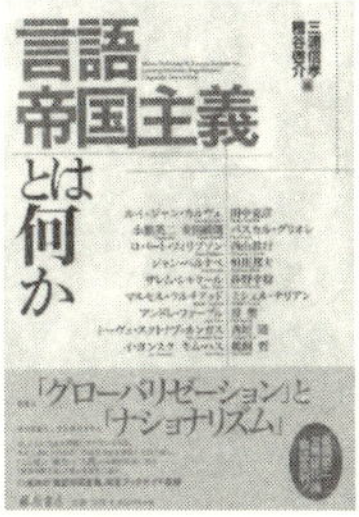

共和主義か、多文化主義か

普遍性か差異か

（共和主義の臨界、フランス）

三浦信孝編

一九九〇年代以降のグローバル化・欧州統合・移民問題の渦中で、「国民国家」の典型フランスを揺さぶる「共和主義vs多文化主義」論争の核心に、移民、家族、宗教、歴史観、地方自治など多様な切り口から肉薄する問題作！

Ａ５並製　三二八頁　三三〇〇円
（二〇〇一年一二月刊）
◇978-4-89434-264-4

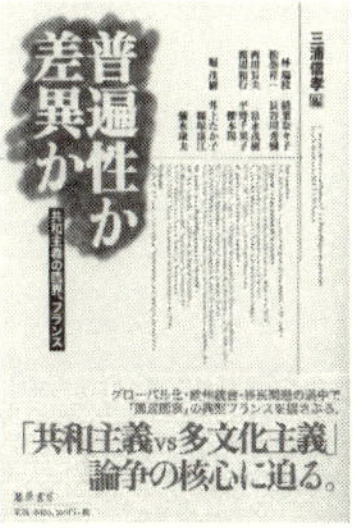

自由・平等・友愛を根底から問う

来るべき〈民主主義〉

（反グローバリズムの政治哲学）

三浦信孝編

グローバル化と新たな「戦争」状態を前に、来るべき〈民主主義〉とは？西谷修／ベンサイド／バリバール／増田一夫／西永良成／北川忠明／小野潮／松葉祥一／糠塚康江／井上たか子／荻野文隆／桑田禮彰／長谷川秀樹／櫻本陽一／中野裕二／澤田直／久米博／ヌーデルマン

Ａ５並製　三八四頁　三八〇〇円
（二〇〇三年一二月刊）
◇978-4-89434-367-2

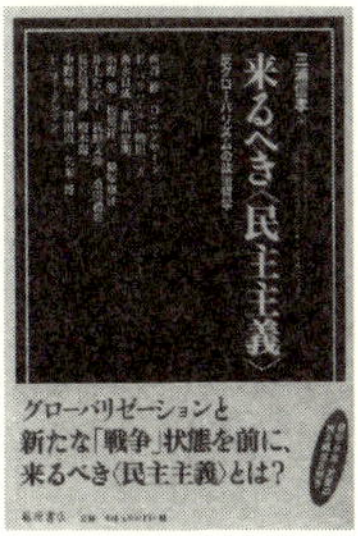

日本分析への展開と諸領域への継承

文化の権力
〈反射するブルデュー〉

宮島喬・石井洋二郎編

教育・階層・ジェンダー・社会分析・歴史学・経済学・人類学・法学・科学・言語・文学・美術・写真。

池上俊一／石井洋二郎／稲賀繁美／大村敦志／糟谷啓介／片岡栄美／金森修／紅野謙介／斉藤日出治／志水宏吉／橋本健二／北條英勝／港千尋／宮島喬／森山工

四六上製　三九二頁　三八〇〇円
（二〇〇三年一月刊）
◇978-4-89434-318-4

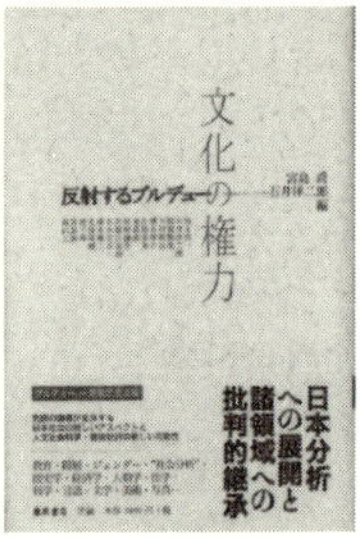

商業主義テレビ批判

メディア批判

P・ブルデュー
櫻本陽一訳＝解説

ピエール・ブルデュー監修〈シリーズ・社会批判〉第二弾。メディアの視聴率・部数至上主義によって瀕死の状態にある「学術・文化・芸術」を再生させるために必要な科学的分析と実践的行動を具体的に呈示。視聴者・読者は、いま消費者として「メディア批判」をいかになしうるか？

四六変並製　二一六頁　一八〇〇円
（二〇〇〇年七月刊）
◇978-4-89434-188-3

SUR LA TÉLÉVISION　Pierre BOURDIEU

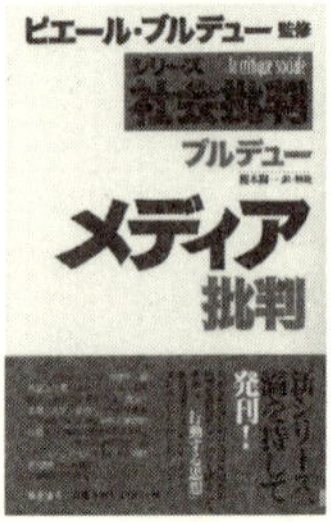

ポスト・ブルデューの旗手

世論をつくる
〈象徴闘争と民主主義〉

P・シャンパーニュ
宮島喬訳

「世論」誕生以来の歴史と現代の状況を緻密に検証。世論やマスメディアの孕む虚構性と暴力性をのりこえて、「真の民主主義にとってあるべき世論をいかにつくりだすか」という課題への根本的な問題提起をなす、名著の完訳。

A5上製　三四四頁　三六〇〇円
（二〇〇四年二月刊）
◇978-4-89434-376-4

FAIRE L'OPINION　Patrick CHAMPAGNE

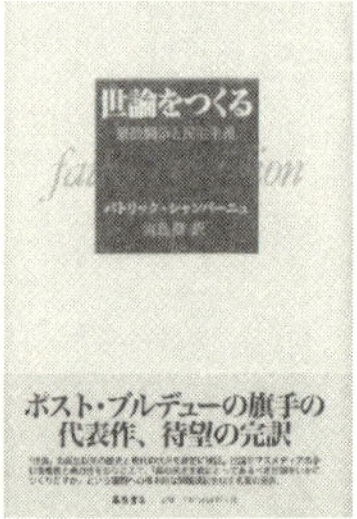

いま、社会学の争点を問う

社会学の新生

P・アンサール
山下雅之監訳

ブルデュー、トゥレーヌ、ブードン、バランディエ、クロジエら、二十世紀を代表する社会学者の理論的争点を明快に図式化しえた待望の新しい入門書。従来の社会学を超える新たな展望を示す野心作。

A5上製　三五二頁　二七〇〇円
（二〇〇四年四月刊）
◇978-4-89434-385-6

LES SOCIOLOGIES CONTEMPORAINES　Pierre ANSART

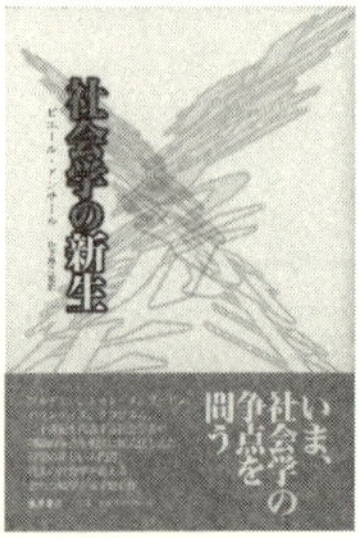